高职院校"双高"特色教材建设项目

药理与用药指导

刘伟强 主编

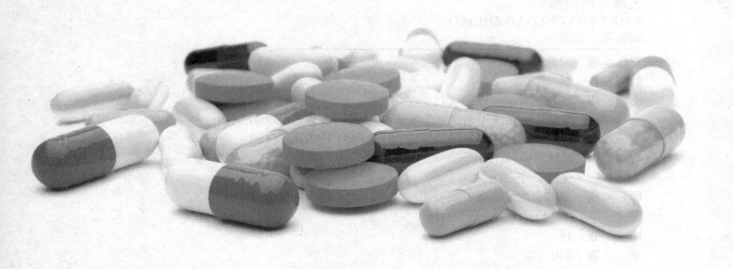

黑龙江科学技术出版社
HEILONGJIANG SCIENCE AND TECHNOLOGY PRESS

图书在版编目（CIP）数据

药理与用药指导 / 刘伟强主编. —— 哈尔滨 ：黑龙
江科学技术出版社,2020.8（2024.1 重印）
ISBN 978-7-5719-0654-2

Ⅰ. ①药… Ⅱ. ①刘… Ⅲ. ①药理学－高等职业教育
－教材②用药法－高等职业教育－教材 Ⅳ. ①R96
②R452

中国版本图书馆 CIP 数据核字(2020)第 150412 号

药理与用药指导
YAOLI YU YONGYAO ZHIDAO
刘伟强　主编

责任编辑	闫海波	
封面设计	林　子	
出　　版	黑龙江科学技术出版社	
	地址：哈尔滨市南岗区公安街 70-2 号　邮编：150007	
	电话：（0451）53642106　传真：（0451）53642143	
	网址：www.lkcbs.cn	
发　　行	全国新华书店	
印　　刷	三河市铭诚印务有限公司	
开　　本	889 mm×1194 mm　1/16	
印　　张	16	
字　　数	420 千字	
版　　次	2020 年 8 月第 1 版	
印　　次	2024 年 1 月第 2 次印刷	
书　　号	ISBN 978-7-5719-0654-2	
定　　价	125.00 元	

《药理与用药指导》编委会

前　言

　　本教材是根据《普通高等学校高等职业教育（专科）专业目录（2015年）》的新要求，按照相关专业教学大纲的基本要求和课程特点，结合编者多年药理学教学改革与实践经验，以校内讲义为基础编写而成。

　　教材的重点是介绍药物的基本知识、基本理论、基本技能；结合职业教育特点，教材融"教、学、做"于一体，重点在于培养学生的综合能力。教材充分体现思想性、科学性、先进性、启发性、实用性的原则，以及以岗位需求为导向、以职业能力培养为核心的教育理念。教材按照"必需、够用"的原则，比较系统、全面地反映药理学的知识架构，在内容的选择上兼顾经典与发展，在保证经典药物介绍的同时，将临床最新的药物或治疗方法以拓展的形式引入教材，以拓宽学生的视野，激发学生的学习兴趣，并使教科书与临床实践保持同步。

　　教材的主要特色：①根据实际工作情况，对教材内容进行了项目化教学改革，使其更贴近工作实践。在每一项目或任务之前，都列出知识目标和能力目标，方便学生对照学习，有利于培养学生目的性预习的学习习惯；②教材中药品名称、药理作用、适应证、不良反应、使用注意事项等，以《中华人民共和国药典临床用药须知》为准，也参照《新编药物学》，充分体现教材的规范性；③教材内插入案例及案例分析，激发学生的学习兴趣，有利于培养学生分析问题和解决问题的能力；④参照《中华人民共和国药典临床用药须知》和执业药师考试大纲的要求对教材内容进行取舍和编排，将注重理论验证的科学型课程向注重合理用药、用药指导的技术型课程模式转变，注重培养学生的实际操作能力和可持续发展能力。

　　本教材分为药理总论、常用药物与用药指导和药学服务三部分，由刘伟强担任主编。编写人员及分工如下：刘伟强拟订本书编写提纲，负责全书的统稿和修改，负责编写项目一至项目六，共18万字；王海霞负责编写项目七和项目九，共9万字；滕云负责编写项目十至项目十二，共6万字；张晓旭负责编写项目十三至项目十七，共11万字；王世龙负责编写项目八、项目十八至项目二十，共5万字。王帅负责编写项目二十一，共0.5万字。

　　本教材在编写过程中得到牡丹江市第二人民医院、江苏先声药业有限公司的大力支持，在此表示衷心感谢。

　　虽然我们希望通过自身的努力编撰出一本高质量的教材，但由于学识和能力有限，难免存在一些疏漏和缺陷，敬请广大师生和读者批评指正，并提出修改意见。

编　者
2020 年 2 月

目 录

第一部分 药理总论

项目一 认识药理学 …………………………………………………………… 1

项目二 药物效应动力学 ……………………………………………………… 4

项目三 药物代谢动力学 ……………………………………………………… 15

项目四 影响药物作用的因素 ………………………………………………… 26

第二部分 常用药物与用药指导

项目五 影响传出神经系统的药物 …………………………………………… 32

    任务一 传出神经系统与药物 ……………………………………………… 32

    任务二 拟胆碱药 …………………………………………………………… 36

    任务三 抗胆碱药 …………………………………………………………… 39

    任务四 肾上腺素受体激动药 ……………………………………………… 44

    任务五 肾上腺素受体阻断药 ……………………………………………… 49

项目六 影响中枢神经系统的药物 …………………………………………… 54

    任务一 镇静催眠药 ………………………………………………………… 54

    任务二 抗癫痫药与抗惊厥药 ……………………………………………… 58

    任务三 抗帕金森病药 ……………………………………………………… 62

    任务四 抗阿尔茨海默病药 ………………………………………………… 66

    任务五 抗精神失常药 ……………………………………………………… 68

    任务六 中枢兴奋药 ………………………………………………………… 75

    任务七 镇痛药 ……………………………………………………………… 77

    任务八 解热镇痛抗炎药 …………………………………………………… 81

    任务九 麻醉药 ……………………………………………………………… 87

项目七 影响心血管系统的药物 ……………………………………………… 90

    任务一 抗高血压药 ………………………………………………………… 90

    任务二 抗动脉粥样硬化药 ………………………………………………… 98

    任务三 抗心律失常药 ……………………………………………………… 103

    任务四 抗心绞痛药 ………………………………………………………… 109

　　任务五　抗慢性心功能不全药……………………………………………………112

项目八　影响血液系统的药物………………………………………………………117
　　任务一　抗凝血药、溶血栓药与止血药………………………………………………117
　　任务二　治疗血细胞减少与血容量减少的药物………………………………………124

项目九　影响泌尿生殖系统的药物…………………………………………………129
　　任务一　利尿药与脱水药………………………………………………………………129
　　任务二　性激素类药物…………………………………………………………………134
　　任务三　避孕药…………………………………………………………………………138
　　任务四　子宫兴奋药与抑制药…………………………………………………………141

项目十　影响消化系统的药物………………………………………………………145
　　任务一　抗消化性溃疡药………………………………………………………………145
　　任务二　止吐药与促胃动力药…………………………………………………………148
　　任务三　泻药与止泻药…………………………………………………………………151
　　任务四　助消化药………………………………………………………………………153

项目十一　影响呼吸系统的药物……………………………………………………155
　　任务一　平喘药…………………………………………………………………………155
　　任务二　镇咳药与祛痰药………………………………………………………………159

项目十二　影响内分泌系统的药物…………………………………………………163
　　任务一　甲状腺激素与抗甲状腺药……………………………………………………163
　　任务二　胰岛素与口服降糖药…………………………………………………………166
　　任务三　肾上腺皮质激素类药物………………………………………………………171

项目十三　抗菌药物…………………………………………………………………176
　　任务一　抗菌药物概述…………………………………………………………………176
　　任务二　β-内酰胺类抗生素…………………………………………………………179
　　任务三　大环内酯类、林可霉素类与万古霉素类抗生素……………………………184
　　任务四　氨基糖苷类与多黏菌素类抗生素……………………………………………188
　　任务五　四环素类与氯霉素类抗生素…………………………………………………191
　　任务六　人工合成抗菌药………………………………………………………………193
　　任务七　抗结核病药与抗麻风病药……………………………………………………199

项目十四　抗病毒药…………………………………………………………………204

项目十五　抗真菌药…………………………………………………………………208

项目十六　抗寄生虫药………………………………………………………………211
　　任务一　抗疟药…………………………………………………………………………211
　　任务二　抗阿米巴病药、抗滴虫病药、抗血吸虫病药与抗丝虫病药………………215

　　任务三　抗肠蠕虫药··218

项目十七　抗恶性肿瘤药··220

项目十八　影响免疫功能的药物··228

第三部分　药学服务

项目十九　认识药学服务··233

项目二十　药品分类管理··238

项目二十一　药学服务技能模拟训练··241

参考文献··244

第一部分　药理总论

项目一　认识药理学

【知识目标】

（1）掌握药物、药理学、药物代谢动力学、药物效应动力学的基本概念。
（2）掌握药理学学习目的与方法。
（3）熟悉新药的开发与研究。

【能力目标】

能够掌握药理学学习方法。

　　药物是指能影响机体生理、生化和病理过程，用于预防、治疗和诊断疾病的化学物质。药物经加工制成适合临床需要、符合一定质量标准、便于贮运和使用的成品，称药物制剂或药品。药物按来源不同，可分为天然药物（包括植物、动物、矿物及其加工品）、化学合成药物及生物药物；按出现的时间不同，可分为传统药（如中药、蒙药、藏药等）与现代药（化学合成药、天然药的有效成分、生物制品以及近年来发展的基因工程药物）；按生产地不同，可分为国产药与进口药；按使用管理不同，可分为处方药与非处方药等。

　　药物是人类防治疾病、维护身体健康的重要物质，是临床治疗的重要手段之一。为了人类的生存与健康，不仅要研制更多更有效的药物，而且还应了解药物及其特性，安全合理地使用药物。

一、药理学的研究对象、任务与内容

　　药理学是研究药物与机体（包括病原体）间相互作用及其规律的一门学科。为防治疾病合理用药提供基本理论、基本知识和科学的思维方法，其研究内容包括药物效应动力学和药物代谢动力学两个方面（见图1-1）。

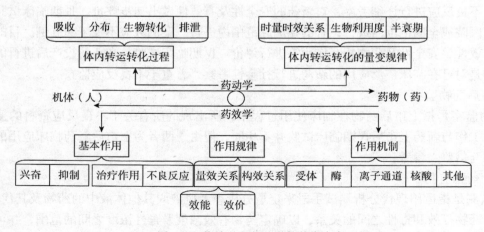

图1-1　药效学和药动学的基本内容

1. 药物效应动力学

药物效应动力学简称药效学，主要研究药物对机体的作用及其作用机制，以阐明药物防治疾病的规律。

2. 药物代谢动力学

药物代谢动力学简称药动学，主要研究机体对药物的处置过程及其规律，即研究药物在体内的吸收、分布、代谢和排泄过程及血药浓度随时间变化的规律。

药理学是一门实验性学科。根据实验对象不同，可分为临床前药理学（基础药理学）和临床药理学。前者是以动物为研究对象，在严格控制实验条件的前提下，从整体、器官、组织、细胞和分子水平上观察和研究药物的作用和作用机制，进行药效和安全性评价；后者是以人体为研究对象，研究药物对机体的药效学、药动学及其不良反应等，以指导临床合理用药。

药理学的任务在于：充分发挥药物的疗效，尽可能减少不良反应的发生，提高用药的安全性，为临床合理用药提供科学依据；为开发研究新药或新剂型提供实验资料；同时也为探索细胞生理生化及病理过程，揭示生命活动奥妙提供实验资料。

二、新药开发与研究

我国《药品管理法》规定，"新药是指未曾在中国境内上市销售的药品"。目前，我国将新药分成中药、天然药物和化学药品及生物制品三大部分。新药开发和研究是一个非常严格而复杂的过程，是不断地发现和提供安全、有效和适应疾病变化的药物源泉，对于保护人民健康具有十分重要的意义。

新药的来源主要包括：分离、提取、改造动物和植物药有效成分，定向合成新化合物，内源性活性物质的模拟合成和改造，对已知化合物进行结构修饰，人工导向药物，生物技术和基因重组方法制备。

新药评价是药理学中一项既有很强的理论性又有重大实践意义的科学，它关系着新药的开发与研究，制药工业与药理研究工作的进展和疾病防治水平的提高。主要分为临床前评价和临床评价。临床前评价除药学研究，如工艺路线、理化性质、质量标准、稳定性之外，还包括根据其适应证而进行的临床前药理学研究，内容包括主要药效学和一般药理学研究，还包括毒理学、药代动力学等方面的内容。该项研究一般在动物中进行。通过临床前评价，目的是要确定一个新化合物是否具备进入临床试验的条件，弄清新药的作用及可能出现的毒性反应。这个阶段工作的最后体现形式是完成全部申请临床试验所需的资料。

新药的临床评价是以人体为对象，研究药物在人体内作用规律及人体与药物之间相互作用过程，其研究目的是对新药在人体中的安全性及有效性进行评价。其主要内容包括：

（一）临床试验研究

一般分为Ⅰ、Ⅱ、Ⅲ、Ⅳ四期。Ⅰ期临床试验的对象主要是健康志愿者，人数为 20 ～ 30 人，评价内容包括药物耐受性试验与药动学及生物利用度的研究，确定可用于临床的安全有效量与合理给药方案。Ⅱ期临床试验对象为新药的适应证患者，采用随机双盲法对照临床试验，案例数不少于 100 对。目的是对新药的疗效、适应证、不良反应进行详细考察，对新药的安全性及有效性做出初步评价。Ⅲ期临床试验为扩大的临床试验，在多家医院或全国范围内进行，有的在国际范围内进行。案例数应不少于 300 例。目的是在较大范围内对新药的有效性、安全性及药物相互作用等进行评价。Ⅳ期临床试验是在新药投产后进行的，为上市后临床试验，目的是对已在临床广泛应用的新药进行社会性考察，着重于不良反应监察。

（二）上市后药物监察

上市后药物监察是指上市后药物在临床使用过程中，所出现的所有关于不良反应资料的搜集、分析和监督控制。此项工作与新药上市后Ⅳ期临床试验并不相同，但由于两者为上市后新药临床应用的调查研究，故所得结果可相互借鉴、参考。

（三）治疗药物监测

治疗药物监测是指运用现代分析测试手段来定量分析患者血液或其他体液中的药物及其代谢产物浓度，探讨血药浓度与药物疗效和毒性之间的关系，以确定药物有效浓度及毒性浓度之间的范围，并可根据药代动力学公式来计算最佳的治疗剂量，做到用药个体化，指导临床合理用药。例如：临床上为控制癫痫病人的发作，过去往往需要 2 ~ 3 种药物治疗才能达到目的，治疗药物监测应用后，超过 80% 的病人只需服用 1 种药物即可有效控制病情，条件是每天监测该药物的血浆浓度。

三、药理学的学习目的和方法

药理学是连接药学与医学、基础医学与临床医学的桥梁学科，是药学类高等职业院校各专业的一门重要的专业基础，也是国家执业药师资格考试的必备内容。学习药理学的目的主要是：掌握药物的有效性、安全性及应用的合理性，并尽可能了解其作用机制，从而在常见疾病的防治过程中，能够正确地选择调配药物，制定和说明给药方案，更好地发挥药物的临床疗效，减少其不良反应，使临床用药安全有效；能对药物的有效性、安全性做出正确评价，为药物的研制、生产、使用、管理提供科学依据；建立药理学的基本思维方式和方法，为今后学习和掌握更多的药学知识及时进行知识更新，以适应医药市场快速发展的需要。

在药理学学习过程中，首先要注意紧密联系相关课程知识，运用生理学、生物化学、微生物学和免疫学等知识，理解药物的作用、作用机制和不良反应。其次，要采用比较、归纳的学习方法，在理解药物分类，重点掌握各类药物中代表药的作用、作用机制、临床应用、不良反应、药动学等特点的基础上，比较同类药物的异同点，归纳总结其共同规律和个性特点，以利于有效掌握药物。再次，要重视动物实验和实训，通过实验和实训，有助于对学习内容的理解和掌握，训练实际操作技能，培养观察、分析问题的能力和职业素质。除上述外，在学习中还要做到常预习、重听课、勤复习、多练习、善总结（把所学知识总结成图、表等）。只有这样，才能学好药理学，有效掌握药物知识。

（刘伟强）

项目二　药物效应动力学

【知识目标】

（1）掌握药物效应两重性的特点和不良反应类型。
（2）掌握药物量效关系。
（3）理解药物作用与药物效应之间的关系。

【能力目标】

能够根据所学内容，解释药品说明书中的治疗作用与不良反应。

药物效应动力学（简称药效学）是研究药物对机体的作用、作用机制以及药物剂量与效应之间关系规律的科学。药效学既是药物作用的理论基础，也是临床合理用药的依据。

一、药物的作用与效应

（一）药物基本作用的性质和方式

1. 药物作用与药理效应

药物作用是指药物与机体生物大分子（酶、受体、离子通道等）间的相互作用所引起的初始作用，是动因，如去甲肾上腺素与血管平滑肌细胞的 α 受体结合并使之兴奋，属于肾上腺素的药物作用。药理效应是药物作用所引起的机体功能的继发性变化，是机体反应的具体表现，是继发于药物作用的结果，如去甲肾上腺素引起的血管收缩、血压上升，为其药理效应。由于二者意义接近，通常药理效应与药物作用互相通用，但当二者并用时，应体现先后顺序。

2. 药物作用的性质

药物对机体的作用，主要是调节机体组织器官原有的功能，包括兴奋和抑制两种基本作用。凡能使机体组织器官功能增强的作用称为兴奋，能产生兴奋作用的药物称为兴奋药，如咖啡因能提高中枢神经系统的功能活动，使人精神振奋、思维活跃。能使机体组织器官功能减弱的作用称为抑制，具有抑制作用的药物称为抑制药，如地西泮能降低中枢神经系统的功能活动，引起镇静催眠。

同一种药物对不同的组织器官可产生不同的作用。如阿托品，对内脏平滑肌是抑制作用，使其松弛；但对心脏却是兴奋作用，可使心率加快。兴奋作用和抑制作用在一定条件下可相互转化，如中枢神经系统过度兴奋可导致惊厥，持续惊厥可导致衰竭性抑制，甚至死亡。

在分析药物所产生的作用时，既要注意药物对靶器官或靶部位的直接作用，又要考虑由于机体整体而产生的反射性或生理调节性的影响，以便对于药物作用进行全面的认识。如去甲肾上腺素可直接收缩血管，使血压升高，同时也可以反射性地引起心率减慢。

3. 药物作用的方式

药物作用的方式一般分为局部作用和全身作用。药物无须吸收而在用药部位所发挥的作用，称为局部作用，如口服氢氧化铝在胃内产生的中和胃酸作用。全身作用又称吸收作用，是指药物吸收进入血液循环，而后分布到机体有关部位所发挥的作用，如口服阿司匹林产生的解热镇痛作用。吸收作用是绝大多数药物在体内的作用方式。

（二）药物作用的选择性和双重性

1. 药物作用的选择性

多数药物在一定的剂量范围，对不同的组织和器官所引起的药理效应和强度不同，称作药物作用的选择性。药物作用的选择性有高低之分。选择性高的药物与组织亲和力大，组织细胞对其反应性高，药物作用范围窄，只影响机体的一种或几种功能，如强心苷类药物对心肌具有明显的兴奋作用，而对骨骼肌和平滑肌则无作用。选择性差的药物作用广泛，可影响机体多种功能。药物对受体作用的特异性与药理效应的选择性不一定平行。药物作用的特异性强及效应选择性高的药物，应用时针对性强，如青霉素抑制革兰阳性菌细胞壁合成的作用特异性很强，其杀灭敏感菌的效应也有很强的选择性；效应广泛的药物一般副作用较多，如阿托品的特异性能阻断 M 胆碱受体，但其选择性作用并不高，对心脏、血管、平滑肌、腺体及中枢神经功能都有影响，而且有的兴奋、有的抑制。临床上用药一般应尽可能选用选择性高的药物，但效应广泛的药物在复杂病因或诊断未明时也有好处，如广谱抗生素、广谱抗心律失常药等。

药物在不同器官的同一组织，也可产生不同效应。如肾上腺素对瞳孔产生散大效应，对骨骼肌、血管平滑肌产生舒张效应，对内脏平滑肌则产生收缩效应。药理效应有时与药物体内分布有关，如碘与甲状腺组织有较高的亲和力，可达很高的浓度，故放射性碘可治疗甲状腺功能亢进。但情况并非都如此，吗啡及其代谢产物在脑组织的浓度并不高，但其镇痛的作用部位却主要在中枢神经系统。

药物作用的选择性一般是相对的，常与剂量相关。如治疗量的强心苷选择性作用于心脏，随着剂量增加也可作用于神经系统，引起头痛、失眠、视觉障碍等不良反应；又如小剂量阿司匹林有抗血小板聚集的作用，剂量加大则产生解热镇痛、抗炎抗风湿作用。一般临床应用的所有药物中，几乎没有单一作用的药物。药物作用的选择性是药物分类的基础，也是临床选择用药的依据。

2. 药物作用的双重性

药物进入机体后，既可产生对机体有利的防治作用，又可产生对机体不利的不良反应，这就是药物作用的双重性。在临床用药时，应充分发挥药物的防治作用，尽量减少药物不良反应的发生。

（1）防治作用。

防治作用包括预防作用和治疗作用。

①预防作用：

预防作用是指提前用药，以防止疾病或症状发生的作用。如服用维生素 D 预防佝偻病。

②治疗作用：

治疗作用是指患者用药所产生的符合用药目的或能达到治疗效果的作用。药物的治疗作用有利于改变患者的生理、生化功能或病理过程，使患病的机体恢复正常。根据药物所达到的治疗效果，可将治疗作用分为对因治疗和对症治疗。

对因治疗是指用药后能消除原发致病因子治愈疾病的药物治疗，亦称为治本，如使用抗生素杀灭病原微生物达到控制感染性疾病。补充体内营养或代谢物质不足，称为补充疗法，又称替代疗法，也属于对因治疗。对症治疗是指用药后能改善患者疾病的症状的药物治疗，亦称为治标，如应用解热镇痛药降低高热患者的体温，缓解疼痛。应辩证地看待对因治疗和对症治疗。一般认为，对因治疗比对症治疗重要，但对一时诊断未明、病因不清、暂时无法根治的严重危及病人生命的症状，对症治疗的重要性并不亚于对因治疗。对症治疗虽然不能根除病因，但对疾病的治疗却是不可缺少的。如高热会引起昏迷、抽搐、甚至死亡，再如休克、惊厥、心力衰竭时就必须立即采取有效的对症治疗，以挽救患者的生命。此时，对症治疗可能比对因治疗更为迫切。在临床工作中，对因治疗可以根除病因，许多对症治疗可解除患者痛苦，维持生命指征，赢得对因治疗的时间。对因和对症两种治疗应相辅相成，不可偏废。中国医学提倡"急则治其标,缓则治其本"，有时应"标本兼治"，这些是临床实践应遵循的原则。

（2）不良反应。

不良反应是指不符合用药目的并给患者带来不适或痛苦的反应。根据治疗目的、用药剂量大小或不良反应严重程度，药物的不良反应可分为以下几类。

①副作用或副反应。

副作用是指药物在治疗剂量下出现的与用药目的无关的不适反应。副作用产生原因是药物的选择性低、作用广泛，当其中一种作用作为治疗作用时，其他无关作用则为副作用。副作用是药物固有的药理作用，一般比较轻微，对机体的危害不大。副作用通常可预知，但较难避免，可设法纠正，如用麻黄碱治疗支气管哮喘时会引起中枢兴奋而失眠，同时服用催眠药可纠正。副作用和治疗作用可随着治疗目的不同而相互转化，如阿托品具有松弛内脏平滑肌和抑制腺体分泌的作用，当用于治疗内脏绞痛时，其松弛内脏平滑肌为治疗作用，而抑制腺体分泌引起的口干为副作用；当用于麻醉前给药时，其抑制腺体分泌作用为防治作用，而松弛内脏平滑肌引起的腹胀和尿潴留则成了副作用。

副作用通常为一过性的，随治疗作用的消失而消失。故给患者使用药物时，可事先告诉其所用药物可能产生的副作用，以免误认为是病情加重。

②毒性作用或毒性反应。

毒性作用是指用药剂量过大或用药时间过长，药物在体内蓄积过多时发生的危害机体的反应，一般较为严重。毒性反应可以是药理学毒性、病理学毒性和基因毒性，如巴比妥类药物过量引起的中枢神经系统过度抑制是药理学毒性引起的，对乙酰氨基酚引起的肝脏损害则是由病理学毒性导致的，而氮芥的细胞毒性作用引起的机体损伤是基因毒性所致。

毒性反应可因剂量过大立即发生，称为急性毒性，多损害呼吸、循环及神经等系统功能；也可因长期用药，药物在体内蓄积后逐渐产生，称为慢性毒性，常损害肝、肾、骨髓、内分泌等功能。毒性反应是药物药理作用的延伸，每种药物都可出现其特定的中毒症状，通常也可预知。用药时应考虑到用药过量而引起中毒的危险性，注意掌握用药剂量和间隔以及有些药物剂量的个体化。

致癌、致畸和致突变属于药物的特殊毒性，三者合称"三致"反应，均为药物和遗传物质在细胞的表达发生相互作用的结果。由于这些特殊作用发生延迟，在早期不易发现，而且由于其表现可能和非药源性疾病相似，很难将它与引起的药物联系起来，因此应特别引起注意。药物致癌作用是指药物可以引起患者发生恶性肿瘤的作用。药物致畸作用最终的结果是导致胎儿死亡、婴儿出现机能或结构异常。药物致突变作用是指药物可能引起细胞的遗传物质（DNA，染色体）异常，从而使遗传结构发生永久性改变（突变）的作用。突变发生在体细胞，可使这些组织细胞产生变异，导致恶性肿瘤的形成；突变发生在胚胎细胞，可影响胚胎的正常发育，引起畸形。

③变态反应。

变态反应又称为过敏反应，是指机体受药物刺激所产生的异常免疫反应，可引起机体生理功能障碍或组织损伤。某些药物，如抗生素、磺胺类等低分子化学物质具有半抗原性质，能与高分子载体蛋白结合成完全抗原；某些生物制品则是全抗原，从而引起变态反应，如药物热、皮疹、接触性皮炎、溶血性贫血、过敏性休克等。变态反应与药物剂量无关或关系甚小，在治疗量或极少量时即可发生。变态反应见于少数过敏体质的病人，致敏物质可能是药物本身，或是药物在体内的代谢物，甚至是药物制剂中的杂质。由于变态反应大多不易预知，因此对于易致变态反应的药物或过敏体质的病人，用药前应详细询问病人的过敏史，并做皮肤过敏试验，凡有过敏史或过敏试验阳性者，禁用或脱敏后使用有关药物。

④继发反应。

继发反应是由于药物的治疗作用所引起的不良后果，又称治疗矛盾。继发反应不是药物本身的效应，而是药物主要作用的间接结果，一般不发生于首次用药，初次接触时需要诱导期，停止给药反应消失。如人的肠道有许多寄生菌，这些菌群之间可相互制约，维持着平衡的共生状态，若长期应用广谱抗生素（如四环素），由于许多敏感的菌株被抑制，而使肠道内菌群间的相对平衡状态遭到破坏，可能使白色念珠菌等真菌大量繁殖，引起白色念珠菌等的继发性感染，此称二重感染。

⑤后遗效应。

后遗效应是指在停药后，血药浓度已降低至最低有效浓度以下时，仍残存的药理效应。后遗效应可为短暂的或是持久的。如服用苯二氮䓬类镇静催眠药物后，在次晨仍有乏力、困倦等"宿醉"现象。

⑥停药反应。

停药反应是指长期服用某些药物，机体对这些药物产生了适应性，若突然停药或减量过快，易使机体的调节功能失调而发生功能紊乱，导致病情加重或临床症状上的一系列反跳回升现象，又称反跳反应。如长期应用普萘洛尔治疗高血压、心绞痛等，可使 β 受体密度上调而对内源性递质的敏感性增高；如突然停药，则会出现血压升高或心绞痛发作，患者产生危险。

⑦首剂效应。

首剂效应是指一些患者在初服某种药物时，由于机体对药物作用尚未适应而引起不可耐受的强烈反应。如哌唑嗪按常规剂量，开始治疗常可致血压骤降。

⑧特异质反应。

特异质反应又称特异性反应，是因先天性遗传异常，少数病人用药后发生与药物本身药理作用无关的有害反应。该反应和遗传有关，与药理作用无关。大多是由于机体缺乏某种酶，药物在体内代谢受阻所致反应。如少数葡萄糖 –6– 磷酸脱氢酶缺乏的病人，在应用磺胺时可能引起溶血。

⑨药物依赖性。

药物依赖性是指反复地（周期性或连续性）用药所引起的人体心理上或生理上或两者兼有的对药物的依赖状态，表现出一种强迫性的要连续或定期用药的行为和其他反应。药物依赖性可分为精神依赖性（心理依赖性）和躯体依赖性（生理依赖性）。凡能引起令人愉快意识状态的任何药物即可引起精神依赖性，精神依赖者为得到欣快感而不得不定期或连续使用某种药物；躯体依赖者反复应用某种药物造成一种适应状态，停药后产生戒断症状，使人非常痛苦，甚至危及生命。某些药物同时具有精神依赖性和躯体依赖性，如阿片类和镇静催眠药在反复用药过程中，先产生精神依赖性，后产生生理依赖性。

二、药物作用机制

药物的作用是药物小分子与机体生物大分子之间的相互作用，引起的机体生理生化功能改变。药物作用机制是研究药物如何与机体细胞结合而发挥作用的，药物与机体结合的部位就是药物作用的靶点。已知药物作用靶点涉及受体、酶、离子通道、核酸、免疫系统、基因等。此外，有些药物通过理化作用或补充体内所缺乏的物质而发挥作用。

（一）药物非特异性作用机制

药物非特异性作用机制主要与药物的理化性质（如溶解度、解离度、渗透压、表面张力等）有关，是通过化学反应或物理作用改变细胞周围的理化条件而产生药理效应。如口服氢氧化铝等抗酸药可中和胃酸治疗消化性溃疡，静脉注射甘露醇可提高血浆渗透压引起组织脱水而消除脑水肿，使用二巯丙醇等络合剂与砷、汞等发生络合反应解救其中毒等。

（二）药物特异性作用机制

药物特异性作用机制与药物的化学结构密切相关，大多数药物属于此类。通过自身结构的特异性，影响酶、受体、离子通道、载体分子等靶点而产生一系列生理、生化反应。

1. 影响酶的活性

酶是由机体细胞产生的具有催化作用的蛋白质，具有立体结构特异性、高度敏感性和高度活性，能促进各种细胞成分的代谢。酶的生成由遗传因素所决定，其代谢转换受各种生理、病理、药物及环境因素调节。有些药物以酶为作用靶点，对酶产生激活、诱导、抑制或复活等作用。许多药物是通过抑制酶活性产生治疗作用，如抗高血压药物依那普利抑制血管紧张素转化酶。也有一些药物是通过激活酶的活性产生治疗作用，如尿激酶激活血浆纤溶酶原。有些药物会对药物代谢酶产生作用，而影响药物在体内的代谢，如苯巴比妥诱导肝药酶，氯霉素抑制肝药酶；甚至有些药物本身就是酶，如胃蛋白酶、胰蛋白。

2. 参与或干扰细胞代谢过程

有些药物通过补充生命代谢物质的不足治疗相应缺乏症，如维生素 C 治疗坏血病。另有一些药物化学结构与正常代谢物非常相似，可进入代谢过程而呈现抗代谢效应，如甲氨蝶呤的化学结构与叶酸相似，通过干扰核酸和蛋白质的合成而产生抗癌作用。

3. 影响细胞膜离子通道

细胞膜上有许多离子通道，无机离子可以通过这些通道进行跨膜转运，通道的开放或关闭影响细胞内外无机离子的转运，能迅速改变细胞功能。有些药物可直接作用于这些通道，影响离子进行跨膜转运而产生药理作用，如硝苯地平通过阻滞钙通道，抑制 Ca^{2+} 内流，降低细胞内 Ca^{2+} 浓度而使血管扩张，血压下降。

4. 影响生理活性物质及其转运体

生理物质包括自体活性物质、神经递质和激素等。有些药物通过影响生理物质的合成、贮存、释放、灭活等过程而发挥作用，如磺酰脲类通过促进胰岛素的释放产生降血糖作用。很多无机离子、代谢物、神经递质、激素在体内主动转运需要转运体参与，药物干扰这一环节可产生明显的药理效应，如丙磺舒竞争性抑制肾小管对弱酸性代谢物的转运体，抑制原尿中尿酸再吸收，可用于痛风的治疗。

5. 影响核酸代谢

核酸（DNA 及 RNA）是控制蛋白质合成及细胞分裂的生命物质。有些药物化学结构与病原体正常代谢物非常相似，虽参与代谢过程，却往往不能引起代谢的生理效果，最后导致抑制或阻断病原体代谢的后果。如磺胺类抗菌药，通过抑制敏感细菌体内叶酸的代谢而干扰核酸的合成。

6. 影响免疫功能

许多疾病涉及免疫功能。免疫抑制药（环孢素）及免疫增强药（左旋咪唑）通过影响免疫功能产生药理效应。某些药物本身就是抗体（丙种球蛋白）或抗原（疫苗）。

7. 作用于受体

大多数药物作用于受体发挥其作用，如阿托品阻断副交感神经末梢支配效应器细胞上的 M 胆碱受体。

三、药物的受体作用机制

受体理论是药效学的基本理论之一，它从分子水平阐明生命现象的生理和病理过程，是解释药物的药理作用及其作用机制、阐明药物分子结构与效应之间关系的基本理论。

（一）受体的概念和特性

1. 受体的概念

受体是存在于细胞膜、细胞质或细胞核上的大分子蛋白质，能识别周围环境中的某些微量化学物质并与之结合，通过中介的信息放大系统放大、分化、整合、触发后续的生理反应或药理效应。配体是指能与受体特异性结合的物质。受体对相应的配体具有极高的识别能力。体内存在许多能与受体结合的生理功能调节物质，称之为内源性配体（包括神经递质、激素、自体活性物质等），受体都有相应的内源性配体。而能与受体特异性结合的外来物质则称为外源性配体（主要是药物）。配体充当第一信使的角色，多数不进入细胞，与细胞表面的特异性受体结合，通过改变受体的构型，激活细胞内的信号转导过程；少数亲脂性配体可直接进入细胞内，与胞内或核内的受体结合，发挥信号转导作用。

受体上的某些部位立体构型具有高度特异性，能准确地识别并与配体或化学结构相匹配的药物结合，该结合部位称为受点或活性中心。

2. 受体的特性

（1）特异性。

受体对它的配体有高度识别能力，对配体的化学结构与立体结构具有很高的专一性，特定的受体只能与其特定的配体结合，产生特定的生理效应。甚至同一化合物的不同光学异构体与受体的亲和力相差也可能很大。

（2）可逆性。

配体与受体的结合是化学性的，既要求两者的构象互补，还需要两者间有相互吸引力。绝大多数配体与受体结合是通过分子间的作用力，如范德华力、离子键、氢键。结合是可逆的，受体与配体所形成的复合物可以解离，也可被另一种特异性配体所置换。配体与受体复合物解离后，可得到原来的配体而非代谢物。

（3）高灵敏性。

环境中微量的配体就能与受体结合而产生显著的效应，如 5×10^{-19} mol/L 的 ACh 溶液就能对蛙心产生明显的抑制作用。

（4）饱和性。

受体数量是有限的，其能结合的配体量也是有限的，因此受体具有饱和性，在药物的作用上反映为最大效应。当药物达到一定浓度后，其效应不会随其浓度增加而继续增加。

（5）多样性。

同一受体可广泛分布于不同组织或同一组织不同区域，且受体密度不同，受到生理、病理和药理因素调节，处于动态变化之中。

（二）作用于受体的药物

药物与受体结合产生效应，必须具备两个条件，即亲和力和内在活性。亲和力是指药物与受体结合的能力，亲和力大结合强，亲和力小结合弱。内在活性是指药物与受体结合并激动受体产生最大效应的能力，也称效能。根据药物与受体结合后所产生的效应不同，可将作用于受体的药物分为三类。

1. 激动药

激动药也称为完全激动药，是指与受体既有较强亲和力、又有较强内在活性（α=1）的药物，能与受体结合产生最大效应。如吗啡可激动阿片受体，产生强效镇痛作用。

2. 拮抗药

拮抗药指与受体有较强亲和力，但无内在活性（α=0）的药物。此类药物本身不引起效应，但由于其占据了一定数量受体，可阻碍激动药与受体结合，对抗激动药的作用。如普萘洛尔与β受体结合，能阻断肾上腺素与β受体结合，呈现拮抗肾上腺素的作用。根据拮抗药与受体结合的性质不同，分为竞争性拮抗药和非竞争性拮抗药。

（1）竞争性拮抗药。

竞争性拮抗药可与激动药相互竞争与同一受体结合，产生竞争性抑制作用，可使激动药的量效曲线平行右移，但最大效应不变，见图2-1（a）所示。在竞争性拮抗药存在的情况下，可通过增加激动药剂量的方法，使其效应恢复到原先单用激动药时的水平，即保持最大效应不变。

（2）非竞争性拮抗药。

非竞争性拮抗药不与激动药竞争相同的受体活性中心，但它与受体结合（牢固或不可逆结合）后引起受体构型的改变，阻止激动药与受体正常结合。即使增加激动药的剂量，也不能达到单独应用激动药时的最大效应，亲和力和内在活性也均降低，不仅使激动药的量效曲线右移，也使最大效应降低，见图2-1（b）。

3. 部分激动药

部分激动药是指与受体有较强的亲和力，但仅有较弱的内在活性（α<1）的药物。其与受体结合后只能产生较弱的效应，即使浓度增加也不能达到最大效应，却因占据受体而能拮抗激动药的部分效应。如喷他佐辛（α=0.25）可产生较弱的镇痛效应，当其与吗啡（α=1）合用时，当喷他佐辛和吗啡都在低浓度时，产生两药作用相加效果，当喷他佐辛和吗啡的用量达到一个临界点时，吗啡产生的效应相当于喷他佐辛的最大效应；此时随着喷他佐辛浓度增加，发生对吗啡的竞争性拮抗。这表现了喷他佐辛小剂量产生激动，大剂量产生拮抗的作用，见图2-1（c）。

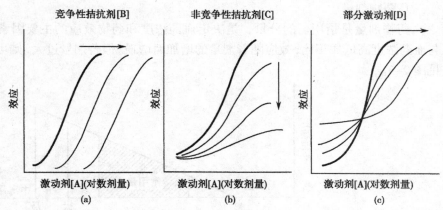

图2-1　激动药（A）与不同类型拮抗药合用时的量效曲线

注：各图中粗线表示没有拮抗药时的激动药量效曲线，箭头表示拮抗药浓度增加后量效曲线移动的方向。

药物与受体结合产生效应不仅要有亲和力，而且还要有内在活性。当两种药物亲和力相等时，其效应强度决定于内在活性强弱；当内在活性相等时，则取决于亲和力大小，见图2-2。

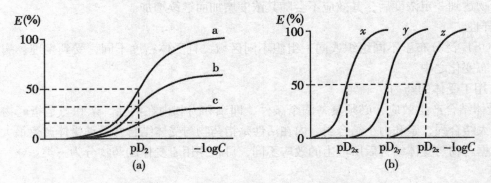

图2-2 三种激动药与受体亲和力及内在活性的比较

（三）受体调节

体内受体处于动态平衡状态，受体数量、亲和力、效应力都受到生理及药理因素的影响。受体的调节是维持机体内环境稳定的一个重要因素，其调节方式有向上调节和向下调节两种类型。

1. 向上调节

向上调节是指受体数量增多、亲和力加大及效应力增强。向上调节的受体对药物非常敏感，可使药效增强，此现象又称为受体增敏。受体增敏可因长期使用受体拮抗药而造成。如长期应用 β 受体拮抗药普萘洛尔可使 β 受体向上调节，一旦突然停药会出现反跳现象。

2. 向下调节

向下调节指受体数量减少、亲和力减弱及效应力降低。向下调节的受体对药物反应迟钝，药物效应减弱，此现象又称为受体脱敏。受体脱敏可因多次使用受体激动药引起，是产生耐受性的原因之一。如长期应用 β 受体激动药异丙肾上腺素，可导致该药疗效逐渐变弱。

四、药物的量效关系

药物剂量与效应关系简称量效关系，是指在一定剂量范围内，药物的剂量（或浓度）增加或减少时，其效应随之增强或减弱，两者间有相关性。通过对量效关系的分析，可了解药物剂量与产生相应效应之间的规律，为临床合理安全用药提供科学依据。

1. 药物剂量

药物剂量是指用药的分量，是决定血药浓度和药物效应的主要因素。在一定范围内，药物剂量的大小与血药浓度高低成正比，效应随着剂量的增加而增强。但若剂量过大，则可引起毒性反应，出现中毒甚至死亡，见图2-3。

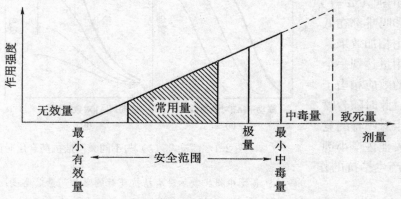

图2-3 药物剂量与作用强度关系简图

（1）无效量。

不出现药理效应的剂量。

（2）最小有效量（阈剂量）。

能产生药理效应的最小剂量。

（3）极量（最大治疗量）。

能产生最大治疗作用，但尚未引起毒性反应的剂量。极量是安全用药的极限。

（4）治疗量和常用量。

治疗量是最小有效量与极量之间的剂量。常用量是比最小有效量大，比极量小的剂量。常用量在一般情况下是安全而有效的剂量，药品说明书对药物的常用量都有明确规定。

（5）最小中毒量。

能引起毒性反应的最小剂量。

（6）致死量。

能引起机体中毒死亡的剂量。

（7）安全范围。

安全范围是最小有效量与最小中毒量之间的范围。安全范围越大，药物毒性越小，用药越安全。

2.药物效应

药物的药理效应按所观察的指标不同，可分为量反应和质反应两种类型。

（1）量反应。

量反应指药理效应的强弱呈连续性量的变化，可用连续增减的数量或最大效应的百分率表示，如心率、血压、尿量、血糖浓度、平滑肌收缩或松弛的程度等。其研究对象为单一的生物个体。

（2）质反应。

质反应观察的药理效应不是随着药物剂量或浓度的增减呈连续性量的变化，而为反应的性质变化，只能用全或无、阳性或阴性表示，结果以反应的阳性率或阴性率作为统计量的反应类型，如死亡、惊厥、睡眠、麻醉等。研究对象为群体。

3.量效曲线

量效关系可用量效曲线表示，定量地反映药物作用特点，为临床用药时提供参考。

药物量效之间的函数关系曲线常以药理效应强度为纵坐标，药物剂量或浓度为横坐标，进行作图，得到直方双曲线。通常，在整体动物试验，以给药剂量表示；在离体实验，则以药物浓度表示。

（1）量反应量效曲线。

量反应的量效曲线为先陡后平的曲线，见图2-4（a）所示。为使量效规律更加直观，将横坐标的剂量转换成对数剂量，将效应转换成最大效应百分率，则量效曲线呈对称的S型曲线，见图2-4（b）所示。

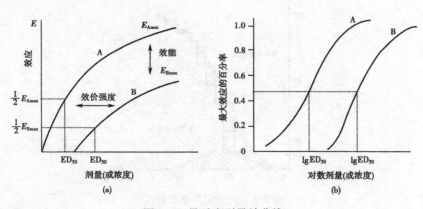

图2-4　量反应型量效曲线

从量反应量效曲线衍生出一些药理学基本概念，在临床中有重要意义。

①效能。

效能是指药物所能产生的最大效应（Emax）。在一定范围内，增加药物剂量或浓度，其效应强度随之增加，但效应增至最大时，继续增加剂量或浓度，效应不能再上升，此效应即为效能，在质反应中指阳性率达100%。效能反映了药物的内在活性，如吗啡类镇痛药效能高，能解除剧痛；阿司匹林类解热镇痛药效能低，只能用于轻度、中度疼痛。

②效价强度。

效价强度是指能引起等效反应的相对剂量或浓度，用于作用性质相同的药物之间等效剂量的比较。一般反映药物与受体的亲和力，其值越小，则强度越大。如图2-4（a）中，A、B两药的最大效应不同，EAmax 大于 EBmax；而在图2-4（b）中，A、B两药效能相同，而效价强度则是 A 药大于 B 药。

效能和效价强度反映药物的不同性质，二者具有不同的临床意义，常用于评价同类药物中不同品种的作用特点。如利尿药以每日排钠量为效应指标进行比较，环戊噻嗪的效价强度约为氢氯噻嗪的 30 倍（见图2-5），但二者效能相同，而二者无论剂量如何增加，都不能达到呋塞米所产生的效能（利尿效果）。因此，在比较两种或两种以上具有相同效应药物时，应从效能和效价强度两项指标综合考虑，单纯说某药比另一药物强是不适宜的。

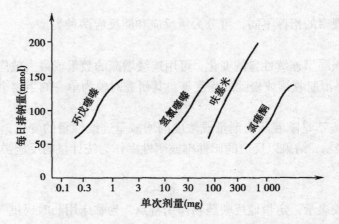

图 2-5　各种利尿药的效价强度与最大效应的比较

（2）质反应量效曲线。

质反应的量效曲线有两种状态，横坐标采用对数剂量，纵坐标采用反应频数时为常态分布曲线，说明大多数个体是在中等剂量时发生反应，少数是在较小剂量或很大剂量时才发生反应；若改用累加反应频数（发生反应的个数相加）为纵坐标，则为对称的 S 型曲线，见图2-6。

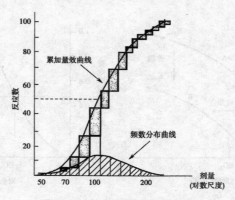

图 2-6　质反应型量效曲线

　　从质反应的两种量效曲线衍生出一些药理学基本概念，在临床中有重要意义。

　　①半数有效量（$ED50$）。

　　半数有效量是指能引起实验动物50%阳性反应的剂量。半数有效量越小，表明药物活性（药理效应）越强；反之，药物活性越弱。

　　②半数致死量（$LD50$）。

　　半数致死量是指能引起50%实验动物死亡的剂量。半数致死量是反映药物毒性的重要指标。其值越小，毒性越大；其值越大，毒性越小。

　　③$ED95$ 与 $LD5$。

　　$ED95$ 是指能引起实验动物95%阳性反应的剂量。$LD5$ 是指能引起5%实验动物死亡的剂量。

　　（3）药物的安全性评价。

　　量效曲线还可用于分析药物的安全性，常用的指标有治疗指数、安全指数等。

　　①治疗指数（TI）。

　　治疗指数是指药物 $LD50$ 与 $ED50$ 的比值。一般情况下，治疗指数越大的药物相对安全性越大。

$$TI = \frac{LD50}{ED5} \tag{2-1}$$

　　但有时仅用治疗指数表示药物的安全性则欠合理，因为没有考虑药物在最大有效量时的毒性。

　　对于量效曲线斜率不同的药物而言，虽然有的药物治疗指数较大，但量效曲线与毒效曲线的首尾仍可能出现重叠，即 $ED95$ 可能大于 $LD5$。就是说，在没有获得充分疗效的剂量下，可能已有少数动物中毒死亡。这就不能认为治疗指数大的药物就一定安全，因为在没有获及充分疗效时就有少数动物中毒死亡，见图2-7。

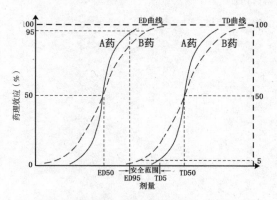

图 2-7　药物的治疗指数和安全范围

　　A、B 两药的量效曲线斜率不同，A 药在 $ED95$ 没有动物死亡，而 B 药在 $ED95$ 时，则有 10% 或 20% 死亡。说明 A 药比 B 药安全。

　　较好的药物安全指标是 $ED95$ 和 $LD5$ 之间的距离，称为药物安全范围，可以用安全指数衡量。

　　②安全指数（SI）。

　　安全指数是指药物 $LD5$ 与 $ED95$ 的比值。安全指数越大的药物，安全性越大。

$$SI = \frac{LD5}{ED95} \tag{2-2}$$

　　③治疗窗。

　　治疗窗是反映药物安全性的另一个参数，是指治疗浓度的范围，即介于最小有效浓度和最小中毒浓度之间的血药浓度，是根据药物的药效及毒性的量效曲线提出的量化安全指标。治疗窗的大小即治疗浓度的范围。

技 能 实 训

药物不良反应概述：

（1）知识要求：每组同学选择一例最近发生的临床用药不良反应案例，并以选择的该案例为中心，叙述出本组同学对药物不良反应的理解。

（2）形式要求：每组同学确定好自己汇报的主题，整理好讲稿，并做成 PPT，下次课进行汇报。

（刘伟强）

项目三　药物代谢动力学

【知识目标】

（1）掌握药物的体内过程。
（2）理解首过消除、血浆蛋白结合率、再分布、生物利用度、半衰期等概念。
（3）了解药物体内消除的方式。

【能力目标】

能够根据所学内容解释药品说明书中的相关内容。

药物代谢动力学（简称药动学）是研究药物的体内过程（包括吸收、分布、代谢和排泄），并运用数学原理和方法阐释药物在机体的动态规律的科学。药动学是药理学的一个重要组成部分。

一、药物的体内过程

药物的体内基本过程是吸收、分布、代谢和排泄。其中，药物的吸收、分布和排泄过程合称为药物的转运，药物的分布、代谢和排泄过程合称为药物的处置，药物的代谢与排泄过程合称为药物的消除。药物在体内的过程及动态变化规律，见图3-1。

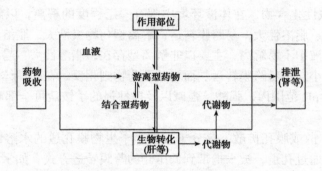

图3-1　药物在体内的过程

对于药物，除静脉注射等血管内给药以外，非血管内给药（如口服给药、肌内注射、吸入给药等）都存在吸收过程。除局部治疗作用的药物外，吸收是药物发挥治疗作用的先决条件，药物只有吸收进入体循环，才能产生疗效。药物的分布过程影响药物是否能及时到达与疾病相关的组织和器官。药物的代谢和排泄过程关系到药物在体内存在的时间。药物的体内过程决定药物在血液中的浓度和靶部位的浓度，进而影响药物的疗效。

（一）药物的跨膜转运

药物进入机体后要到达作用部位产生效应，必须通过具有复杂分子结构与生理功能的各种生物膜，药物从生物膜的一侧转运到另一侧的过程，称为药物的跨膜转运。生物膜是细胞外表的质膜和细胞内的各种细胞器膜（如核膜、线粒体膜、内质网膜和溶酶体膜）的总称，主要由类脂质、蛋白质和少量糖类所组成，以液态的脂质双分子层为基架，其中镶嵌着不同生理功能的蛋白质，镶嵌在膜内的蛋白质具有不同的结构和功能，能与药物可逆性结合，起到药物载体转运的作用。

药物跨膜转运的方式主要有被动转运和主动转运两种，见图3-2。

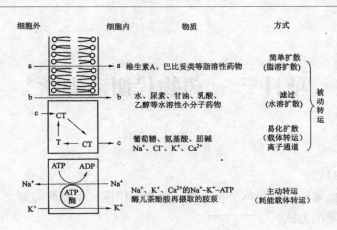

图 3-2　药物跨膜转运方式
注：T 为脂膜上的载体蛋白。

1. 被动转运

被动转运是指药物由高浓度侧向低浓度侧的跨膜转运，又称为"下山转运"。此种转运不消耗能量，转运速度主要取决于膜两侧药物浓度差，当膜两侧药物浓度达到平衡时，转运即停止。被动转运包括简单扩散、滤过扩散和易化扩散。

（1）简单扩散。

简单扩散又称脂溶扩散，是脂溶性药物通过生物膜的跨膜转运方式。生物膜为类脂双分子层，脂溶性药物可以溶于脂质膜中，容易穿过细胞膜。药物大多数以这种方式通过生物膜，在体内的跨膜转运。转运速度除取决于膜的性质、面积及膜两侧的浓度差外，还与药物的性质有关。分子量小、脂溶性大、极性小的药物较易通过。

药物大多是弱酸或弱碱性化合物，在体液环境中都有一定程度的解离，以解离型和非解离型两种形式存在。非解离型药物极性小、脂溶性大，易跨膜转运；解离型药物极性大、脂溶性小，不易跨膜转运。一般来说，弱酸性药物在酸性体液中不易解离，主要以非解离型存在，脂溶性大，易跨膜转运；而在碱性体液中主要以解离型存在，脂溶性小，不易跨膜转运。而弱碱性药物则相反，在碱性体液中易跨膜转运，在酸性体液中不易跨膜转运。在生理 pH 范围内，强酸、强碱以及极性强的季铵盐可全部解离，难以透过生物膜。

（2）滤过扩散。

滤过扩散又称为水溶扩散或膜孔扩散，是分子直径小于生物膜孔道的水溶性的小分子物质依靠生物膜两侧的流体静压或渗透压差通过孔道，被水携带到低压侧的跨膜转运方式。如水、乙醇、尿素等水溶性小分子物质及 O_2、CO_2 等气体分子，均可通过膜孔滤过扩散。

细胞膜上存在膜孔，大多数膜孔孔径约 0.4nm，只有小分子药物可通过；毛细血管壁的膜孔较大，多数药物可通过；肾小球的膜孔更大，绝大多数药物及其代谢产物均可通过肾小球滤过而被排泄。

（3）易化扩散。

一些不溶于脂质而与机体生理代谢有关的物质（如葡萄糖、氨基酸、核苷酸等）借助膜上的载体，进行不消耗能量的顺浓度差转运的跨膜转运方式。一些离子如 Na^+、K^+、Ca^{2+} 等，可经细胞膜上特定的蛋白质通道，由高浓度侧向低浓度侧转运，这个过程也属易化扩散。

易化扩散具有高度特异性，每种载体只能转运特定的药物；转运速度与载体量有关，具有饱和现象，当药物浓度很高时出现饱和限速；两种由同一载体转运的药物之间存在竞争性抑制现象。

2. 主动转运

主动转运是指药物依赖生物膜上的特殊载体，从低浓度侧向高浓度侧的跨膜转运，也称为"上山转运"。其特点是逆浓度梯度转运、需要载体、消耗能量、有饱和限速性和竞争抑制现象。这种转运主要存在于神经元、肾小管和肝细胞内，而以这种方式转运的药物不多，如青霉素从肾小管分泌排泄属于此种。

3. 膜动转运

生物膜具有一定的流动性，它可以通过主动变形，膜凹陷吞没液滴或微粒，将某些物质摄入细胞内或从细胞内释放到细胞外，此过程称膜动转运。细胞通过膜动转运摄取液体称为胞饮，摄取的是微粒或大分子物质称胞吞，大分子物质从细胞内转运到细胞外称为胞吐。膜动转运是蛋白质和多肽的重要吸收方式，并且有一定的部位特异性，如蛋白质在小肠下段的吸收最为明显。微粒给药系统可通过胞吞作用进入细胞。

（二）药物的吸收

药物的吸收是指药物从给药部位进入血液循环的过程。除静脉（血管内）给药外，其他给药途径均存在吸收的过程。药物吸收的速度和程度直接影响药物作用的快慢和强弱。

1. 吸收途径

临床常用的血管外给药途径有消化道给药、注射给药、呼吸道给药和皮肤黏膜给药等。

（1）消化道吸收。

口服给药是临床最常用的给药方式，具有方便、安全、经济等优点。大多数药物以简单扩散的方式通过胃肠道吸收。分子量小、脂溶性大、非解离型药物较易吸收。胃液的 pH 值为 0.9 ~ 1.5，有利于弱酸性药物的吸收，但由于胃黏膜的吸收面积有限，胃排空快导致药物在胃内滞留时间短，所以除一些弱酸性药物有较好吸收外，大多数药物实际上在胃内吸收量很少。

小肠是药物吸收的主要部位。小肠黏膜表面富有绒毛，吸收面积约达 200m²，绒毛上皮细胞为单细胞且血流丰富，有利于维持药物和血液中的浓度差，小肠液近中性（pH 值为 5 ~ 7），是弱碱性药物吸收的理想环境，大多数药物均易在此溶解吸收。

大肠是由盲肠、结肠和直肠组成。大肠长约 1.7m，黏膜上没有绒毛，有效吸收面积比小肠小得多，药物吸收较差。结肠是治疗结肠疾病的释药部位，多肽类药物可以结肠作为口服的吸收部位。直肠血管丰富，是栓剂给药的吸收部位。

胃肠道吸收的药物通过门静脉，进入肝脏继而进入体循环。药物吸收通过胃肠道黏膜时可能被黏膜中的酶代谢，进入肝脏后亦可能被肝脏丰富的酶系统代谢。药物进入体循环前的降解或失活的现象，称为首过效应或首关效应。药物的首过效应越大，药物被代谢越多，其血药浓度也越小，药效受到明显的影响。

（2）注射部位的吸收。

口服不吸收、在胃肠道降解、首过效应大、胃肠道刺激性大的药物常以注射给药，急救用药或不能吞咽的患者也往往采用注射给药。注射途径有静脉、肌内、皮下注射等。注射途径不同，允许药物的分散状态及吸收的快慢不同。除局部麻醉等情况外，注射给药一般产生全身作用。静脉注射药物直接进入血液循环无吸收过程，生物利用度为 100%。

肌内注射有吸收过程，注射后药物经结缔组织向周边扩散，再经由毛细血管吸收进入血液循环。由于毛细血管壁细胞间隙较大，药物常以简单扩散或膜孔扩散方式迅速吸收。吸收速率与注射部位的血流量及药物的剂型有关。肌肉组织的血流量比皮下组织丰富，所以肌内注射比皮下注射吸收快。一些需延长作用时间的药物可采用皮下注射，如治疗糖尿病的胰岛素。

（3）呼吸道吸收。

气体或挥发性药物经呼吸道吸入给药能产生局部或全身治疗作用。从气管至肺泡，气道逐级分支，气道的直径和长度变小，但气道的数量却呈几何倍数的增加，使肺部血管与空气交换的表面积大大增加。肺泡腔至毛细血管腔间的距离仅约 1μm，是气体交换和药物吸收的部位。巨大的肺泡表面积、丰富的毛细血管和极小的转运距离，决定了吸入给药吸收的迅速而完全，且药物吸收后的直接进入血液循环，不受肝脏首过效应的影响。

（4）皮肤黏膜吸收。

完整的皮肤吸收能力差，大部分药物经皮渗透速度很小，只能起到皮肤局部的治疗作用，因此皮肤给药常用于皮肤疾患的治疗或起保护皮肤的作用。部分脂溶性药物或在药物制剂中加入透皮吸收剂后制成的皮肤外用制剂（如贴皮剂），经皮给药后，可以通过皮肤渗透进入血液循环，发挥局部或全身作用，如硝酸甘油缓释贴皮剂等。

黏膜远较皮肤的吸收能力强。鼻腔黏膜内的丰富血管和鼻黏膜渗透性大均有利于药物吸收，某些药物吸收程度和速度有时可与静脉注射相当，且可避开肝脏首过效应。舌下黏膜渗透能力强且血流丰富，药物吸收迅速，无首过效应，给药方便。许多口服首过效应强或在胃肠道中易降解的药物，舌下给药能显著提高生物利用度，如硝酸甘油。直肠黏膜因其吸收面积很小、肠腔液体量少等因素，吸收不如口服迅速和规则，但当患者处于昏迷、呕吐状态，尤其儿童不宜口服药物时，可考虑直肠给药。

2. 影响药物吸收的因素

影响药物吸收的因素很多，除了给药途径外，主要有药物的理化性质、药物制剂、吸收环境等。

（1）药物的理化性质与剂型。

一般来说，弱酸性药物在胃中易吸收，而弱碱性药物在小肠中吸收，在水和脂类中均不溶解的药物很难吸收。此外，药物的制剂类型也可影响吸收。一般情况下，溶液剂比固体剂型吸收快。

（2）吸收环境。

胃排空速度、肠蠕动快慢、胃内容物的多少和性质，均可影响口服药物的吸收。胃肠蠕动增加、排空快或肠内容物多，可阻碍药物与吸收部位的充分接触，使吸收的速度和程度均减少。油和脂肪等食物，可促进脂溶性药物的吸收。

（三）药物的分布

药物的分布是指药物从给药部位吸收进入血液后，随着血液循环到达各组织器官的过程。大多数药物在体内分布是不均匀的，存在明显的选择性。药物的体内分布不仅与疗效密切相关，还关系到药物在组织的蓄积和毒副作用等安全性问题。

理想的药物能选择性地进入欲发挥作用的靶器官，在需要的时间内维持一定浓度，并尽量减少向其他组织、器官分布，充分发挥作用后，迅速排出体外，保证高度的有效性与最小的毒副作用。影响药物分布的因素主要有以下几个方面。

1. 药物与血浆蛋白结合

吸收进入血液循环的药物可与血浆蛋白（主要是白蛋白）进行可逆性结合并生成复合物。血液中的药物一部分与血浆蛋白结合称为结合型药物，一部分未与血浆蛋白结合称为游离型药物。结合型药物分子量大，不能通过生物膜进行跨膜转运，不能由肾小球滤过，不能经肝脏代谢，暂时失去药理活性，成为药物在血液中的一种暂时储存形式。当血液中游离型药物的浓度随着药物分布和消除降低时，结合型药物可释放出游离型药物，只有游离型的药物分子才能从血液向组织转运，并在作用部位发挥药理作用。药物与血浆蛋白的可逆性结合，使药物与血浆蛋白的结合与游离两个过程保持着动态平衡，既能降低药物的分布与消除速度起到使血浆中游离型药物保持一定的浓度和维持一定的时间的作用，又能使毒副作用较大的药物与血浆蛋白结合起到减毒和保护机体的作用。与蛋白质结合的药物和血浆中的全部药物的比例，称血浆蛋白结合率。血浆蛋白结合率高的药物，在血浆中的游离浓度小，结合率低的在血浆中的游离药物浓度高。

药物与血浆蛋白的结合具有饱和性，当药物浓度过高时，与血浆蛋白的结合达到饱和，会使游离型药物浓度增高，导致药效增强，甚至出现毒性反应。药物与血浆蛋白的结合是非特异性的，两种或两种以上的药物可竞争性地与同一蛋白结合而发生置换现象，被置换出来的游离型药物浓度增高，药效或毒性随之增强。如口服华法林后再服用保泰松，可使血中华法林游离浓度成倍增加，导致抗凝作用增强，引起出血反应。在联合用药时，应注意避免由此造成的毒性反应。

药物与血浆蛋白结合，除了受药物的理化性质、给药剂量、药物与血浆蛋白的亲和力及药物相互作用等因素影响外，还与动物种差、性别差异、年龄、生理和病理状态有关。如在肝硬化、慢性肾炎等病理情况下，血浆蛋白减少，药物与血浆蛋白结合减少，游离型药物增多易引起毒性反应。

2. 药物的理化性质和体液的 pH 值

脂溶性药物和水溶性小分子药物易通过生物膜而分布，水溶性大分子药物则难通过生物膜分布。生理情况下，细胞外液 pH 值为 7.4，细胞内液 pH 值为 7.0，由于 pH 的差异导致药物解离度的不同，故弱酸性药物在细胞外液浓度较高，弱碱性药物在细胞内浓度较高。通过改变血液 pH，可改变药物的分布方向。如在抢救巴比妥类药物中毒时，可用碳酸氢钠碱化血液和尿液，不仅可促进药物由脑细胞向血液转运，又可减少药物在肾小管的重吸收，加速药物从尿液排出，使病人迅速脱离危险。

3. 局部器官血流量

吸收的药物向体内各组织分布是通过血液循环进行的。除了中枢神经系统外，药物穿过毛细血管壁的速度快慢，主要取决于血液循环的速度。血液循环好、血流量大的器官与组织，药物转运速度快，转运量大，反之药物转运速度慢，转运量小。因此，吸收的药物通过血液循环迅速向全身组织器官转运，首先分布于肝、肾、脑、心等血流量相对较大的器官组织，然后再分布到肌肉、皮肤或脂肪等血液灌注量相对较小的组织，这种现象称为药物的再分布。脂肪组织的血流量虽较少，但其面积大，是脂溶性药物的巨大储库。如静脉注射脂溶性高的硫喷妥钠后，首先分布到富含类脂质的脑组织，迅速产生麻醉作用，随后药物迅速从脑向脂肪组织转移，作用很快消失。

4. 药物与组织的亲和力

药物分布是可逆的过程，当药物对某些组织有很强的亲和性时，药物从该组织中返回血液循环的速度比进入该组织的速度慢，连续应用时该组织中的药物浓度逐渐升高，使药物在该组织中的分布浓度明显高于其他组织，这种现象称为蓄积，如碘主要集中在甲状腺。有时药物分布多的组织，并非药物的作用部位，而与药物的毒性有关，如四环素与钙络合沉积于骨骼与牙齿中，可使儿童骨骼和牙齿的正常生长发育受到抑制。

5. 特殊屏障

体内影响药物分布的屏障主要有血脑屏障和胎盘屏障。

（1）血脑屏障。

血脑屏障是血液与脑组织之间存在的生理屏障结构，使脑组织具有对外来物质选择性摄取的能力。血脑屏障的作用在于保护中枢神经系统，使其具有相对稳定的内环境。血脑屏障的形成是由于脑和脊髓毛细血管的内皮细胞被一层神经胶质细胞包围，细胞间连接致密，细胞间隙极少，形成了连续性无膜孔的毛细血管壁。脑血管的这种结构形成了较厚的脂质屏障，使得某些大分子、水溶性或解离型药物难于进入脑组织。药物的脂溶性是药物透过血脑屏障的决定因素，葡萄糖、氨基酸和某些特定的离子则可通过主动转运机制透过血脑屏障进入脑内。新生儿血脑屏障尚未发育完全，其中枢神经易受药物的影响。当脑内感染（如脑膜炎）存在时，使青霉素 G 能透入脑脊液，有利于药物的治疗作用。

（2）胎盘屏障。

在母体循环系统与胎儿循环系统之间存在着胎盘屏障。胎盘屏障对母体与胎儿间的体内物质和药物交换起着十分重要的作用。胎儿血与母血不直接流通，由胎盘绒毛膜板的无数绒毛的绒毛上皮和毛细血管内皮细胞形成的薄膜相隔。

母体循环系统内的药物能穿过胎盘和胎膜影响胎儿，绝大多数药物可通过胎盘屏障到达胎儿体内。受孕后的 3 ~ 12 周是胎儿器官形成期，对药物损害敏感，易影响器官形成，故妊娠期妇女用药应特别慎重。当妊娠期妇女严重感染、中毒或其他疾病时，胎盘的正常机能受到破坏，药物的透过性也发生改变，甚至可使正常情况下不能渗透到胎儿内的许多物质进入胎盘内。

（四）药物的代谢

药物的代谢是指药物在体内发生化学结构的变化，也称为药物的生物转化。药物代谢的主要部位是在肝脏，它含有大部分代谢活性酶，由于它的高血流量，使它成为一个最重要的代谢器官。除肝脏以外，胃肠道亦是常见的代谢部位。小肠黏膜上含有很多代谢酶，肠内的共生菌亦能代谢药物。在血浆、肺、肾脏、鼻黏膜、脑、皮肤和其他组织，亦存在较弱的代谢反应。

1. 药物代谢的意义

药物代谢使药物活性改变。大多数药物经代谢后由活性药物转化为无活性代谢物，称为灭活。少数药物可由无活性或活性较低的药物变成有活性或活性强的药物，称为活化，如抗癌药环磷酰胺进入体内转化为磷酰胺氮芥后呈现抗癌作用，这种经代谢后才能产生药理效应的药物称为前药。还有少数药物由无毒或毒性小的药物变成毒性代谢物，如异烟肼经肝脏代谢后生成的乙酰异烟肼，对肝脏有较强的毒性。多数脂溶性药物，经代谢后转化为水溶性高的代谢物，不易被肾小管重吸收，以利于从肾脏排出。有些药物在体内不代谢，以原形从尿中排出。药物代谢的最终目的是促使药物排出体外。

2. 药物代谢的方式

药物代谢所涉及的化学反应通常可分为第Ⅰ相反应与第Ⅱ相反应。第Ⅰ相反应是引入官能团的反应，通常是脂溶性药物经氧化、还原、水解和异构化，引入羟基、氨基或羧基等极性基团。药物经过第Ⅰ相反应，多数被灭活，但也有少数被活化，故药物的代谢不能简单地称为解毒过程。第Ⅱ相反应是结合反应，含极性基团的原型药物或第Ⅰ相反应生成的代谢产物与机体内源性物质结合生成结合物，增加药物的极性和水溶性，有利于药物的排泄。内源性结合剂有葡萄糖醛酸、硫酸、甘氨酸、谷胱甘肽、蛋氨酸、醋酸等。各种药物体内代谢的途径和方式也各不相同。

3. 药物代谢的酶

药物代谢需要酶的参与，根据存在部位将其分为微粒体酶药物代谢和非微粒体药物代谢酶两类。

（1）微粒体酶。

哺乳动物肝细胞内质网中存在一类氧化反应类型极为广泛的氧化酶系，是促进药物代谢的主要酶系统，称为肝微粒体混合功能氧化酶系统，或称细胞色素 P450 酶系（简称 CYP），又称为肝药酶。细胞色素 P450 酶系是一个庞大的多功能酶系，种类繁多，在内源物和外源物的代谢过程中起重要作用。细胞色素 P450 的重要特征是选择性低，能催化多种药物代谢；个体差异大，存在明显的种族、性别、年龄等差异；活性和数量有限，在同时被转化的药物间容易发生竞争性抑制；酶活性易受药物的影响而表现出增强或减弱。

（2）非微粒体酶。

存在于血浆、细胞质和线粒体中的多种酶，主要促进水溶性较大、脂溶性较小的药物以及结构与体内正常代谢物类似的物质的代谢，如单胺氧化酶、胆碱酯酶等。

4. 肝药酶的诱导与抑制

肝药酶的活性和数量是不稳定的，易受某些药物的影响。

（1）药酶诱导剂。

某些化学物质能提高肝药酶活性或使肝药酶合成加速，增加该化学物质自身或其他药物的代谢速率，此现象称药酶诱导作用。具有药酶诱导作用的物质叫药酶诱导剂，如苯巴比妥、苯妥英钠、利福平、地塞米松等。药酶诱导剂可加快药物的代谢，使药效降低，可解释某些药物连续应用产生的耐受性、交叉耐受性、药物相互作用等现象。如将苯巴比妥与口服抗凝药华法林合用时，可加速华法林的肝代谢，降低其血药浓度，使药效减弱。

（2）药酶抑制剂。

某些化学物质能抑制肝药酶活性，减慢该化学物质自身或其他药物的代谢速率，此现象称药酶抑制作用。具有药酶抑制作用的物质叫药酶抑制剂，如氯霉素、异烟肼、西咪替丁等。药酶抑制剂能减慢药物的代谢，使血药浓度提高，药理作用增强，有可能出现不良反应，如氯霉素与苯妥英钠合用，可使苯妥英钠的代谢减慢而作用增强，甚至出现毒性反应。

（五）药物的排泄

药物的排泄是指药物及其代谢产物通过排泄器官排出体外的过程。药物及其代谢产物可以通过肾脏、胆汁、消化道、呼吸系统、汗腺、唾液腺、乳汁、泪腺等途径排泄。一般药物在体内大部分经代谢形成代谢产物通过肾脏由尿排出，也有的药物以原型药物通过肾脏清除。有些药物可部分地通过胆汁进入肠道，随粪便排出。药物排泄速度是影响血药浓度的重要因素，与药效、药效维持时间和毒副作用密切相关。

1. 肾脏排泄

肾脏是人体排泄药物及其代谢物的最重要器官。药物的肾排泄是指肾小球滤过、肾小管分泌和肾小管重吸收的总和。

肾小球滤过为一种加压过滤。血液由入球小动脉进入肾小球，肾小球毛细血管内皮极薄，其上有很多直径 6～10nm 的小孔，通透性高。肾的入球小动脉的口径大于出球小动脉，肾小球毛细血管的较高压力超过血浆胶体渗透压和囊内压等对抗的压力，除与血浆蛋白结合的药物与代谢产物外，游离药物可以膜孔扩散方式滤过进入肾小囊。

肾小管分泌是主动转运过程，主要发生在近曲肾小管。肾小管分泌过程是药物由血管一侧通过上皮细胞侧底膜摄入细胞，再从细胞内通过刷状缘膜向肾小管管腔一侧排出。肾小管分泌可分两类，即有机酸转运系统和有机碱转运系统，分别转运弱酸性药物和弱碱性药物。当分泌机制相同的两类药物经同一载体转运时，还可发生竞争性抑制。血浆蛋白结合率不影响肾小管分泌速度。

人体每天流过肾脏的血液约 180L，滤过的水的绝大部分（约 99%）被重吸收，机体的必需成分和药物等也能被重吸收。肾小管重吸收有主动重吸收和被动重吸收两种，药物在肾小管重吸收主要是被动重吸收，这种被动重吸收与药物的脂溶性、尿的 pH 和尿量有密切关系。脂溶性大、极性小、非解离型药物和代谢产物经肾小管上皮细胞可以重吸收入血。改变尿液的 pH，可以改变弱酸性或弱碱性药物的解离度，从而改变药物的重吸收程度。当尿液呈酸性时，弱酸性药物主要以非解离型存在，脂溶性高、重吸收、多排泄慢，而弱碱性药物在酸性尿中则排泄快；当尿液呈碱性时，弱酸性药物排泄快，而弱碱性药物排泄慢。临床上可利用改变尿液 pH 的方法加速药物的排泄，以治疗药物中毒。如水杨酸类药物过量中毒时，可应用碳酸氢钠碱化尿液，以促进药物排泄。另外，增加尿量可降低尿液中药物的浓度，减少药物的重吸收，加速排泄。

当肾功能不全时，主要经肾脏排泄的药物排泄减慢，血药浓度升高，作用增强，且可能引起蓄积中毒，应适当减少剂量或延长给药间隔时间。

2. 胆汁排泄

药物及其代谢物除了主要为肾脏排泄外，可经肝脏通过胆汁排泄进入十二指肠，再经粪便排出体外，如维生素 A、维生素 D、维生素 E、维生素 B$_{12}$、性激素、甲状腺素及这些药物的代谢产物都有部分从胆汁排泄。

随胆汁排入十二指肠的药物或其代谢物，在肠道中重新被吸收，经门静脉返回肝脏，重新进入血液循环的现象，称为肝肠循环。有肝肠循环的药物在体内能停留较长时间，一些药物会因肝肠循环药时曲线上出现第二个峰，即产生双峰现象。肝肠循环可使血药浓度下降减慢，药物作用时间延长，如地西泮肝肠循环现象明显。有些抗生素，如红霉素、利福平等经胆汁排泄，在胆道内浓度高，可作为胆道感染的治疗药物。

3. 其他途径排泄

（1）肺排泄。

肺脏是某些挥发性药物的主要排泄途径，如吸入麻醉药恩氟烷、异氟烷、氧化亚氮等主要经肺排出；饮酒后，可从呼出的气体中检出乙醇含量。

（2）乳汁排泄。

人乳汁较血液偏酸性（pH 值为 6.8～7.3）且富含脂质。有些脂溶性高及弱碱性药物，如吗啡、阿托品等可经乳汁排泄，乳汁中药物浓度高，直接影响乳婴，故哺乳期妇女用药应慎重。

有些药物还可以通过唾液、汗液、泪液等排泄。药物在唾液中的浓度与血药浓度有一定相关性，故临床偶有以唾液代替血液样本，进行血药浓度监测。

二、药物代谢动力学的基本概念

（一）血药浓度－时间曲线

药物在体内的吸收、分布、代谢和排泄是一个连续变化的动态过程，可用体内药量或血药浓度随时间变化来表示这一动态过程。在给药后不同时间采血，测定血药浓度，以血药浓度为纵坐标，以时间为横坐标，可绘出血药浓度－时间曲线，简称药时曲线，也称为时量曲线。时效曲线是以药物效应为纵坐标，时间为横坐标绘制的曲线，该曲线的形态、分期与药时曲线基本相似。

非静脉途径给药的药时曲线，如图 3-3。一般可分为三期：潜伏期、持续期和残留期。

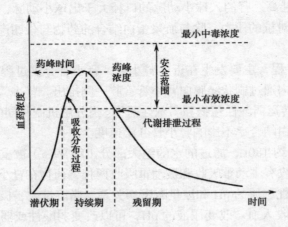

图 3-3 药时曲线

在该曲线中，峰左边称为吸收相，此时吸收速度大于消除速度，曲线呈上升状态，主要体现药物的吸收过程。峰的右边称为消除相，反映了药物的消除情况，此时的吸收速度小于消除速度。在到达峰顶的瞬间，吸收速度等于消除速度，其峰值就是药峰浓度（Cmax），这个时间称为药峰时间（Tmax）。潜伏期是指用药后到开始出现作用的一段时间，静脉注射给药一般无潜伏期。持续期是指药物维持有效浓度的时间，其长短取决于药物的吸收和消除速度。残留期是指体内药物浓度已降至最小有效浓度以下，但又未从体内完全消除的一段时间，其长短与消除速度有关。残留期长，反映药物消除慢，反复应用易引起蓄积中毒。从图中还可观察到药物的最小有效浓度和最小中毒浓度，以此确定安全范围。

药时曲线的形态可反映药物吸收与消除的情况。曲线上升段斜率大，则吸收快；曲线上升段斜率小，则吸收慢；曲线下降段坡度陡峭，则消除快；曲线下降段坡度平缓，则消除慢。药物制剂的药峰浓度与药峰时间能够反映制剂中药物吸收的程度与速度。药时曲线下面积（AUC）是指药时曲线坐标横轴与药时曲线围成的面积，其表示一次服药后某段时间内的药物吸收总量，是评价药物吸收程度的一个重要参数，常被用于计算药物制剂的生物利用度。

（二）生物利用度（F）

生物利用度是指药物被吸收进入血液循环的速度和程度的一种量度。它是评价药物制剂质量的重要参数，与药物起效快慢和作用强弱密切相关。药物制剂因素，如药物颗粒的大小、晶型、赋形剂、生产工艺等的不同以及给药途径均可影响生物利用度，从而影响药物疗效。

生物利用度可用给予一定剂量的药物后，药物被机体吸收的百分率来表示。

$$F = \frac{A}{D} \times 100\%$$ （3-1）

式中，A 为进入体循环的药物总量。实际工作中，通常用给药后药时曲线下面积 AUC 表示；D 为用药剂量，通常用血管内给相同剂量药物所得的 AUC 表示。静脉注射后药物全部进入血循环，F=100%；其他各种给药途径，存在吸收过程，因各因素影响，F < 100%。根据比较标准的不同，生物利用度可分为绝对生物利用度和相对生物利用度。

绝对生物利用度可用于评价同一药物不同给药途径的吸收率大小；相对生物利用度则可用于评价不同生产厂家同一制剂的吸收率差异，或同一厂家的不同批号药品间的吸收率差异。

$$F_{绝对} = \frac{AUC_{其他途径}}{AUC_{静脉给药}} \times 100\% \qquad F_{相对} = \frac{AUC_{被试制剂}}{AUC_{参比制剂}} \times 100\%$$ （3-2）

（三）表观分布容积

表观分布容积（V_d）是指药物在体内分布达到动态平衡时，体内药量与血药浓度的比值，是体内药量与血药浓度间相互关系的一个比例常数。

$$V_d = \frac{X}{C} \qquad (3-3)$$

式中，X 为体内药物量，V_d 是表观分布容积，C 是血药浓度，单位通常以"L"或"L/kg"表示，后者考虑体重与分布容积的关系。表观分布容积并不代表真正的生理体积，是体内的药物按血浆浓度分布时，所需要体液的理论容积，是便于进行体内药量与血药浓度互换运算的一个比值。

V_d 是药物的特征参数，对于具体药物来说，V_d 是个确定的值，其值的大小能够表示出该药物的分布特性。从临床角度考虑，V_d 值小可推测药物大部分分布于血浆中，组织内药量少；V_d 值大表明血药浓度低，药物分布广泛或组织摄取多。一般水溶性或极性大的药物，不易进入细胞内或脂肪组织中，血药浓度较高，表观分布容积较小；亲脂性药物在血液中浓度较低，表观分布容积通常较大，往往超过体液总体积。此外，利用 V_d 可推算体内的药物总量或求算达到某一有效血药浓度时的药物剂量。

（四）清除率

清除率（CL）是指单位时间内从体内清除的药物表观分布容积数，即每分钟有多少毫升血中药量被清除，单位用"体积/时间"表示。CL 在临床上主要体现药物消除的快慢，表示从血液中清除药物的速率或效率，并不表示被清除的药物量。

CL 具有加和性，多数药物以肝的代谢和肾的排泄两种途径从体内消除，因而药物的 CL 等于肝清除率与肾清除率之和。每种药物均有其不受血药浓度影响的正常 CL 数值，CL 测定值的改变可反映体内肝、肾功能正常与否。肝、肾功能不全的病人，应适当调整剂量或延长用药间隔时间，以免过量蓄积而中毒。

（五）药物的消除动力学类型

药物消除动力学过程是指药物在体内经代谢和排泄，使血药浓度不断降低的动态变化过程，药物在体内消除有两种类型。

1. 一级消除动力学

药物消除速率与血药浓度成正比，血药浓度高，单位时间内消除的药量多，当血药浓度降低后，药物消除速率也按比例下降，即单位时间内消除恒定比例的药物，故又称恒比消除。绝大多数药物在体内按此方式消除。其药时曲线的下降部分在半对数坐标上呈直线，见图3-4，故又称线性动力学。

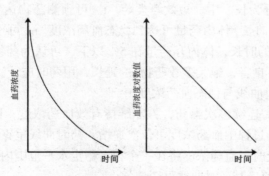

图3-4 一级消除动力学

2. 零级消除动力学

消除速率与血药浓度无关，单位时间内消除恒定数量的药物，故又称恒量消除。由于其药时曲线下降部分在半对数坐标上呈曲线（见图3-5），故又称非线性消除。当用药量超过机体最大消除能力时，或机体消除能力低下时，药物按零级动力学消除。

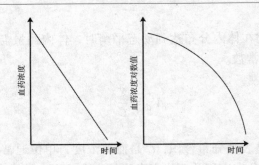

图 3-5 零级消除动力学

（六）半衰期

半衰期通常是指血浆半衰期，是指药物在体内的量或血药浓度降低一半所需要的时间，常以 $t_{1/2}$ 表示，单位取"时间"。半衰期可反映药物在体内的消除的快慢。消除快的药物，其半衰期短；消除慢的药物，其半衰期长。

大多数药物在体内是按一级动力学方式消除，对于消除过程按一级动力学的药物，其 $t_{1/2}$ 是药物的特征参数，不因药物剂型、给药途径或剂量而改变，见表 3-1。但消除过程按零级动力学的药物，其 $t_{1/2}$ 随剂量的增加而增加，药物在体内的消除速度取决于剂量的大小。

表 3-1 恒比消除药物的积蓄与消除

$t_{1/2} = \dfrac{0.693}{k}$ k：消除速率常数	多次给药后药物积蓄量	一次给药后药物残存量
1	50.00%	50%
2	75.00%	25%
3	87.50%	12.5%
4	93.75%	6.25%
5	96.87%	3.13%
6	98.44%	1.56%

半衰期对于指导临床用药具有实际意义。$t_{1/2}$ 是确定临床给药间隔的重要依据，在药物剂型选择与设计、临床用药方法确定等过程中具有非常重要的意义。$t_{1/2}$ 长的药物，则给药间隔时间长；$t_{1/2}$ 短的药物，则给药间隔时间短。为了维持疗效，需频繁给药。通常给药间隔时间约为一个 $t_{1/2}$ 的时长。$t_{1/2}$ 可作为药物分类的依据。根据半衰期的长短，可将药物分为长、中、短效等类药。$t_{1/2}$ 可预测药物达到稳态血药浓度的时间。连续恒速给药时，约经过 5 ~ 6 个 $t_{1/2}$ 的时长，体内药量可达到稳态血药浓度。$t_{1/2}$ 可预测药物从体内基本消除的时间。一次给药后，经过 5 ~ 6 个 $t_{1/2}$ 的时长，体内存药量在 5% 以下，可认为药物已基本消除。$t_{1/2}$ 常受到机体肝肾功能状态的影响，肝肾功能不良者，绝大多数药物 $t_{1/2}$ 延长，用药时应予注意。

（七）连续多次用药的药时曲线与稳态血药浓度

临床治疗中，多数药物常需连续多次给药，方能维持有效血药浓度，以达预期疗效。当每次用药剂量和给药间隔时间均相同时，给药过程中血药浓度可依次递增，药时曲线呈锯齿形上升，约经过 5 个半衰期，当给药速度与消除速度达到平衡时，血药浓度将在一个相对稳定水平范围内波动，此血药浓度称为稳态血药浓度（Css），又称坪浓度或坪值。其药时曲线见图 3-6。

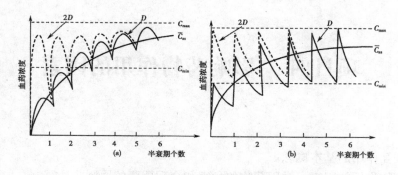

图 3-6　等量分次给药血药浓度变化

（a）血管外连续用药时血药浓度的动态曲线；（b）连续静脉注射时血药浓度的动态曲线

D：每个 $t_{1/2}$ 的给药量；2D：首剂加倍量

坪浓度是多次用药的常用指标之一，对于指导临床用药具有实际意义。坪浓度的高低与一日的给药总量成正比。一日给药剂量越大，坪浓度越高，剂量加倍，坪浓度也提高 1 倍。因此调整一日用药总量，可改变坪浓度的高低。若一日总量不变，而增加或减少给药次数则坪浓度不变，见图 3-6（a）。因此，临床上小儿用药常规定 1 日总量，分几次给药可酌情而定。坪浓度峰谷的波动范围与每次用药量及用药间隔成正比。一日给药总量不变，服药次数越多，每次用药量越小，血药浓度的波动也越小。对于安全范围较小的药物，宜采用少量多次分服的给药方案。可预测药物达坪时间和基本消除时间。达坪时间约为 5 ~ 6 个 $t_{1/2}$；单次给药或停药 5 ~ 6 个 $t_{1/2}$，体内药物可基本消除。采取负荷剂量的给药方法可迅速达到坪浓度，即首次剂量给予负荷剂量，然后再给予维持剂量，按 $t_{1/2}$ 间隔给药，经给药 1 次即可达坪浓度，见图 3-6（b）。口服负荷剂量为维持剂量的二倍，称为首次剂量加倍。对于半衰期较长的药物，血药浓度达到稳态水平时间过长，有时可能延误治疗。因此，对安全性较高的药物，临床上可采取首次给予负荷剂量的方法，使血药浓度迅速达到有效治疗浓度。

技 能 实 训

药物吸收过程概述：

（1）知识要求：每组同学选择一例最新药物剂型案例，并以选择的该案例为中心，叙述出本组同学对药物吸收的理解。

（2）形式要求：每组同学确定好自己汇报的主题，整理好讲稿，并做成 PPT，下次课进行汇报。

（刘伟强）

项目四　影响药物作用的因素

【知识目标】

（1）掌握药物相互作用的基本概念。

（2）了解影响药物作用的因素、滥用药物的危害和合理用药的原则。

【能力目标】

（1）能指出哪些药物因素和机体因素可影响药物的作用。

（2）能分析不同药物相互作用的利弊与合理用药的原则。

药物治疗疾病既要充分发挥药物的疗效，又要尽可能避免药物的不良反应。事实上，药物进入机体产生作用的过程中，往往有许多因素直接或间接影响药物的疗效和不良反应，甚至发生质的改变。一般影响药物作用的因素可归结为两个方面，即药物因素和机体因素。前者除了药物的性质、质量、特性以外，给药剂量、给药途径、给药时间、疗程，甚至合并用药与药物相互作用等，都对药物作用产生影响；后者主要涉及患者年龄、性别、种族、病理、精神状况及遗传因素等，同样影响药物作用。临床用药时，为了合理用药以达到最大疗效和最小不良反应之目的，应对各种可能影响药物作用的因素加以考虑，根据患者具体情况，选择合适药物，采用合理治疗，努力做到安全有效。

一、药物方面的因素

（一）药物的理化性质

药物的溶解性使药物在水和油溶液中的分配比例不同，有机酸、有机碱在水溶液中不溶，制成盐后可溶于水。每种药物都有保存期限，超过期限药物性质可能发生改变而失效，如青霉素在干粉状态下有效期为3年，而在水溶液中极不稳定。个别药物需要在低温下保存，否则易挥发、潮解、氧化和光解，如乙醚易挥发，维生素C、硝酸甘油易氧化，肾上腺素、硝普钠易光解等。

（二）药物的剂量

剂量不同，机体对药物的反应程度不同。同一药物在不同剂量时，作用强度不同，用途也不同。如苯二氮䓬类镇静催眠药，在小剂量时产生镇静作用，用于抗焦虑；随着剂量的增大，出现催眠作用；剂量再增加，则产生抗惊厥和抗癫痫作用。同一药物剂量大小和药物不良反应也密切相关，如长期大剂量应用糖皮质激素，能使毛细血管变性出血，皮肤、黏膜出现斑、瘀点等症状。不同个体对同一药物的反应性存在差异，如不同人群对普萘洛尔的需要量从40mg到600mg不等，对这些药物应当注意调整用量，做到个体化给药。

（三）药物剂型和给药途径

1. 药物剂型

每种药物都有其相适宜的剂型用于不同途径给药，以产生理想的药效。同种药物的不同剂型对药效的发挥有影响，如片剂、胶囊、口服液等均可口服给药，但药物崩解、溶解速率不同，吸收快慢多少就不同。注射剂中水剂、乳剂、油剂在注射部位释放速率不同，药物生效快慢、维持时间长短也不同。随着生物制剂学的发展，近年来开发了许多新剂型在临床使用，如缓释制剂（SLF）、控释制剂（CLF）、靶向制剂和透皮贴剂等。

一种药物常可制成多种不同的剂型。同一药物的剂型不同，其吸收的速度和程度不同，生物利用度也不同。一般而言，口服制剂中药物吸收速度大致为口服液＞胶囊剂＞片剂＞丸剂，注射剂中药物吸收速度大

致为水溶性注射剂 > 混悬剂 > 油溶性注射剂。

2.给药途径

选择不同给药途径可以影响药物的吸收和分布，从而影响药物效应的强弱，甚至出现效应性质方面的改变。不同的给药途径，可影响药物吸收速率和吸收程度。一般情况下，各种给药途径产生效应由快到慢的顺序为静脉注射 > 吸入给药 > 肌内注射 > 皮下注射 > 口服给药 > 直肠给药 > 皮肤给药。血药浓度不同，药物的分布、消除也可能不同，甚至改变作用的性质。

对少数药物来说，给药途径不同，药物的作用也不同，如硫酸镁肌内或静脉注射时可以产生镇静、解痉和降低血压的作用，而口服则产生导泻作用。临床用药应根据病情需要和制剂特点选择适当地给药途径。

（四）给药时间及方法

根据不同药物选择合理的用药时间，对增强药效和减少不良反应非常重要。一般情况下，饭前用药吸收好、作用快，如胃黏膜保护药、降血糖药等；饭后用药吸收较差、作用慢，但有利于螺内酯、苯妥英钠等的吸收，也可减少一些药物如阿司匹林、硫酸亚铁等对胃肠道黏膜的刺激和损伤。

机体在昼夜 24h 的不同时间对药物的敏感性有差异，如硝酸甘油抗心绞痛的作用是上午强而下午弱，故早上给药疗效好；哌唑嗪治疗高血压患者，上午给药较易引起体位性低血压，而下午尤其是晚上用药这种现象较少发生；肾上腺皮质激素的分泌有昼夜节律性，其分泌高峰在上午 8 时左右，而后逐渐降低，午夜时最低。对于长期服用皮质激素的患者，在早晨一次给药对肾上腺皮质分泌的抑制作用最小。

正确的用药方法也需要临床给药时注意，如肠溶、缓释、控释制剂口服时应整片吞服，咬碎服用会使作用丧失，甚至导致不良反应。

（五）给药间隔与疗程

给药间隔是维持稳定而有效的血药浓度的重要保证。不按规定给药间隔用药，会导致血药浓度波动大，影响药效的正常发挥。给药间隔一般以药物的半衰期为参考依据，半衰期短的药物给药间隔较短，用药次数较多；反之给药间隔延长，用药次数减少。当病人的肝、肾功能不全时，应适当调整给药剂量和给药间隔时间。

疗程是指为达到一定的治疗目的而连续用药的时间。疗程长短主要取决于病人的病情及病程，一般在症状消失后即可停药。当用抗菌药物治疗某些感染性疾病时，为了巩固疗效和避免耐药性产生，往往在症状消失以后尚需保留一定时间用药。一般对毒性大或消除慢的药物，临床常规定一日的用量和疗程，以避免蓄积中毒。

（六）药物相互作用

联合用药是指为了达到治疗目的同时或先后应用两种或两种以上药物。联合用药可提高药物的疗效，减少或降低药物不良反应，延缓机体耐受性或病原体产生耐药性，缩短疗程，提高药物治疗作用。如以氢氯噻嗪作为基础降压药和各类降压药配伍治疗各期高血压病，既可加强各药疗效，减少各药剂量，又能对抗不少降压药所引起的水钠潴留等不良反应。但无目的联合用药不仅不能提高疗效，可能由于药物相互作用的结果，反而增加药物不良反应的发生率，这种不良反应可能是单独应用一种药物时所没有的，而且其发生率可能随用药种数的增加而增加。因此，避免联合用药中不良反应的产生，对于联合用药获得预期的治疗效果十分关键。

药物相互作用是指同时应用两种或两种以上的药物，一种药物的作用由于其他药物的存在而受到干扰，使该药的疗效发生变化或产生不良反应。广义上是指联合用药时，所发生的效应变化。效应变化虽然有多种多样表现，但其结果只有作用加强或作用减弱两种可能性。从临床角度考虑，作用加强可表现为疗效提高，也可表现为毒性加大；作用减弱可表现为疗效降低，也可表现为毒性减轻。因此在联合用药时，应达到临床期望得到提高疗效或 / 和减轻不良反应的目的。力求避免其中某药的毒性加大或 / 和疗效降低等不良药物相互作用。

药物相互作用一般主要发生在体内，少数情况下可发生在体外从而影响药物进入体内。药物相互作用可能有三种方式：体外药物相互作用、药动学方面药物相互作用、药效学方面药物相互作用。

1.药物配伍禁忌

药物配伍是指在患者用药之前，将两种或两种以上药物混合在一起。药物的配伍禁忌是指在药物尚未进入机体以前，药物相互间发生化学或物理性相互作用，出现混浊、变色、沉淀、分解等，使药物药效降低或失效、毒性增强等的现象，一般包括化学配伍禁忌和物理配伍禁忌。例如：红霉素在生理盐水中易析出结晶沉淀，其只能置于葡萄糖溶液中做静脉滴注；青霉素在葡萄糖溶液中不稳定，代谢物易引起过敏反应。在配制药物或配伍用药时应认真查对，以避免产生配伍禁忌。

2. 药动学方面的药物相互作用

药动学方面的药物相互作用是指一种药物使另一种合用的药物发生药动学的改变，从而使后一种药物的血浆浓度发生改变。

机体对药物的处置是药物与机体相互作用的重要组成部分，药动学过程四个环节均有可能发生药物相互作用，影响药物在作用靶位的浓度，从而改变药物作用强度。

（1）影响药物的吸收。

药物通过不同的给药途径被吸收进入血液循环，药物在给药部位的相互作用将影响药物的吸收，多数情况下表现为妨碍吸收，但也有少数促进吸收的例子。如含二价或三价金属离子（钙、镁、铁、铋、铝）的化合物能与四环素类抗生素形成难溶络合物，使抗生素在胃肠道的吸收受阻，在体内达不到有效抗菌浓度；抗生素可抑制肠道细菌，减少维生素 K 的合成，从而增加口服抗凝药的抗凝血活性。

（2）影响分布。

影响药物分布的方式可表现为相互竞争血浆蛋白结合部位改变游离型药物的比例，或者改变药物在某些组织的分布量影响它的消除。大多数药物在血液中不同程度地与血浆蛋白可逆性结合而暂时失去药理活性，由于药物的血浆蛋白结合率各不相同，若同时使用两种或两种以上的药物时，它们有可能在血浆蛋白结合部位发生竞争与置换现象，结果将使某一药物从蛋白结合部位被置换出来变成游离型。这样在剂量不变的情况下，使被置换的药物游离型浓度增加，作用加强。如水合氯醛使华法林的抗凝血作用加强。一些作用于心血管系统的药物能改变组织的血流量，从而影响其他药物的分布与消除。如异丙肾上腺素增加肝脏的血流量，因而增加利多卡因在肝脏中的分布及代谢，使其血药浓度降低。

（3）影响药物的代谢。

大部分药物主要通过肝脏微粒体酶催化而代谢，肝微粒体酶的活性高低直接影响到许多药物的代谢。如苯巴比妥为药酶诱导剂，当其与华法林合用时，可使华法林的代谢加快而抗凝作用减弱；氯霉素为药酶抑制剂，与双香豆素合用，可使双香豆素的代谢受阻而引起出血。此外，有些药物在体内通过各自的灭活酶而被代谢，若这些灭活酶被抑制，将加强相应药物的作用。

（4）影响药物的排泄。

除吸入麻醉药外，大多数药物由肾脏排出体外。肾脏排泄过程中药物相互作用对于那些主要以原形排出的药物影响较大。

肾小管分泌是一个主动转运过程，要通过肾小管上的特殊转运载体。参与肾小管分泌药物的载体有酸性药物载体与碱性药物载体，当两种酸性药物或两种碱性药物并用时，可相互竞争载体，出现竞争性抑制，使其中一种药物由肾小管分泌明显减少，有可能增强其疗效或毒性。如丙磺舒与青霉素二者均为酸性药，同用时可产生相互作用，延缓青霉素的排泄使其发挥较持久的效果。肾小管重吸收可分为被动重吸收和主动重吸收，但主要是被动重吸收，药物的脂溶性是决定药物被动扩散过程的主要因素。大多数药物为有机弱电解质，在肾小管滤液中解离型与非解离型同时存在，非解离型的脂溶性较高易被肾小管重吸收。当滤液为碱性时，酸性药物大部分解离，不易被肾小管重吸收，如碳酸氢钠通过碱化尿液促进水杨酸类的排泄，在水杨酸类药物中毒时可促进药物排出。

3. 药效学方面的药物相互作用

药效学方面的药物相互作用是指一种药物增强或减弱另一种药物的药理学效应，而对药物血药浓度无明显影响。药物可通过对靶位的影响，作用于同一生理系统或生化代谢途径，改变药物输送机制，或改变电解质平衡等多种方式产生作用。各种方式的作用结果可分为药物效应的协同作用和拮抗作用。

（1）协同作用。

协同作用指两药同时或先后使用可使原有的药效增强，其包括相加作用、增强作用和增敏作用。

相加作用是指两药合用产生的效应是两药分别作用的代数和。如阿司匹林可待因片，一方面发挥了中枢和外周双重镇痛作用，提高了药效，另一方面减少了两种药物的剂量，避免了胃肠道难以耐受的不良反应。

增强作用是指两药合用时的作用大于单用时的作用之和，如磺胺甲噁唑与甲氧苄啶合用抗菌作用由抑菌变成杀菌。另一类增强作用是指两种药物联合应用时，一种药物虽无某种生物效应，却可增强另一种药物的作用，如补钾会加剧螺内酯、卡托普利的高钾血症。

增敏作用是指某药可使组织或受体对另一药的敏感性增强。如钙增敏药作用于心肌收缩蛋白，增加肌钙蛋白 C 对 Ca^{2+} 的亲和力，在不增加细胞内 Ca^{2+} 浓度的条件下，增强心肌收缩力。

值得注意的是，协同作用可使药物效应增强，有时也会使毒副作用增加。如阿司匹林抑制血小板功能，从而加强华法林的抗凝血功能，可诱发胃出血。故在利用药物协同作用时，应注意趋利避害。

（2）拮抗作用。

拮抗作用是指两种或两种以上药物作用相反，或发生药理性或生理性拮抗作用，表现为联合用药时的效果小于单用效果之和；或一种药物部分或全部拮抗另一种药物的作用，合用时引起药效降低；或两种药物的生理或药理作用相反。

药理性拮抗是指当一种药物与特异性受体结合后阻止激动剂与受体结合，如 H_1 组胺受体拮抗药苯海拉明可拮抗 H_1 组胺受体激动药的作用。两药合用时，其作用小于单用时的作用则称为相减作用，如肝素过量可引起出血，用静注鱼精蛋白注射液解救。

生理性拮抗是指两种激动药分别作用于生理作用相反的两个特异性受体。如自体活性物质组胺可作用于 H_1 受体，引起支气管平滑肌收缩，使小动脉、小静脉和毛细血管扩张，毛细血管通透性增加，引起血压下降甚至休克；肾上腺素作用于 β 肾上腺素受体，使支气管平滑肌松弛，小动脉、小静脉和毛细血管前括约肌收缩，可迅速缓解休克，用于抢救过敏性休克。

临床上多将药物间的协同作用用于增强疗效，而采用拮抗作用减少药物毒副作用或解救药物中毒。

二、机体方面的因素

影响药物作用的因素除了前述的药物因素外，另一重要因素是机体自身，既有机体自身方面的直接因素，又有机体适应环境变化而表现的间接因素。

（一）生理因素

1. 年龄

用药剂量在 14 岁以下为儿童剂量，14～60 岁间为成人剂量，60 岁以上为老人剂量。儿童剂量和老人剂量应以成人剂量为参考，酌情减量。这主要是因为儿童和老人的生理功能与成人有较大差异所致。

（1）儿童的各个器官和组织正处于发育、生长时期，年龄越小，器官和组织的发育越不完全。药物使用不当会造成器官和组织发育障碍，甚至发生严重不良反应，造成后遗症，甚至终生残疾。由于儿童血脑屏障和脑组织发育不完善，如对中枢抑制药和中枢兴奋药非常敏感，使用吗啡、哌替啶极易出现呼吸抑制，而对尼可刹米、氨茶碱、麻黄碱等又容易出现中枢兴奋而致惊厥。儿童由于肝、肾功能发育不全对药物代谢和排泄的能力较低，如经肾排泄的药物（如氨基糖苷类抗生素），由于肾排泄速率较慢使血中药物存留时间延长，如按等效剂量分别给成人和儿童用药，儿童的血药浓度明显高于成人，易产生耳毒性。儿童体液占体重比例较大，而对水盐的调节能力差，如高热时使用解热药引起出汗过多易造成脱水。儿童的骨骼、牙齿生长也易受到药物的影响，如四环素类药物容易沉积于骨骼和牙齿，造成骨骼发育障碍和牙齿黄染。儿童的内分泌系统在药物作用下容易发生紊乱，现在有些儿童过于肥胖，其原因与饮食过多，或滥服营养口服液、助长剂有关。

（2）老年人的生理功能和代偿适应能力逐渐减退，对药物的代偿和排泄功能降低，对药物耐受性较差，故用药量一般应低于成年人的用量。老年人的神经系统结构、功能发生改变，如大脑重量减轻、大脑皮质和脑回萎缩、神经元减少、递质合成减少等，对有些中枢神经系统抑制药反应性增加，如服用催眠药的次日出现昏睡后遗效应明显。老年人的心血管系统发生改变，如心肌收缩力减弱、心脏充盈受限、心脏收缩期延长、心脏耗氧和能量需要增加、对应激适应性降低，作用于心血管系统的药物易致老年人血压下降和心律失常。

老年人消化功能减弱，肠平滑肌张力下降，服用抗胆碱药易致尿潴留、大便秘结等。此外，还应考虑到老年人常患有多种疾病，同时应用多种药物时，要注意药物间的相互作用。

2. 性别

虽然不同性别对多数药物的反应无明显差别，但女性在用药时应考虑"四期"即月经期、妊娠期、分娩期和哺乳期对药物作用的反应。在月经期，子宫对泻药、刺激性较强的药物及能引起子宫收缩的药物较敏感，容易引起月经过多、痛经等。泻药或强烈刺激子宫的药物，会引起流产、早产等。有些药物具有致畸作用，妊娠妇女尤其是受孕后 3 ~ 8 周禁止使用。在分娩期用药，应注意其对产妇和胎儿或新生儿的双重影响，如吗啡可透过胎盘，有可能致胎儿娩出时呼吸受抑制，因此临产前产妇不可使用吗啡。哺乳期的妇女服药后，可通过乳汁分泌被哺乳儿吮入体内，因此哺乳期妇女不宜使用四环素、庆大霉素、氯霉素、喹诺酮类等。

（二）精神因素

病人的精神因素包括精神状态和心理活动两个方面。精神因素对药物的疗效往往有很大的影响。如精神振奋和情绪激动时，可影响降压药、镇静催眠药的效果，过度的精神振奋和情绪激动还会诱发心脑血管疾病的发作。相反，精神萎靡和情绪低落时，可影响抗肿瘤药、抗菌药的治疗效果，严重者甚至可引起机体内分泌失调，降低机体抵抗力，导致或加重疾病。

研究表明，即使给予患者安慰剂，也可对头痛、失眠、心绞痛、术后疼痛、神经官能症等获得 30% ~ 50% 的疗效。安慰剂是指不含药理活性成分而仅含赋形剂，在外观和口味上与有药理活性成分制剂完全一样的制剂。安慰剂产生的作用称为安慰剂效应。安慰剂效应也存在生效、高峰、消失的变化规律，且与药物作用有着相似的变化规律。

影响患者精神的因素很多，包括疾病性质，制剂颜色、包装、价格，以及医务人员的语言、行为、态度等。因此，医药工作者应使任何医疗活动包括一言一行等都尽可能发挥安慰剂效应，以达到满意的疗效。

（三）个体差异与遗传因素

在年龄、性别等基本条件相同的情况下，大多数人对药物的反应基本相同，但也有少数人会出现与多数人在性质（质）和强度（量）上有明显差异的反应，这种现象称为个体差异。产生个体差异的原因很多，其中作用强度上的差异，主要与药物药动学过程存在差异有关；而作用性质上的差异，主要与遗传因素有关。

量的差异表现为高敏性和耐受性两方面。高敏性是指少数人对某种药物特别敏感，使用很小剂量就能产生较强的药理效应。与此相反，有些人对药物特别不敏感，需要应用较大剂量才能产生药理效应，称为耐受性。如异戊巴比妥的麻醉剂量平均为 12mg/kg，高敏性的人只需 5mg/kg 即能产生麻醉，而耐受性的人要应用 19mg/kg 才能引起麻醉作用。

质的差异表现为特异质反应和变态反应。这两种反应与药物剂量及药理效应关系不大，而主要与用药者体质相关，而体质主要由遗传因素决定。如红细胞中先天缺乏葡萄糖 –6– 磷酸脱氢酶者，使用治疗量的磺胺类药物、维生素 K 等可引起溶血。少数过敏体质的人对某些具有抗原性的药物可产生病理性免疫反应，青霉素的应用是这方面的典型例子。

由于个体差异的存在，临床用药时，必须根据病人的具体情况选择药物和调整剂量，以确保用药安全有效。

（四）病理因素

病理因素可影响药物的作用。如严重营养不良导致低蛋白血症，可使药物与血浆蛋白的结合率降低，游离型药物浓度增高，作用增强甚至引起毒性反应；肝功能不良可使在肝脏转化灭活的药物代谢减慢，作用持续时间延长；肾功能不全的患者，对经肾脏排泄的药物，排泄能力降低，易致蓄积中毒。

（五）时间、生活习惯与环境

生物体内有多种节律，其中以日节律对药物影响最重要，对药物代谢、药物效应和药物毒性等方面均有影响。如某些胃溃疡患者易在夜间发病，西咪替丁在晚间用药能有效抑制胃酸分泌，减少发病。

饮食对药物的影响主要表现在饮食成分、饮食时间和饮食数量上。如饮酒时，乙醇对多数中枢神经系统药物、血管扩张药、降血糖药等有增强药效作用；长期小量饮酒可使肝药酶活性增强，药物代谢速率加快；

急性大量饮酒使肝药酶活性饱和或降低，对其他药物的代谢速率减慢。

人类生活与工作环境中的各种物质对机体的影响越来越明显，有的已经达到污染的程度。如食品、饮料中的各种添加剂，农作物中的杀虫剂，水中的重金属离子、有机物，空气中的粉尘、尾气排放物、挥发物、燃烧物等，长期与人接触，最终都会影响到肝药酶的活性，使药物活性受到一定影响。

（六）机体对药物反应性的变化

长期或连续使用药物后，机体对药物的反应可能发生改变，其原因可能和机体与药物接触后，相应部位受体、神经及其递质或生化代谢改变等有关。

1. 耐受性

药物耐受性是指人体在重复用药条件下，形成的一种对药物的反应性逐渐减弱的状态。在此状态下，该药原用剂量的效应明显减弱，必须增加剂量方可获得与原用剂量相同的效应。

人体产生药物耐受性，对不同药物的耐受程度并非完全相同。在短时间内连续用药数次，机体即产生耐受性的情况称为快速耐受性，如麻黄碱静脉注射数次后升压效应逐渐消失。人体的药物耐受性具有可逆性，即在停止使用该药后，人体对该药的耐受性可逐渐消失，对药物的反应性可恢复到用药初期的程度。人体的药物耐受性亦可能呈现交叉耐受特征，即人体对某药产生耐受性后，亦可能表现出对其他化学结构类似或作用机制类似的同类药物的敏感性降低，如嗜酒者对乙醚的麻醉作用和苯巴比妥的反应性降低。

2. 依赖性

药物依赖性是指连续应用某些药物（麻醉药品或精神药品）后，用药者表现出一种强迫性连续或定期应用该药的行为和其他反应。药物依赖性可分为精神依赖性和躯体依赖性两种类型。

（1）精神依赖性。

精神依赖性是指用药后产生特殊精神感受，如愉悦、幻觉和满足感。为体验或追求这种虚幻的欣快情绪和精神感受，避免停用药物所致严重的精神不适，滥用者通常表现出强烈的心理渴求和周期性、强迫性觅药和用药行为，又称心理依赖性。精神依赖性一旦产生，很难去除。较易产生精神依赖性的药物有镇静催眠药等中枢抑制药。

（2）躯体依赖性。

躯体依赖性是指药物滥用造成机体对所滥用药物的适应状态，在这种特殊身体状态下，一旦突然停止使用或减少用药剂量，导致机体已经形成的适应状态发生改变，用药者会相继出现一系列以中枢神经系统反应为主的严重症状和体征，呈现极为痛苦的感受及明显的生理功能紊乱，甚至可能危及生命，又称生理依赖性。躯体依赖性是一种药理反应，吗啡等镇痛药以及海洛因等毒品连续应用，均可引起躯体依赖性。若突然停药，使用者会出现哈欠思睡、流泪、流涎、出汗、腹痛、腹泻、肢体疼痛、肌肉抽搐等戒断症状。采用药物替代治疗等方法，可以基本消除各种躯体依赖性症状。

有些药物的滥用仅引起精神依赖性，停药后并不出现药物戒断症状。有些药物滥用既可产生精神依赖性，又可引发躯体依赖性。而且一旦产生躯体依赖性之后，将会进一步加重精神依赖性。一般精神依赖性先于躯体依赖性发生。药物所致精神依赖性和躯体依赖性是导致药物滥用的生物学基础。

技 能 实 训

药物相互作用概述

（1）知识要求：每组同学选择一例药物相互作用案例，并以选择的案例为中心，叙述出本组同学对药物相互作用的理解。

（2）形式要求：每组同学确定好自己汇报的主题，整理好讲稿，并做成PPT，下次课进行汇报。

（刘伟强）

第二部分 常用药物与用药指导

项目五 影响传出神经系统的药物

任务一 传出神经系统与药物

【知识目标】

（1）掌握传出神经系统递质与受体生理效应。

（2）熟悉传出神经系统的分类。

（3）了解传出神经系统药物的作用机制与分类。

【能力目标】

初步学会分析、解释涉及药物的处方合理性，具备提供用药咨询服务的能力。

传出神经系统药物通过影响传出神经末梢的递质水平或其受体的活性而发挥药理作用。

一、传出神经系统的分类

（一）传出神经按解剖学分类

1. 自主神经

自主神经包括交感神经和副交感神经，主要支配心脏、平滑肌和腺体等内脏器官活动。自主神经从中枢发出后，经过神经节更换神经元，然后到达所支配的效应器，故自主神经有节前纤维和节后纤维之分。此外还有肠神经系统，其与中枢神经系统类似，肠神经元的神经纤维可来自交感或副交感神经末梢，直接分布到平滑肌、腺体或血管。

2. 运动神经

运动神经自中枢发出后，中途不更换神经元，直接到达所支配的效应器骨骼肌，支配其运动。

（二）传出神经按释放递质分类

1. 胆碱能神经

兴奋时，末梢释放乙酰胆碱（ACh）的神经称为胆碱能神经，包括全部交感神经和副交感神经的节前纤维；副交感神经的节后纤维；极少数交感神经的节后纤维，如支配汗腺分泌的神经和支配骨骼肌血管扩张的神经；运动神经，见图5-1。

2. 去甲肾上腺素能神经

兴奋时，末梢释放去甲肾上腺素（NA）的神经称为去甲肾上腺素能神经，包括绝大部分交感神经节后纤维，见图5-1。

此外，某些效应器官还分布有多巴胺能神经、五羟色胺能神经、嘌呤能神经和肽能神经等，在该器官局部发挥调节作用。

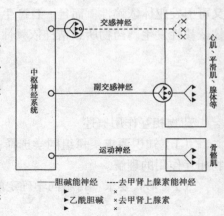

图 5-1 传出神经系统分类模式

二、传出神经的化学传递

传出神经末梢与次一级神经元或与效应器的连接处称为突触。连接处有宽 20 ~ 40nm 的间隙称为突触间隙。传出神经末梢邻近突触间隙的细胞膜称为突触前膜，次一级神经元或效应器邻近突触间隙的细胞膜称为突触后膜。在传出神经末梢的囊泡内含有高浓度的递质，突触前膜和突触后膜上均存在一些受体。当神经冲动到达神经末梢时，突触前膜释放递质，递质通过突触间隙作用于突触后膜上相应的受体，产生生理效应，完成神经冲动的传递过程。

三、传出神经系统的递质

（一）乙酰胆碱

ACh 主要在胆碱能神经末梢合成，少量在胞体内合成。以胆碱和乙酰辅酶 A 为原料，在胆碱乙酰化酶的催化下合成乙酰胆碱。ACh 形成后，通过 ACh 转运体转运进入囊泡，并与 ATP 和囊泡蛋白共同贮存于囊泡中。当神经冲动到达神经末梢时，Ca^{2+} 进入神经末梢，促进囊泡膜与突触前膜融合并形成裂孔，通过裂孔将囊泡中的 ACh 释放至突触间隙，与突触后膜的 ACh 受体结合产生效应。ACh 主要被突触间隙中的胆碱酯酶（AChE）水解为胆碱和乙酸而消除，其中水解产物胆碱可被摄入神经末梢，重新合成 ACh。极少量 ACh 被突触前膜再摄取，见图 5-2。

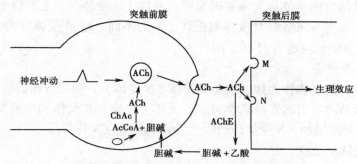

AcCoA：乙酰辅酶 A；ChAc：胆碱乙酰化酶；ChE：胆碱酯酶

图 5-2 乙酰胆碱的生物合成、释放和消除

（二）去甲肾上腺素

去甲肾上腺素生物合成的主要部位在神经末梢。酪氨酸从血液循环进入神经元后，经酪氨酸羟化酶催化生成多巴，再经多巴脱羧酶的催化生成多巴胺（DA），后者转运进入囊泡，经多巴胺 β-羟化酶的催化，生成去甲肾上腺素并与 ATP 及嗜铬颗粒蛋白结合，贮存于囊泡中，以避免被胞质中的单胺氧化酶（MAO）所破坏。当神经冲动到达神经末梢时，Ca^{2+} 进入末梢，促进囊泡膜与突触前膜融合，囊泡内的递质以胞裂外排的方式释放至突触间隙，与突触后膜的受体结合发生效应。释放的去甲肾上腺素 75% ~ 95% 迅速被突触前膜重摄取入神经末梢（摄取 -1），大部分重新贮存于囊泡中，以供再次释放。部分未进入囊泡的去甲肾上腺素可被胞质中线粒体膜上的 MAO 所破坏。非神经组织如心肌、平滑肌等也能摄取去甲肾上腺素（摄取 -2），被摄入组织的去甲肾上腺素并不储存，而很快被细胞内的儿茶酚氧位甲基转移酶（COMT）和 MAO 所破坏。此外，尚有小部分去甲肾上腺素从突触间隙扩散到血液中，最后被肝、肾等组织中的 COMT 和 MAO 所破坏，见图 5-3。

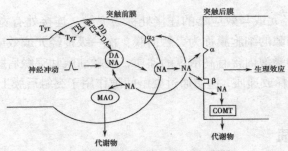

Tyr:酪氨酸;TH:酪氨酸羟化酶;DD:多巴脱羧酶

图 5-3 去甲肾上腺素的合成、贮存、释放和消除

四、传出神经系统的受体及效应

（一）胆碱受体及效应

能选择性与 ACh 结合的受体称为胆碱受体，可分为毒蕈碱型胆碱受体和烟碱型胆碱受体。

1. 毒蕈碱型胆碱受体及效应

能与毒蕈碱特异性结合的受体称为毒蕈碱型胆碱受体（M 受体），主要位于副交感神经节后纤维所支配的效应器细胞膜上。根据不同组织 M 受体对配体亲和力不同，将 M 受体分为 M_1、M_2、M_3、M_4、M_5 五种亚型。M 受体激动所产生的效应称为 M 样作用。

2. 烟碱型胆碱受体及效应

能与烟碱特异性结合的受体称为烟碱型胆碱受体（N 受体），根据分布部位不同可分为 N_2 受体（神经肌肉接头 N 受体），激动时可引起骨骼肌收缩；N_1 受体（神经节 N 受体和中枢 N 受体），激动时可引起神经节兴奋和肾上腺髓质分泌增加。N 受体激动所产生的效应称为 N 样作用。

（二）肾上腺素受体及效应

能选择性与 NA 或肾上腺素（AD）结合的受体称为肾上腺素受体，可分为 α 肾上腺素受体和 β 肾上腺素受体。

1. α 肾上腺素受体（α 受体）及效应

α 受体主要有 α_1 和 α_2 两种亚型。α_1 受体主要分布于血管平滑肌、瞳孔开大肌、胃肠和膀胱括约肌等，激动时引起血管收缩、瞳孔扩大、胃肠和膀胱括约肌收缩等；α_2 受体主要分布于去甲肾上腺素能神经末梢突触前膜，激动时可引起 NA 释放减少等。

2. β 肾上腺素受体（β 受体）及效应

β 受体又可分为 β_1、β_2 和 β_3 三种亚型。β_1 受体主要分布于心脏，激动时可引起心肌收缩力增强、心率加快、传导加速等；β_2 受体主要分布于支气管平滑肌、骨骼肌血管和冠状血管、骨骼肌和肝脏等，激动时可引起支气管平滑肌舒张、骨骼肌血管和冠状血管扩张、糖原分解等；β_3 受体分布于脂肪组织，激动时可引起脂肪分解。

（三）多巴胺受体及效应

能选择性地与 DA 结合的受体称为 DA 受体。DA 受体至少存在 5 种亚型。D_1 受体主要分布于肾血管、肠系膜血管、冠状血管及脑血管平滑肌等，激动时可引起肾血管、肠系膜血管、冠状血管及脑血管平滑肌舒张；D_2 受体主要分布于去甲肾上腺素能神经末梢和胃肠平滑肌，激动时可致 NA 释放减少、胃肠平滑肌舒张。

机体多数组织器官均接受胆碱能神经和去甲肾上腺素能神经的双重支配，在同一器官上，两类神经的作用通常是相互对抗的，见表 5-1。在中枢神经系统的调节下，它们的功能既是对立的，又是统一的。当两类神经同时兴奋时，则占优势的神经效应通常会显现出来。

表 5-1　传出神经系统受体分布及激动后效应

效应器 受体		胆碱能神经		去甲肾上腺素能神经	
		效应器	受体	效应器	
心脏	窦房结	M_2	心率减慢	β_1	心率加快
	传导系统	M_2	传导减慢	β_1	传导加快
	心肌	M_2	收缩力减弱	β_1	收缩力增强
血管平滑肌	皮肤、黏膜			α	收缩
	内脏			α	收缩
	骨骼肌			α、β_2	舒张、收缩（弱势效应）
	冠状动脉			β_2	舒张
内脏平滑肌	支气管	M_3	收缩	β_2	舒张
	胃肠壁	M_3	收缩	α_2、β_2	舒张
	膀胱壁	M_3	收缩	β_2	舒张
	胃肠括约肌	M_3	舒张	α_1	收缩
	膀胱括约肌	M_3	舒张	α_1	收缩
	子宫	M_3	收缩	α、β_2	收缩、舒张
眼内肌	瞳孔开大肌			α_1	收缩
	瞳孔括约肌	M_3	收缩		
	睫状肌	M_3	收缩	β	舒张
代谢	肝脏			α、β_2	糖原分解和异生
	骨骼肌			β_2	肌糖原分解
	脂肪			β_3	脂肪分解
其他	汗腺	M_3	分泌增加	α	分泌增加
	肾上腺髓质	N_1	儿茶酚胺释放		
	骨骼肌	N_2	收缩		

五、传出神经系统药物的基本作用和分类

（一）传出神经系统药物的基本作用

1. 直接作用于受体

某些传出神经系统药物能直接与胆碱受体或肾上腺素受体结合，而产生激动或阻断受体的效应。如去甲肾上腺素激动 α、β 受体，产生与 NA 相似的作用；阿托品阻断 M 受体，产生与 ACh 相反的作用。

2. 影响递质

某些药物可影响递质在体内的过程而产生效应。

（1）影响递质生物合成。

如密胆碱可抑制 ACh 的生物合成，但目前无临床应用价值，仅作为药理学研究的工具药。

（2）影响递质的生物转化。

有些药物如新斯的明，通过抑制胆碱酯酶而减少 ACh 水解，使突触间隙的 ACh 含量增加，激动胆碱受体而发挥拟胆碱作用。

（3）影响递质的贮存、释放。

某些药物，如麻黄碱和间羟胺可促进 NA 的释放而发挥拟肾上腺素作用。有些药物可通过影响 NA 的再摄取和贮存而发挥作用，如利血平抑制囊泡对 NA 的再摄取，使囊泡内的 NA 逐渐减少以致耗竭，影响突触的化学传递，发挥抗肾上腺素的作用。

（二）传出神经系统药物的分类

传出神经系统药物可按其作用性质及对受体选择性的不同进行分类，见表 5-2。

表　5-2 传出神经系统药物分类

拟似药		拮抗药	
胆碱受体激动药	M、N 受体激动药 M 受体激动药 N 受体激动药	胆碱受体阻断药	M 受体阻断药 M_1 受体阻断药 N_1 受体阻断药 N_2 受体阻断药
抗胆碱酯酶药		胆碱酯酶复活药	
肾上腺素受体激动药	α、β 受体激动药 α 受体激动药 β 受体激动药 $β_1$ 受体激动药 $β_2$ 受体激动药	肾上腺素受体阻断药	α 受体阻断药 $α_1$ 受体阻断药 β 受体阻断药 $β_1$ 受体阻断药 α、β 受体阻断药

（刘伟强）

任务二　拟胆碱药

【知识目标】

（1）掌握拟胆碱药的药理作用、临床应用与不良反应。

（2）熟悉拟胆碱药的作用特点。

【能力目标】

初步学会分析、解释涉及拟胆碱药的处方合理性，具备提供用药咨询服务的能力。

拟胆碱药是一类与胆碱能神经递质 ACh 作用相似的药物。胆碱受体激动药通过直接激动 M 受体和 N 受体，产生 M 样作用和 N 样作用；胆碱酯酶抑制药主要通过抑制胆碱酯酶，使 ACh 蓄积而呈现 M 样和 N 样作用。

一、M 胆碱受体激动药

M 胆碱受体激动药是一类能选择性与 M 胆碱受体结合并激动该受体，产生 M 样作用的药物。

毛果芸香碱（匹鲁卡品）

从美洲毛果芸香属植物叶子中提取出的生物碱，其水溶液稳定，已能人工合成。

【药理作用】

能直接激动 M 受体，产生 M 样作用，对眼睛和腺体的作用尤为明显。

1. 对眼的作用

（1）缩瞳。

本药能直接激动瞳孔括约肌上的 M 受体，使瞳孔括约肌收缩，瞳孔缩小。

（2）降低眼内压。

房水由睫状体上皮细胞分泌和虹膜后房血管渗出而产生，经瞳孔流入前房，再由前房角间隙经小梁网流入巩膜静脉窦而进入血循环。房水回流障碍，可引起眼内压升高。本药通过缩瞳作用，使虹膜向中心方向收缩，虹膜根部变薄，前房角间隙扩大，房水易于通过小梁网并经巩膜静脉窦进入血循环，使眼内压降低，见图 5-4。

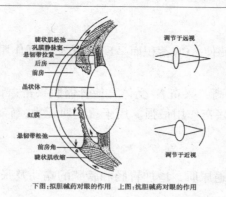

图 5-4 拟胆碱药和抗胆碱药对眼的影响

（3）调节痉挛。

本药能激动睫状肌上的 M 受体，使睫状肌向瞳孔中心方向收缩，造成睫状小带松弛，晶状体因自身弹性而变凸，屈光度增加，导致视近物清楚，而视远物模糊，这一作用称为调节痉挛。

2. 对腺体的作用

本药能激动腺体 M 受体，使腺体分泌增加，以汗腺和唾液腺分泌增加尤为明显。

【临床应用】

1. 青光眼

对闭角型青光眼疗效较好，用药后由于缩瞳作用，使前房角间隙扩大，有利于房水回流，使眼内压降低，从而缓解或消除青光眼的症状；对开角型青光眼也有一定疗效，可能是由于扩张巩膜静脉窦周围的小血管及收缩睫状肌，使小梁网结构发生改变，有利于房水回流，而使眼内压降低。

2. 虹膜睫状体炎

与扩瞳药交替应用，可防止虹膜与晶状体粘连。

3. M 胆碱受体阻断药中毒

能对抗 M 受体阻断药阿托品等的中毒症状。

【不良反应与注意事项】

吸收过量可出现流涎、多汗、腹痛、腹泻、支气管痉挛等 M 样症状，严重时可用阿托品对抗。滴眼时应压迫内眦，以防药物经鼻腔吸收中毒。

二、胆碱酯酶抑制药

胆碱酯酶抑制药能与胆碱酯酶结合，使胆碱酯酶失去活性，ACh 水解减少，导致 ACh 在突触间隙蓄积而激动 M 受体及 N 受体，呈现 M 样及 N 样作用。胆碱酯酶抑制药可分为可逆性胆碱酯酶抑制药和难逆性胆碱酯酶抑制药。前者如新斯的明等，后者主要为有机磷酸酯类。

（一）可逆性胆碱酯酶抑制药

新斯的明

【体内过程】

季铵类化合物，口服吸收少而不规则，口服剂量为注射量的 10 倍以上。不易透过血脑屏障，无明显中枢作用。口服后 0.5h 起效，作用维持 2 ~ 3h。注射后 5 ~ 15min 起效，作用可维持 0.5 ~ 1.0h。

【药理作用与临床应用】

新斯的明主要通过抑制胆碱酯酶使 ACh 蓄积而呈现 M 样及 N 样作用。

1. 兴奋骨骼肌

抑制胆碱酯酶，使 ACh 浓度升高，兴奋 N_2 受体，使骨骼肌兴奋；直接兴奋骨骼肌上的 N_2 受体及促进运动神经末梢释放 ACh，对骨骼肌兴奋作用最强。用于重症肌无力，轻症者用新斯的明口服，急重症者需注射给药。

2. 兴奋胃肠平滑肌

能间接兴奋胃肠平滑肌和膀胱逼尿肌，增加胃肠和膀胱的蠕动及张力，促进排气、排尿。用于术后的腹胀和尿潴留。

3. 减慢心率

由于 ACh 浓度升高，兴奋心脏上的 M 受体，使心率减慢。用于阵发性室上性心动过速。

4. 其他

用于抢救非除极化型肌松药的过量中毒。

【不良反应与注意事项】

治疗量时不良反应较少，可引起恶心、呕吐、腹痛、上腹部不适等；过量时可引起心动过缓和肌束颤动，甚至出现重症肌无力加重，严重者可引起呼吸肌麻痹。其原因为 ACh 在运动终板处堆积，产生持久性除极化，使神经肌肉传导阻滞，称为胆碱能危象。机械性肠梗阻、尿路梗阻和支气管哮喘者禁用。

毒扁豆碱

从毒扁豆种子中提取出的生物碱，现可人工合成。其水溶液不稳定，见光变红色失效且刺激性增强，应避光保存；脂溶性强，易吸收，也易透过血脑屏障；对中枢作用明显，小剂量兴奋中枢神经系统，大剂量则抑制中枢神经系统。其选择性差，毒性大，一般不作为全身用药。用于青光眼，对眼的作用与毛果芸香碱相似，易透过角膜进入前房，作用强而持久。滴眼后可致睫状肌收缩而引起调节痉挛，并可出现头痛、眼痛。

（二）难逆性抗胆碱酯酶药（有机磷酸酯类）

有机磷酸酯类能与胆碱酯酶牢固结合，时间稍久，胆碱酯酶即难以恢复活性，故称难逆性抗胆碱酯酶药，对人体毒性很强。主要用作农业及环境卫生杀虫剂。常用的毒性相对较低的有机磷酸酯类为敌百虫、马拉硫磷及乐果；强毒性有机磷酸酯类为敌敌畏、对硫磷（1 605）、内吸磷（1 059）和甲拌磷（3 911）等；剧毒类为沙林、塔朋及梭曼，剧毒类往往用作神经毒气（战争毒剂）。

1. 有机磷酸酯类中毒机制和中毒症状

有机磷酸酯类经皮肤、呼吸道、胃肠等不同途径进入人体后，通过共价键与突触间隙的胆碱酯酶牢固结合，水解 ACh 的能力丧失，导致突触间隙 ACh 大量蓄积，产生一系列中毒症状。轻度中毒以 M 样症状为主，表现为瞳孔缩小、视力模糊、流涎以至口吐白沫、大汗淋漓、呼吸困难、恶心呕吐、腹痛、腹泻、大小便失禁、心动过缓、血压下降等；中度中毒可同时有 M 样症状和 N 样症状，后者主要表现为肌肉震颤、抽搐、肌麻痹、心动过速、血压升高等；严重中毒者除有 M、N 样症状外，还出现中枢神经系统症状，表现为先兴奋（如不安、谵妄、精神错乱以及全身肌肉抽搐），进而因过度兴奋转入抑制，出现昏迷，终因血管运动中枢抑制，导致血压下降、呼吸中枢麻痹而致呼吸停止。一旦发生中毒，应立即抢救。

有机磷酸酯类急性中毒治疗措施如下：清除毒物将中毒者迅速带离现场。经皮肤吸收中毒者，应以温水或肥皂水清洁污染的皮肤；经口中毒者，可用清水、2% 碳酸氢钠或 1：5 000 高锰酸钾溶液反复洗胃，再用硫酸钠导泻。但应注意，敌百虫口服中毒者不可用碱性溶液洗胃，因在碱性溶液中敌百虫可转变成敌敌畏而增强毒性。对硫磷中毒时忌用高锰酸钾洗胃，因其可氧化成对氧磷而增强毒性。特效解毒药物主要有 M 受体阻断药阿托品和胆碱酯酶复活药。阿托品是目前抢救有机磷农药中毒最有效的解毒剂之一，及早、足量、反复使用能改善有机磷农药中毒的 M 样症状。用药后出现阿托品化（口干、瞳孔扩大、面部潮红、心率加快、水泡音减少等）提示达到足量，应逐渐减量。合并使用胆碱酯酶复活药，以恢复体内胆碱酯酶的活性。对症治疗减轻中毒症状，如吸氧、人工呼吸、补液等。

2.胆碱酯酶复活药

胆碱酯酶复活药是一类能使失活的胆碱酯酶恢复活性的药物，常用的有氯解磷定（PAM-Cl）和碘解磷定（派姆，PAM）。两药均为肟类化合物。它们共同的作用机制是与有机磷酸酯类有强大亲和力，能夺取磷酰化胆碱酯酶的磷酰基，使胆碱酯酶游离出来而复活，恢复其水解 ACh 的能力（置换作用）。此外，氯解磷定等肟类化合物还可直接与体内游离的有机磷酸酯类结合，成为无毒的化合物从肾排出体外，从而阻止体内游离的有机磷酸酯类继续抑制胆碱酯酶活性。

氯解磷定的水溶性比碘解磷定好，溶液性质较稳定，复活胆碱酯酶的作用比碘解磷定强大（1g 氯解磷定的解毒作用约相当于碘解磷定 1.5g），且可静脉给药和肌内注射，不良反应也较少，故氯解磷定现已作为首选药，逐渐取代了碘解磷定的应用。

在抢救有机磷急性中毒患者时，胆碱酯酶复活剂一定要及早、持续应用。因为胆碱酯酶被磷酰化的时间过长，则酶蛋白的立体结构发生改变，导致酶的"老化"。胆碱酯酶复活剂也难以使"老化"的酶复活。因此用药越早效果越好，即使轻度中毒也应适量使用。

氯解磷定等肟类化合物恢复酶活性作用对骨骼肌最明显，能迅速制止肌束颤动。对中枢神经系统中毒症状也有疗效，患者意识恢复较快，对自主神经系统功能的恢复较差。此外，肟类化合物使酶复活的效果也因不同的有机磷酸酯类而异，对内吸磷、马拉硫磷、对硫磷等急性中毒疗效好，对敌百虫、敌敌畏等疗效差，对乐果中毒无效。

氯解磷定的不良反应主要为头痛、眩晕、恶心、呕吐等，剂量过大可抑制胆碱酯酶，加重有机磷酸酯类中毒程度，故应控制剂量。

技 能 实 训

拟胆碱药概述：

（1）知识要求：每组同学选择一例本次课学习的药物，并以选择的药物为中心，叙述出本组同学对拟胆碱药的理解。

（2）形式要求：每组同学确定好自己汇报的主题，整理好讲稿，并做成PPT，下次课进行汇报。

（刘伟强）

任务三 抗胆碱药

【知识目标】

（1）掌握抗胆碱药的药理作用、临床应用与不良反应。

（2）熟悉抗胆碱药的作用特点。

【能力目标】

初步学会分析、解释涉及抗胆碱药的处方合理性，具备提供用药咨询服务的能力。

抗胆碱药又称胆碱受体阻断药，是一类能与胆碱受体结合，阻断 ACh 或胆碱受体激动药与胆碱受体结合，而产生抗胆碱作用的药物。根据其对胆碱受体选择性的不同，可分为 M 胆碱受体阻断药和 N 胆碱受体阻断药。

一、M 胆碱受体阻断药

（一）阿托品类生物碱

本类药物均可从植物中提取，主要有阿托品、山莨菪碱、东莨菪碱等，有些也可人工合成。

阿 托 品

从颠茄、莨菪或曼陀罗等植物中提取的生物碱，现已能人工合成。

【体内过程】

口服易吸收，1h 后血药浓度达峰值，作用持续时间约 3 ~ 4h，生物利用度约 50%。肌内注射后 15 ~ 20min 血药浓度达峰值，可广泛分布于全身组织，$t_{1/2}$ 为 2 ~ 4h，24h 内约有 85% 药物以原形经肾脏排泄，其余以水解和结合产物经肾脏排泄。局部滴眼作用维持时间长，可持续数天至 2 周，可能是该药从眼结膜吸收较少，通过房水循环排泄缓慢的原因。

【药理作用】

作用机制是与 ACh 或拟胆碱药竞争 M 受体，拮抗 ACh 或拟胆碱药的 M 样作用。

1. 抑制腺体分泌

可阻断 M 受体，抑制腺体分泌。对汗腺和唾液腺作用最强；对呼吸道腺体作用较强；大剂量也能抑制胃液分泌，但对胃酸分泌影响较小。

2. 对眼的作用

（1）扩瞳。

能阻断瞳孔括约肌上 M 受体，松弛瞳孔括约肌，使去甲肾上腺素能神经支配的瞳孔开大肌功能占优势，导致瞳孔扩大。

（2）升高眼内压。

由于瞳孔扩大，使虹膜退向四周外缘，致前房角间隙变窄，阻碍房水回流入巩膜静脉窦，导致眼内压升高，故青光眼者禁用，见图 5-4。

（3）调节麻痹。

阿托品能阻断睫状肌 M 受体，使睫状肌松弛，睫状小带拉紧，晶状体变扁平，屈光度降低，导致视远物清楚，而视近物模糊，该作用称为调节麻痹，见图 5-4。

3. 松弛内脏平滑肌

通过阻断内脏平滑肌上的 M 受体，松弛多种内脏平滑肌，尤其对处于痉挛状态的平滑肌作用更为明显。其中对胃肠壁平滑肌松弛作用最强，对尿道和膀胱壁平滑肌也有一定的松弛作用，对胆管、输尿管和支气管平滑肌松弛作用较弱，对子宫平滑肌影响很小。

4. 兴奋心脏

（1）加快心率。

较大剂量（1 ~ 2mg）能阻断窦房结的 M_2 受体，解除迷走神经对心脏的抑制，使心率加快。其作用程度取决于迷走神经张力，在迷走神经张力高的青壮年，心率加快作用明显，对幼儿及老年人影响较小。

（2）加速房室传导。

能抑制迷走神经，加快房室传导。

5. 扩张血管

治疗量对血管影响很小，这可能是许多血管缺少胆碱能神经支配所致；大剂量可扩张血管，解除血管痉挛，尤其以皮肤血管扩张最明显。扩血管作用机制与其阻断 M 受体无关，可能是阿托品导致出汗减少引起体温升高后的代偿性散热反应，也可能是阿托品直接扩张血管的作用。

6. 兴奋中枢

治疗量（0.5 ~ 1.0mg）对中枢神经系统兴奋作用不明显；较大剂量（1 ~ 2mg）能兴奋延髓呼吸中枢；

更大剂量（3～5mg）则兴奋大脑皮层，出现烦躁不安、谵妄等；中毒剂量（10mg以上）可产生幻觉、定向障碍、运动失调和惊厥，严重时由兴奋转为抑制。

【临床应用】

1. 内脏绞痛和遗尿症

可用于多种内脏绞痛。其中对胃肠道痉挛性绞痛能迅速缓解，对膀胱刺激症状疗效较好，对胆绞痛和肾绞痛单用阿托品疗效较差，常与镇痛药哌替啶合用，以增强疗效。利用阿托品松弛膀胱逼尿肌的作用，可用于遗尿症。

2. 麻醉前给药

利用其抑制腺体分泌作用，可用于麻醉前给药，以减少手术期间呼吸道腺体及唾液腺分泌，防止呼吸道阻塞及吸入性肺炎的发生。也可用于严重盗汗及流涎症。

3. 眼科应用

（1）虹膜睫状体炎。

能松弛瞳孔括约肌和睫状肌，使之活动减少、利于休息，有助于炎症消退；同时还可预防虹膜与晶状体的粘连，常与缩瞳药交替使用。

（2）检查眼底。

用阿托品扩瞳后，可以观察视网膜血管的变化及其他改变，为疾病诊断和治疗提供依据。

（3）验光配镜。

眼内滴入阿托品能使睫状肌松弛，晶状体充分固定，可准确测定晶状体的屈光度。但阿托品作用时间较长，其调节麻痹作用可维持1～2周，故现已少用。主要用于儿童验光配镜，因儿童的睫状肌调节功能较强。

4. 治疗缓慢型心律失常

用于迷走神经张力过高引起的窦性心动过缓、房室传导阻滞等缓慢型心律失常。

5. 抗休克

大剂量阿托品能扩张血管，解除小血管痉挛，改善微循环，增加重要器官的血流灌注量。在补足血容量的基础上，用于抢救暴发型流脑、中毒性菌痢、中毒性肺炎等所致的感染中毒性休克。对于休克伴有高热者，不宜使用。

6. 解救有机磷酸酯类中毒

阿托品通过阻断M受体，使堆积的ACh不能作用于M受体，以迅速缓解M样症状。大剂量可轻度兴奋呼吸中枢和大脑皮质，对抗部分中枢中毒症状，使昏迷患者苏醒。缺点是：不能阻断N_2受体，不能解除骨骼肌震颤，对中毒晚期的呼吸肌麻痹也无效，也不能使被抑制的胆碱酯酶复活。在中度、重度中毒时，需与胆碱酯酶复活药配合应用。

【不良反应与注意事项】

阿托品作用广泛，不良反应多。治疗量时，常出现口干、视近物模糊、畏光、心悸、皮肤干燥潮红、排尿困难和体温升高等。过量中毒时，除上述症状加重外，还可出现中枢兴奋症状，表现为烦躁不安、失眠、谵妄，甚至惊厥，重者由兴奋转为抑制，出现昏迷及呼吸麻痹等。中毒的解救主要是对症处理，用镇静药或抗惊厥药对抗其中枢兴奋症状；用胆碱受体激动药毛果芸香碱或毒扁豆碱、新斯的明对抗其外周作用。毒扁豆碱能透过血脑屏障对抗其中枢症状，故效果比新斯的明好。呼吸抑制，可同时采用人工呼吸和吸氧。老年人及心动过速者慎用，青光眼、前列腺肥大者禁用。

山莨菪碱（654）

从我国茄科植物唐古特莨菪中提出的生物碱，其人工合成的消旋品称654-2。作用与阿托品相似，对血管平滑肌和内脏平滑肌的解痉作用选择性较高，但对眼和腺体的作用仅为阿托品的1/20～1/10，不易透过血脑屏障，中枢兴奋作用弱。用于感染性休克及胃肠绞痛。

不良反应及禁忌证与阿托品相似，但其毒性较低，临床多用。

东莨菪碱

从洋金花中提出的生物碱。

东莨菪碱作用特点是对中枢有抑制作用，表现为小剂量镇静，较大剂量催眠，甚至麻醉，但能兴奋呼吸中枢；外周作用与阿托品相似，抑制腺体分泌比阿托品强，扩瞳和调节麻痹作用较弱；兴奋心脏和扩血管作用较弱。

用于麻醉前给药，因其不但能抑制腺体分泌，而且具有中枢抑制作用及兴奋呼吸中枢作用，故优于阿托品；治疗震颤麻痹，因其具有中枢性抗胆碱作用，能缓解流涎、震颤和肌强直等症状；防晕止吐，可能与其抑制前庭神经内耳功能或大脑皮质功能及抑制胃肠蠕动有关，用于晕动病、妊娠或放射病所致的呕吐。

不良反应及禁忌证与阿托品相似。

（二）阿托品的合成代用品

1. 合成扩瞳药

后马托品

后马托品为阿托品合成代用品，其扩瞳和调节麻痹作用较阿托品弱，作用持续 1 ~ 2d，视力恢复较阿托品快，适用于眼底检查及验光。因其调节麻痹作用较弱，故儿童验光仍须用阿托品。

2. 合成解痉药

溴丙胺太林（普鲁本辛）

溴丙胺太林为人工合成的季铵类解痉药，口服吸收不完全，食物可妨碍其吸收，故宜在饭前 0.5 ~ 1.0h 服用。

药物对胃肠道 M 受体选择性强，解除胃肠道平滑肌痉挛作用强而持久，能延缓胃排空，并能抑制胃酸分泌。主要用于胃、十二指肠溃疡和胃肠绞痛。也可用于遗尿症及妊娠呕吐。不良反应与阿托品相似，中毒量可因阻断神经 – 肌肉接头传递而引起呼吸麻痹。

二、N 胆碱受体阻断药

（一）N_1 胆碱受体阻断药

N_1 受体阻断药又称神经节阻滞药，代表药有美加明，因可阻断交感神经节上的 N_1 胆碱受体，使血管扩张，血压下降，曾作为降压药应用，但因不良反应较多，现已不用。

（二）N_2 胆碱受体阻断药

N_2 受体阻断药通过阻断神经 – 肌肉接头后膜的 N_2 受体，导致骨骼肌松弛，又称骨骼肌松弛药（简称肌松药），主要用于外科麻醉的辅助用药。按其作用机制的不同，可分为除极化型肌松药和非除极化型肌松药两类，见图5-5。

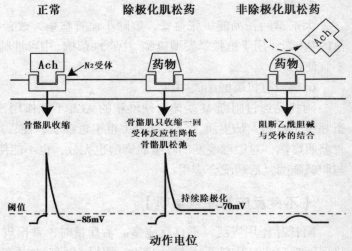

图 5-5 肌松药作用机制

除极化型肌松药能与神经肌肉接头后膜的 N_2 受体结合，被胆碱酯酶水解速度较慢，产生与 ACh 相似但较为持久的除极化作用，使神经肌肉接头后膜失去对 ACh 的反应性，从而使骨骼肌松弛，见图5-5。本类药物的特点：用药后常先出现短暂的肌束颤动，与药物对不同部位的骨骼肌除极化出现的时间先后不同有关；连续用药可产生快速耐受性；胆碱酯酶抑制药可增强此类药物的骨骼肌松弛作用，故其中毒时不能用胆碱酯酶抑制药解救；治疗量无神经节阻滞作用。

琥珀胆碱

【体内过程】

琥珀胆碱进入体内后，约98%迅速被假性胆碱酯酶水解为琥珀酰单胆碱，肌肉松弛作用明显减弱，然后进一步水解为琥珀酸和胆碱，肌肉松弛作用消失。

【药理作用】

琥珀胆碱的肌肉松弛作用快，静脉注射先出现短暂的肌束颤动，尤以胸腹部肌肉明显。1min内即转变为肌肉松弛，约2min肌肉松弛作用达高峰，5min作用即消失，静脉滴注可延长其作用时间。肌肉松弛的顺序从颈部开始，逐渐波及肩胛、胸腹和四肢。肌肉松弛部位以颈部和四肢最明显，对呼吸肌麻痹作用不明显。

【临床应用】

1. 外科麻醉辅助用药

使肌肉完全松弛，以便在较浅麻醉下获得满意的肌松效果。

2. 器械检查

用于气管内插管、气管镜、食管镜和胃镜等检查。因对咽喉麻痹力强，作用快而短暂，适用于短时操作。

【不良反应与注意事项】

1. 肌肉疼痛

因肌肉松弛前出现短暂的肌束颤动所致，一般3～5d可自愈。

2. 呼吸肌麻痹

常见于剂量过大、静滴过快或遗传性胆碱酯酶活性低下者，应进行人工呼吸，直至自主呼吸完全恢复。用药时，应备人工呼吸机及其他抢救器材。

3. 血钾升高

由于肌肉的持续除极化，大量K^+从细胞内释放出来，使血钾升高。放大面积软组织损伤、大面积烧伤、偏瘫、脑血管意外等血钾升高者应禁用，以免产生高血钾性心跳骤停。

4. 眼压升高

琥珀胆碱短暂收缩眼外肌，故青光眼、白内障者禁用。

非除极化型肌松药又称竞争性肌松药，能与神经－肌肉接头后膜的N_2受体结合，竞争性阻断ACh与N_2受体结合，导致神经肌肉－接头后膜不能除极化，使骨骼肌松弛，见图5-5。本类药物的特点是：肌肉松弛前无肌束颤动；胆碱酯酶抑制药可对抗其肌肉松弛作用，药物过量中毒可用新斯的明解救；具有一定的神经节阻断作用，可致血压下降。

筒箭毒碱

药物静脉注射后3～4min产生肌肉松弛作用，约5min达高峰，持续20～40min，24h后仍有一定作用。因有蓄积性，重复使用药物时应减量。肌松顺序同琥珀胆碱类似，过量也可引起呼吸肌麻痹。主要作为外科麻醉辅助用药。因有神经节阻断和促进组胺释放作用，可致血压下降、心跳减慢、支气管痉挛和唾液分泌增多，故禁用于支气管哮喘和严重休克患者。10岁以下儿童和重症肌无力患者对此药均敏感，故不宜用于儿童及重症肌无力患者。药物来源有限（需进口），缺点较多，现已少用。

临床应用较多且较安全的非除极化型肌松药为以下几种，均在各类手术、气管插管、破伤风及惊厥时作肌松药使用。

泮库溴铵（本可松）

泮库溴铵为人工合成的长效非除极化型肌松药，其肌肉松弛作用较筒箭毒碱强，静注4～6min起效，维持时间 2 ~ 3h。治疗量无神经节阻断作用和促进组胺释放作用，但有轻度抗胆碱作用和促进儿茶酚胺释放作用，故可引起心率加快和血压升高。主要用于各种手术维持肌松和气管插管。

技 能 实 训

抗胆碱药概述；

（1）知识要求：每组同学选择一例本次课学习的药物，并以选择的药物为中心，叙述出本组同学对抗胆碱药的理解。

（2）形式要求：每组同学确定好自己汇报的主题，整理好讲稿，并做成 PPT，下次课进行汇报。

（刘伟强）

任务四　肾上腺素受体激动药

【知识目标】

（1）掌握肾上腺素受体激动药的药理作用、临床应用与不良反应。

（2）熟悉肾上腺素受体激动药的作用特点。

【能力目标】

初步学会分析、解释涉及肾上腺素受体激动药的处方合理性，具备提供用药咨询服务的能力。

肾上腺素受体激动药是一类能与肾上腺素受体结合并激动受体，产生肾上腺素样作用的药物，又称拟肾上腺素药。肾上腺素受体激动药化学结构均为胺类，其作用与兴奋交感神经的效应相似，故又称拟交感胺类。按肾上腺素受体激动药对肾上腺素受体选择性的不同，可分为三类：α、β 受体激动药；α 受体激动药；β 受体激动药。

一、α、β 受体激动药

肾上腺素（AD）

肾上腺素是肾上腺髓质分泌的主要激素，药用肾上腺素是从家畜肾上腺提取或人工合成。

【体内过程】

化学性质不稳定，遇光易失效，在中性尤其是碱性溶液中，易氧化变色而失去活性。口服易被碱性肠液破坏，吸收很少，不能达到有效血药浓度。皮下注射因能收缩血管，吸收缓慢，作用维持 1h 左右。肌内注射吸收较快，作用维持约 10 ~ 30min。静脉注射立即起效，但作用仅维持数分钟。肾上腺素在体内迅速被突触前膜再摄取或被 COMT 和 MAO 代谢失活，其代谢产物经肾脏排泄。

【药理作用】

主要激动 α 受体和 β 受体。

1. 兴奋心脏

能激动心脏的 β_1 受体，使心肌收缩力加强，传导加速，心率加快，心排出量增加；同时能兴奋冠状血管的 β_2 受体，扩张冠状血管，改善心肌的血液供应。但肾上腺素能提高心肌代谢，使心肌耗氧量增加，加上心肌兴奋性提高，若剂量过大或给药速度过快，可引起心律失常，甚至心室纤颤。

2. 舒缩血管

对血管的作用取决于各器官血管平滑肌肾上腺素受体分布的类型和密度。皮肤、黏膜、内脏（尤其肾、脾）血管以 α 受体占优势，故收缩反应强烈，但对脑和肺血管收缩作用微弱，有时因血压升高而被动扩张。骨骼肌血管上以 β$_2$ 受体占优势，则呈扩张反应。

3. 影响血压

对血压的影响与其用药剂量有关。治疗量激动 β$_1$ 受体，使心脏兴奋，心排出量增加，故收缩压增高，由于激动 β$_2$ 受体，使骨骼肌血管扩张作用抵消或超过了皮肤、黏膜和内脏血管的收缩作用，故舒张压不变或略下降，脉压差增大，有利于组织器官的血液灌注。较大剂量除强烈兴奋心脏外，还可使血管平滑肌的 α 受体占优势，皮肤、黏膜、内脏血管的收缩作用超过了骨骼肌血管的扩张作用，故收缩压和舒张压均升高，其升压作用可被 α 受体阻断药翻转。还作用于肾小球球旁器的 β$_1$ 受体，促使肾素分泌，影响血压。

4. 扩张支气管

能激动支气管平滑肌的 β$_2$ 受体，使支气管平滑肌舒张，并能抑制肥大细胞释放过敏介质如组胺等，还可激动支气管黏膜血管 α 受体，使支气管黏膜血管收缩，毛细血管的通透性降低，有利于消除支气管黏膜水肿。

5. 促进代谢

能提高机体代谢，治疗量时可使耗氧量升高 20% ~ 30%；可加速糖原分解，并降低外周组织对葡萄糖摄取的作用，从而使血糖升高；可激活三酰甘油酶，加速三酰甘油分解，使血液中游离脂肪酸升高。

【临床应用】

1. 心脏骤停

具有强大的强心作用，是心脏骤停复苏的首选药。主要用于抢救溺水、麻醉及手术意外、药物中毒、传染病和心脏传导阻滞等所致的心脏骤停。在进行有效的心肺复苏的同时，可用肾上腺素静脉注射或心室内注射。电击或卤素类全麻药（氟烷、甲氧氟烷等）意外引起心脏骤停时常伴有或诱发心室纤颤，应用药物抢救的同时，必须配合使用除颤器、起搏器及利多卡因等抗心律失常药物。

2. 过敏性休克

抢救过敏性休克的首选药。作用快而强，其通过兴奋心脏、收缩血管、松弛支气管平滑肌、减轻喉头水肿、抑制过敏介质释放等，可迅速缓解过敏性休克所致的循环衰竭和呼吸衰竭。

3. 支气管哮喘

可控制支气管哮喘的急性发作，皮下或肌内注射可于数分钟内奏效，但作用时间短，且不良反应较多，现已少用。

4. 与局麻药配伍

在局麻药中加入少量，可使局部血管收缩，延缓局麻药的吸收，并减少吸收中毒的危险。但应注意在肢体末端（如手指、脚趾、阴茎等处）手术时不宜加用，以免末端组织缺血坏死。

5. 局部止血

当鼻黏膜或齿龈出血时将浸有 0.1% 肾上腺素的纱布或棉球填塞出血处，使血管收缩而止血。

【不良反应和注意事项】

治疗量可出现心悸、烦躁、失眠、头痛、出汗和血压升高等。剂量过大或静脉注射速度过快时，可使血压骤升，有发生脑出血的危险。也可引起期前收缩、心动过速，甚至心室纤颤，故应严格控制剂量。老年人慎用。高血压、脑动脉硬化、器质性心脏病、糖尿病及甲状腺功能亢进症者禁用。

多巴胺（DA）

多巴胺是去甲肾上腺素的前体物质，药用为人工合成品。口服易被胃肠道破坏，故口服无效，常采用静脉滴注给药。在体内迅速被 MAO 和 COMT 代谢灭活，故作用时间短暂。不易透过血脑屏障，故外源性多巴胺几乎无中枢作用。

【药理作用】

能激动 α 受体、β 受体和 DA 受体。

1. 兴奋心脏

能激动心脏 β 受体，也能促进去甲肾上腺素释放，从而使心肌收缩力加强、心排出量增加。一般剂量对心率影响不明显，很少引起心律失常，大剂量可加快心率。

2. 舒缩血管

治疗量多巴胺能激动肾、肠系膜和冠状血管上的 D_1 受体，使肾脏、肠系膜和冠状血管扩张；激动皮肤、黏膜血管的 α 受体，使皮肤、黏膜血管收缩；对 $β_2$ 受体的影响微弱。大剂量时则以 α 受体的兴奋作用占优势，主要表现为血管收缩。

3. 升高血压

治疗量能升高收缩压，而舒张压无明显变化，故脉压加大。这是由于心排出量增加，而肾和肠系膜血管阻力下降，其他血管阻力基本不变，使总外周阻力变化不大的结果。大剂量时，除激动心脏 β 受体外，α 受体的兴奋作用占优势，引起外周血管收缩，外周阻力增加，收缩压和舒张压均升高。

4. 改善肾功能

治疗量能激动肾血管 D_1 受体，使肾血管扩张，肾血流量和肾小球滤过率增加。此外，多巴胺还具有排钠利尿作用，可改善肾功能。但大剂量多巴胺可使肾血管收缩，减少肾血流量，应予注意。

【临床应用】

1. 休克

适用于感染性休克、出血性休克及心源性休克等。对于伴有心肌收缩力减弱及尿量减少而血容量已补足的休克患者疗效较好。

2. 急性肾衰竭

因能改善肾功能，增加尿量，可与利尿药合用治疗急性肾功能衰竭。

【不良反应与注意事项】

治疗量时不良反应少，偶见恶心、呕吐。如剂量过大或静脉滴注速度过快，可出现心动过速、心律失常和肾功能减退等。一旦发生，应减慢静脉滴注速度或停药。心动过速者禁用。

麻 黄 碱

麻黄碱是从中药麻黄中提取的生物碱，也可人工合成，药用其左旋体或消旋体。口服易吸收，易通过血脑屏障，大部分以原形经肾脏排泄，一次给药作用可维持 3 ~ 6h。

【药理作用】

能激动 α 受体和 β 受体，也能促进去甲肾上腺素能神经末梢释放去甲肾上腺素。与肾上腺素相比具有性质稳定、口服有效、对心血管作用弱而持久、中枢兴奋作用较显著、易产生快速耐受性等特点。

【临床应用】

1. 支气管哮喘

扩张支气管作用较肾上腺素弱，起效慢但作用持久。用于预防支气管哮喘发作和轻症的治疗，对于重症急性发作效果较差。

2. 鼻黏膜充血

0.5% ~ 1% 溶液滴鼻可明显缓解鼻黏膜肿胀，消除鼻黏膜充血引起的鼻塞。

3. 防治低血压

因兴奋心脏，可使心肌收缩力加强、心排出量增加、血压升高，作用弱而持久，常用于防治硬膜外麻醉及蛛网膜下隙麻醉引起的低血压。

【不良反应与注意事项】

较大剂量可引起兴奋、不安、失眠等，晚间服用宜加用镇静催眠药。药物可从乳汁分泌，故哺乳期妇女不宜应用，禁忌证同肾上腺素。

二、α 受体激动药

（一）α₁、α₂受体激动药

去甲肾上腺素（NA）

去甲肾上腺素是肾上腺素能神经末梢释放的主要递质，也可由肾上腺髓质分泌。药用为人工合成品，其化学性质不稳定，遇光易失效，应避光保存。在中性尤其在碱性溶液中迅速氧化失效，在酸性溶液中较稳定，忌与碱性药物混合使用。

【体内过程】

在肠内易被碱性肠液破坏，故口服无效。皮下或肌内注射时，因血管剧烈收缩，吸收很少，且易发生局部组织坏死，故只能采用静脉滴注给药。主要分布于去甲肾上腺素能神经支配的组织器官及肾上腺髓质中。迅速被去甲肾上腺素能神经末梢再摄取，部分被 COMT 和 MAO 代谢，故作用维持时间短暂。代谢产物经肾脏排泄。

【药理作用】

主要激动 α 受体，对 β₁ 受体作用较弱，对 β₂ 受体几乎无作用。

1. 对血管的作用

激动 α₁ 受体，除冠状血管外，全身血管均呈现收缩效应。其中，皮肤、黏膜血管收缩最明显；其次是对肾血管的收缩作用；脑、肝、肠系膜和骨骼肌血管也呈现收缩反应。冠状血管扩张，主要是由于心脏兴奋，心肌的代谢产物（如腺苷）增加所致，同时因血压升高，提高了冠状血管的灌注压力，故冠脉血流量增加。

2. 兴奋心脏

对心脏 β₁ 受体有较弱的激动作用，可使心肌收缩力加强、心率加快、传导加速、心排出量增加。在整体情况下，心率可因为血压升高而反射性减慢。剂量过大也会引起心律失常，但较肾上腺素少见。

3. 升高血压

小剂量滴注时，由于心脏兴奋，心排出量增加，收缩压升高，此时血管收缩作用尚不十分剧烈，故舒张压升高不多而脉压加大。较大剂量时，因血管强烈收缩使外周阻力明显增高，故收缩压升高的同时舒张压也明显升高，脉压变小。其升压作用较强，且不被 α 受体阻断药翻转，因此对 α 受体阻断药引起的低血压可用药物治疗。

【临床应用】

1. 休克

仅用于神经源性休克早期、过敏性休克、应用血管扩张药无效的感染性休克及药物中毒（如氯丙嗪、酚妥拉明）引起的低血压等。切忌大剂量或长时间应用，否则会因血管剧烈收缩而加重微循环障碍。

2. 上消化道出血

1～3mg 适当稀释后口服，可使食管和胃内血管收缩，产生止血效果。

【不良反应与注意事项】

1. 局部组织缺血坏死

静脉滴注时间过长、浓度过高或药液漏出血管，可引起局部组织缺血坏死。如发现药液外漏或注射部位皮肤苍白，应更换注射部位，同时进行热敷，并用 α 受体阻断药酚妥拉明作局部浸润注射，以扩张血管，改善局部血液灌注。

2. 急性肾衰竭

静脉滴注时间过长或剂量过大，可使肾血管剧烈收缩，产生少尿、无尿和肾实质缺血性损伤，故用药期间注意监测尿量，至少应保持在每小时 25mL 以上。高血压、动脉硬化症、器质性心脏病、少尿、无尿及严重微循环障碍者禁用。

间 羟 胺

间羟胺为人工合成品，化学性质较稳定。可直接激动 α 受体，对 β_1 受体作用较弱；也可被去甲肾上腺素能神经末梢摄取进入囊泡，通过置换作用促使囊泡中的去甲肾上腺素释放，发挥间接作用。其主要作用特点有收缩血管、升高血压作用较弱而持久；对肾血管的收缩作用也较弱，很少引起急性肾衰竭；轻度兴奋心脏 β_1 受体，可使休克患者的心排出量增加，但对心率的影响不明显，很少引起心律失常，有时因血压升高反射性地使心率减慢；化学性质稳定，既可静脉给药，也可肌内注射。间羟胺常作为去甲肾上腺素的代用品，主要用于各种休克早期或其他低血压状态。

（二）α_1 受体激动药

去氧肾上腺素

去氧肾上腺素为人工合成品。作用与去甲肾上腺素相似而较弱。可收缩血管升高血压，反射性地使心率减慢，但减少肾血流作用比去甲肾上腺素更为明显，故少用于休克。作用维持时间较久，既可静脉滴注，也可肌内注射。可用于防治脊椎麻醉或全身麻醉时的低血压。药物尚能激动瞳孔开大肌 α_1 受体，使瞳孔扩大。与阿托品比较，一般不引起眼内压升高和调节麻痹。主要在检查眼底时，作为快速短效的扩瞳药使用。

三、β 受体激动药

（一）β_1、β_2 受体激动药

异丙肾上腺素

异丙肾上腺素为人工合成品。口服无效，气雾吸入吸收较快；舌下给药因能扩张局部血管，少量可经舌下静脉迅速吸收。吸收后，主要在肝脏及其他组织中被 COMT 所代谢，少量被 MAO 代谢，作用维持时间较肾上腺素略长。

【药理作用】

主要激动 β 受体，对 β_1 受体和 β_2 受体选择性差，对 α 受体几乎无作用。

1. 兴奋心脏

能激动心脏 β_1 受体，表现为正性肌力和正性频率作用，缩短收缩期和舒张期。与肾上腺素比较，异丙肾上腺素加快心率、加速传导的作用较强，心肌耗氧量明显增加，对窦房结有显著兴奋作用，也能引起心律失常，但较少产生心室纤颤。

2. 扩张血管

能激动血管 β_2 受体，产生血管扩张作用。对骨骼肌血管扩张作用较明显，对肾血管和肠系膜血管扩张作用较弱，对冠状血管也有扩张作用。

3. 影响血压

能兴奋心脏和扩张外周血管，使收缩压升高而舒张压略下降，脉压增大。

4. 扩张支气管

能激动支气管平滑肌 β_2 受体，使支气管平滑肌舒张，其作用比肾上腺素略强，也具有抑制组胺等过敏

介质释放的作用。但对支气管黏膜血管无收缩作用，故消除黏膜水肿的作用不如肾上腺素。久用可产生耐受性。

5. 其他

激动 β 受体，增加脂肪和糖原分解，增加组织的耗氧量。与肾上腺素比较，其升高血中游离脂肪酸作用相似，而升高血糖作用较弱。不易透过血脑屏障，故中枢兴奋作用不明显。

【临床应用】

1. 支气管哮喘

舌下含化或雾化吸入，用于控制支气管哮喘急性发作，疗效快而强。

2. 房室传导阻滞

舌下含化或静脉滴注，用于Ⅰ、Ⅱ度房室传导阻滞。

3. 心脏骤停

适用于心室自身节律缓慢、高度房室传导阻滞或窦房结功能衰竭等所致的心脏骤停。因异丙肾上腺素可引起舒张压下降，降低冠状动脉灌注压，可与去甲肾上腺素或间羟胺合用，作心室内注射。

4. 休克

在补足血容量的基础上，可用于心排出量较低、中心静脉压高的感染性休克。

【不良反应与注意事项】

常见心悸、头晕、皮肤潮红等反应。在支气管哮喘患者已明显缺氧时，剂量过大易引起心律失常，甚至产生心室纤颤而猝死，注意控制剂量。心绞痛、心肌梗死、冠心病、心肌炎和甲状腺功能亢进者禁用。

（二）β₁ 受体激动药

多巴酚丁胺

多巴酚丁胺为人工合成品，其化学结构和体内过程与多巴胺相似，口服无效，仅供静脉给药。多巴酚丁胺能选择性激动 β₁ 受体，与异丙肾上腺素比较，药物的正性肌力作用比性频率作用显著，可以增加心排出量，对心率影响不明显。主要用于心肌梗死并发心功能不全的治疗。连续应用可产生快速耐受性。

常见不良反应有血压升高、心悸、头痛、气短等，偶致室性心律失常。梗阻型肥厚性心肌病、心房纤颤者禁用。

（三）β₂ 受体激动药

本类药物包括沙丁胺醇、克仑特罗等。能选择性激动 β₂ 受体，舒张支气管平滑肌，主要用于支气管哮喘的治疗。

技 能 实 训

肾上腺素受体激动药概述：

（1）知识要求：每组同学选择一例本课学习的药物，并以选择的药物为中心，叙述出本组同学对肾上腺素受体激动药的理解。

（2）形式要求：每组同学确定好自己汇报的主题，整理好讲稿，并做成 PPT，下次课进行汇报。

（刘伟强）

任务五　肾上腺素受体阻断药

【知识目标】

（1）掌握肾上腺素受体阻断药的药理作用、临床应用与不良反应。

（2）熟悉肾上腺素受体阻断药的作用特点。

【能力目标】

初步学会分析、解释涉及肾上腺素受体阻断药的处方合理性，具备提供用药咨询服务的能力。

肾上腺素受体阻断药，又称肾上腺素受体拮抗药，是一类能与肾上腺素受体结合，本身不能激动或较弱激动肾上腺素受体，却能阻断去甲肾上腺素能神经递质或肾上腺素受体激动药与肾上腺素受体结合，从而产生抗肾上腺素作用的药物。按其对受体的选择性不同可分为三类：α 受体阻断药，β 受体阻断药，α、β 受体阻断药。

一、α 受体阻断药

根据这类药物对 α_1、α_2 受体选择性的不同，可将其分为三类：非选择性 α 受体阻断药（α_1、α_2 受体阻断药），选择性 α_1 受体阻断药，选择性 α_2 受体阻断药。

（一）α_1、α_2 受体阻断药

酚妥拉明（苄胺唑啉、立其丁）

酚妥拉明为短效类 α 受体阻断药。

【体内过程】

药物生物利用度低，口服作用仅为注射给药的 20%。口服后 30min 血药浓度达峰值，作用维持 3 ~ 6h，肌内注射作用维持 30 ~ 45min。大多以无活性的代谢产物经肾脏排泄。

【药理作用】

能竞争性地阻断 α 受体，对 α_1、α_2 受体具有相似的亲和力，可阻断肾上腺素的 α 样作用。

1. 扩张血管

静脉注射可使血管扩张，血压下降，肺动脉压和外周血管阻力降低。其作用机制主要是阻断血管平滑肌 α_1 受体以及对血管的直接扩张作用。

2. 兴奋心脏

可使心肌收缩力加强、心率加快、心排出量增加，这种兴奋作用部分由于血管扩张，血压下降，反射性地兴奋交感神经引起；部分是因阻断去甲肾上腺素能神经末梢突触前膜 α_2 受体，从而促进去甲肾上腺素释放，激动心脏 β_1 受体的结果。

3. 其他

有拟胆碱作用和组胺样作用，使胃肠平滑肌兴奋、胃酸分泌增加、皮肤潮红等。

【临床应用】

1. 外周血管痉挛性疾病

利用其扩张血管作用，用于肢端动脉痉挛性疾病，如雷诺综合征、血栓闭塞性脉管炎等。

2. 防治局部组织缺血坏死

当静脉滴注去甲肾上腺素发生药液外漏，可用药物做局部浸润注射，以拮抗去甲肾上腺素的血管收缩作用。

3. 嗜铬细胞瘤诊治

药物可使嗜铬细胞瘤所致的高血压在短时间内明显下降，用于嗜铬细胞瘤的诊断，还用于嗜铬细胞瘤骤发高血压危象以及手术前的准备。

4. 休克

用于抗休克，能使心排出量增加，血管扩张，外周阻力降低，从而改善休克状态时的内脏血液灌注，解除微循环障碍；并能降低肺循环阻力，防止肺水肿的发生。主要用于感染性休克、心源性休克和神经源性休克。

5.难治性充血性心力衰竭

心力衰竭时，因心排出量不足，交感神经张力增加，外周阻力增高，肺充血和肺动脉压力升高，易产生肺水肿。应用酚妥拉明可扩张血管，降低外周阻力，使心脏后负荷明显降低，左室舒张末期压与肺动脉压下降，心排出量增加以减轻心力衰竭症状。

【不良反应与注意事项】

常见低血压、腹痛、腹泻、呕吐，也可诱发溃疡病。静脉给药有时可引起心率加快、心律失常和心绞痛，须缓慢注射或滴注。冠心病、胃炎、消化性溃疡者慎用。

酚苄明（苯苄胺、竹林胺）

酚苄明为长效类 α 受体阻断药。

【体内过程】

口服吸收 20% ~ 30%，因肌内注射刺激性较强，临床只作口服或静脉给药。起效缓慢，即使静脉注射也需 1h 才能充分发挥作用。药物排泄缓慢，大量给药可蓄积于脂肪组织。1 次用药作用可维持 3 ~ 4d。

【药理作用与临床应用】

与酚妥拉明相比，其特点为起效缓慢，作用强大而持久；扩血管及降压强度取决于血管受交感神经控制的程度，当患者处于直立位或低血容量时，酚苄明的降压作用更为显著；主要用于外周血管痉挛性疾病、抗休克、治疗嗜铬细胞瘤和良性前列腺增生，改善排尿困难的症状。

【不良反应与注意事项】

直立性低血压、心悸是药物最常见的不良反应，亦可见胃肠道刺激症状（如恶心、呕吐）和中枢抑制症状（如嗜睡、疲乏等）。

（二）α₁ 受体阻断药

哌唑嗪（脉宁平）

哌唑嗪能选择性地阻断 α₁ 受体，对 α₂ 受体作用弱，故不影响去甲肾上腺素的释放，加快心率的不良反应较轻。主要用于高血压。

同类药物还有特拉唑嗪和布那唑嗪等。

二、β 受体阻断药

根据这类药物对 β₁、β₂ 受体选择性的不同，可将其分为非选择性 β 受体阻断药（β₁、β₂ 受体阻断药）和选择性 β₁ 受体阻断药。

（一）共同特点

【药理作用】

1.阻断 β 受体作用

（1）对心血管系统的影响。

阻断心脏 β₁ 受体，使心率减慢，心房和房室结的传导减慢，心肌收缩力减弱，心排出量减少，心肌耗氧量下降，血压降低。由于非选择性 β 受体阻断药如普萘洛尔对血管 β₂ 受体也有阻断作用，加上心脏功能受到抑制，反射地兴奋交感神经引起血管收缩和外周阻力增加，可使肝、肾和骨骼肌等血流量减少，冠状血管血流量也可降低。

（2）收缩支气管平滑肌。

阻断支气管平滑肌 β₂ 受体，使支气管平滑肌收缩而增加呼吸道阻力，可诱发或加重哮喘。

（3）影响代谢。

可抑制交感神经兴奋所引起的脂肪、糖原分解。普萘洛尔并不影响正常人的血糖水平，也不影响胰岛素的降血糖作用，但能延缓胰岛素给药后血糖水平的恢复。β 受体阻断药能掩盖低血糖时交感神经兴奋的症状，使低血糖不易被及时察觉。

（4）抑制肾素释放。

通过阻断肾小球旁器细胞 $β_1$ 受体而抑制肾素的释放，这可能是其降压作用原因之一，以普萘洛尔的作用最强。

2. 内在拟交感活性

有些 β 受体阻断药（吲哚洛尔）与 β 受体结合后除能阻断受体外，尚对 β 受体具有较弱的激动作用，称为内在拟交感活性。由于这种作用较弱，一般被其 β 受体阻断作用所掩盖。内在拟交感活性较强的药物在临床应用时，其抑制心肌收缩力、减慢心率和收缩支气管作用较弱。

3. 膜稳定作用

有些 β 受体阻断药具有局部麻醉作用和奎尼丁样作用，这两种作用都是由于其降低细胞膜对离子的通透性所致，故称为膜稳定作用。这一作用在常用量时与其治疗作用的关系不大。

4. 其他

普萘洛尔有抗血小板聚集作用；噻吗洛尔有降低眼内压作用，这可能与其阻断血管平滑肌 $β_2$ 受体，使眼后房血管收缩，减少房水的形成有关。

【临床应用】

1. 心律失常

对多种原因引起的快速型心律失常均有效，对于交感神经兴奋性过高、甲状腺功能亢进等引起的窦性心动过速疗效较好，也可用于运动或情绪激动所引发的室性心律失常。

2. 心绞痛和心肌梗死

对心绞痛有良好的疗效。长期应用，可降低心肌梗死复发率和猝死率。

3. 高血压

为治疗高血压的常用药物，能使高血压患者的血压下降，并伴有心率减慢。

4. 充血性心力衰竭

本类药物可使心率减慢，心肌耗氧量减少，还可阻断肾小球旁器细胞 $β_1$ 受体，抑制肾素 - 血管紧张素 - 醛固酮系统（RAAS），减轻心脏的前、后负荷，从而改善症状。

5. 甲状腺功能亢进

可降低基础代谢率，减慢心率，控制激动不安等症状，主要用于甲状腺功能亢进症的辅助治疗，对甲状腺危象可迅速控制症状。

6. 其他

本类药还可用于嗜铬细胞瘤和肥厚性心肌病。普萘洛尔适用于偏头痛、肌震颤、肝硬化所致的上消化道出血等，噻吗洛尔常局部应用治疗青光眼。

【不良反应与注意事项】

1. 一般不良反应

有恶心、呕吐、轻度腹泻等消化道症状。偶见过敏反应如皮疹、血小板减少等。

2. 心脏抑制

因对心脏 $β_1$ 受体的阻断作用，可引起心脏抑制，特别是窦性心动过缓、房室传导阻滞、心功能不全者对药物的敏感性增高，尤易发生，甚至引起严重心功能不全、肺水肿、房室传导完全阻滞或心脏骤停等。

3. 诱发或加重支气管哮喘

阻断支气管平滑肌 $β_2$ 受体，使支气管平滑肌收缩，呼吸道阻力增加。

4. 外周血管收缩和痉挛

阻断血管平滑肌的 β_2 受体，可使外周血管收缩和痉挛，导致四肢发冷、皮肤苍白或发绀，出现雷诺症状或间歇性跛行，甚至引起脚趾溃疡和坏死。

5. 反跳现象

长期应用 β 受体阻断药突然停药，可使原有疾病症状加重，与 β 受体向上调节有关。因此，长期用药者不宜突然停药，须逐渐减量直至停药，避免反跳现象的发生。

严重心功能不全、窦性心动过缓、重度房室传导阻滞和支气管哮喘等禁用。心肌梗死、肝功能不全者慎用。初次使用 β 受体阻断药时应该从小剂量开始，停药时需逐渐减量。

（二）β_1、β_2 受体阻断药

普萘洛尔

普萘洛尔为临床常用的 β 受体阻断药。药物具有较强的 β 受体阻断作用，对 β_1 受体和 β_2 受体的选择性低，无内在拟交感活性。可使心肌收缩力减弱、心率减慢、传导减慢和心排出量降低，冠脉血流量下降，心肌耗氧量减少。常用于高血压、心绞痛、心律失常、甲状腺功能亢进症等。

（三）β_1 受体阻断药

阿替洛尔、美托洛尔

阿替洛尔和美托洛尔对 β_1 受体有选择性阻断作用，无内在拟交感活性，临床主要用于高血压的治疗。对 β_2 受体作用较弱，故增加呼吸道阻力作用较轻，但支气管哮喘者仍需慎用。

三、α、β 受体阻断药

本类药物对 α 受体和 β 受体的阻断作用选择性低，但对 β 受体的阻断作用强于对 α 受体的阻断作用。代表药物为拉贝洛尔。

拉贝洛尔

【体内过程】

拉贝洛尔口服吸收率个体差异大，部分被首关消除，生物利用度为 20% ~ 40%。$t_{1/2}$ 为 4 ~ 6h，血浆蛋白结合率为 50%，约有 99% 的药物在肝脏迅速代谢，只有少量经肾脏排泄。

【药理作用与临床应用】

拉贝洛尔能同时阻断 α 受体和 β 受体，其中阻断 β_1 和 β_2 受体的作用强度相似，对 α_1 受体的阻断作用较弱，对 α_2 受体无作用。静脉注射或静脉滴注主要用于中度、重度高血压和心绞痛的治疗，也可用于高血压危象的治疗。

【不良反应与注意事项】

可引起眩晕、乏力、上腹不适等，大剂量可引起直立性低血压。支气管哮喘及心功能不全者禁用。药物对小儿、妊娠期妇女及脑出血者，禁止静脉注射。

技 能 实 训

肾上腺素受体阻断药概述：

（1）知识要求：每组同学选择一例本次课学习的药物，并以选择的药物为中心，叙述出本组同学对肾上腺素受体阻断药的理解。

（2）形式要求：每组同学确定好自己汇报的主题，整理好讲稿，并做成PPT，下次课进行汇报。（刘伟强）

项目六　影响中枢神经系统的药物

任务一　　镇静催眠药

【知识目标】

（1）掌握地西泮的药理作用、临床应用与不良反应。

（2）熟悉苯巴比妥、水合氯醛的作用特点、临床应用与不良反应。

（3）了解其他镇静催眠药的作用。

【能力目标】

初步学会分析、解释涉及镇静催眠药的处方合理性，具备提供用药咨询服务的能力。

睡眠是人体一种重要的生理过程，同时又是一个有周期性节律的生理过程，可受很多因素影响而发生改变。失眠是最常见的睡眠障碍问题，可能由某种精神障碍、情绪激动、吸毒、用药后不良反应、饮酒或呼吸障碍所致，也可能由与睡眠有关的肌痉挛、下肢不宁综合征或其他药物性和环境因素造成。长时间失眠的危害性极大，给人体造成过度的消耗，也给健康带来不良的后果。

镇静催眠药是一类通过抑制中枢神经系统而缓解过度兴奋和引起近似生理性睡眠的药物。该类药物对中枢神经系统的抑制作用程度随剂量增加而加强，小剂量时呈现安静或嗜睡的镇静作用，较大剂量时则引起类似生理性睡眠的催眠作用。

镇静催眠药按化学结构分为三类：苯二氮䓬类、巴比妥类和其他类。其中，苯二氮䓬类最常用。

一、苯二氮䓬类

苯二氮䓬类（BZ）多为 1,4- 苯并二氮䓬的衍生物，目前已在临床应用的有 20 多种药物。根据它们作用时间的长短，分为长效、中效、短效三类。长效类，包括地西泮（安定）、氟西泮（氟安定）等；中效类，包括硝西泮（硝基安定）、氯硝西泮（氯硝安定）、奥沙西泮（去甲羟基安定、舒宁）、劳拉西泮（氯羟安定）、替马西泮（羟基安定）、艾司唑仑（三唑氯安定、舒乐安定）、阿普唑仑（甲基三唑安定、佳乐定、佳静安定）等；短效类，包括三唑仑、咪达唑仑等。本类药物的基础药物理作用相似，但各有侧重，体内过程也存在差异。地西泮为 BZ 的代表药，也是本类中应用最广的药物。

地西泮（安定）

【体内过程】

地西泮口服吸收良好，0.5 ~ 2h 血药浓度达峰值，4 ~ 10d 血药浓度达稳态，$t_{1/2}$ 为 20 ~ 70h，血浆蛋白结合率高达 99%。肌内注射吸收慢而不规则，故较少肌内注射；静注后中枢抑制作用出现快，维持时间短。可透过胎盘，也可从乳汁分泌。在肝内转化，代谢产物去甲地西泮和去甲羟地西泮等仍具有药理活性，故作用持久，易发生蓄积，代谢产物经肾排泄。

【作用机制】

目前认为，苯二氮䓬类药物通过增强中枢 γ- 氨基丁酸（GABA）能神经的功能而产生中枢抑制作

GABA 受体是一个大分子复合物，为神经元膜上的配体 – 门控型 Cl⁻ 通道，周围有与 γ – 氨基丁酸、苯二氮䓬类、巴比妥类和乙醇等结合位点。苯二氮䓬类药物与 GABA 受体上苯二氮䓬结合位点结合，促进 GABA 与 GABA 受体结合，使 Cl⁻ 通道开放的频率增加，Cl⁻ 内流增多，导致细胞膜超极化，从而增强 GABA 的抑制作用，表现出中枢抑制作用。

【药理作用与临床应用】

1. 抗焦虑

小于镇静剂量的地西泮具有良好的抗焦虑作用，可显著改善患者的紧张烦躁、焦虑不安、恐惧、失眠等焦虑症状。临床上，该药是治疗各种原因引起的焦虑症的首选药，对持续性焦虑症宜选用长效类苯二氮䓬类药物，对间断性焦虑症则宜选用中、短效类苯二氮䓬类药物。

2. 镇静催眠

随着剂量增大，可引起镇静催眠作用。

（1）镇静作用。

镇静作用快而确实，在快速镇静同时还可引起短暂性的记忆缺失。临床用于手术麻醉前给药，心脏电击复律或内窥镜检查前给药。

（2）催眠作用。

可缩短睡眠诱导时间，减少夜间觉醒次数，延长睡眠时间。其特点：①对快动眼睡眠时相（REMS）影响较小，能产生近似生理性睡眠，醒后无明显嗜睡等后遗效应，连续应用停药后反跳现象轻；②治疗指数高，对呼吸及循环抑制轻，且加大剂量不引起全身麻醉；③对肝药酶无诱导作用，联合用药相互干扰轻。主要用于各型失眠的治疗，尤其对焦虑性失眠疗效更好，还可用于夜间惊恐和夜游症等。

3. 抗惊厥和抗癫痫

抗惊厥作用强，临床可用于破伤风、子痫、小儿高热惊厥以及药物中毒引起惊厥的辅助治疗。静脉注射地西泮是治疗癫痫持续状态的首选药，也可用于癫痫大发作和小发作。对其他类型的癫痫发作则以硝西泮和氯硝西泮的疗效较好。

4. 中枢性肌肉松弛作用

有较强的中枢性肌肉松弛作用，但不影响骨骼肌的正常活动。可用于脑血管意外或脊髓损伤等引起的中枢性肌强直，也可缓解内镜检查、关节及腰肌劳损等局部病变引起的肌肉痉挛。

【不良反应与注意事项】

1. 中枢神经系统反应

治疗量时可致嗜睡、乏力、头昏、记忆力减退等，大剂量时偶见共济失调、震颤、视力模糊、言语不清等，驾驶员、高空作业和机器操作者慎用。

2. 耐受性和依赖性

长期使用可产生耐受性和依赖性，突然停药可出现戒断症状，表现为失眠、焦虑、激动、震颤、甚至惊厥等。

3. 呼吸及循环抑制

静脉注射速度过快时对心血管和呼吸产生抑制作用，过量中毒时可致昏迷和呼吸抑制。过量中毒除采取洗胃导泻、对症治疗外，还可用特效拮抗药氟马西尼解救。

4. 致畸作用

可通过胎盘屏障和乳汁分泌，有致畸性。

妊娠期妇女、哺乳期妇女禁用，小儿、老年、肝功能不全、肾功能不全、呼吸功能不全、青光眼、重症肌无力者慎用。

二、巴比妥类

巴比妥类是巴比妥酸的衍生物，根据作用维持时间的长短，分为长效（苯巴比妥）、中效（异戊巴比妥）、短效（司可巴比妥）和超短效（硫喷妥）4 类（表 6-1）。

表 6-1 巴比妥类药物的分类、特点和临床应用

分类	药物	脂溶性	显效时间 /h	作用维持时间 /h	$t_{1/2}$/h	消除方式	主要临床用途
长效	苯巴比妥	低	0.5～1	6～8	24～96	30% 原形经肾脏排泄，部分肝代谢	抗惊厥、抗癫痫、镇静
中效	异戊巴比妥	稍高	0.25～0.5	3～6	14～42	肝代谢	抗惊厥、镇静催眠
短效	司可巴比妥	较高	0.25	2～3	20～28	肝代谢	抗惊厥、镇静催眠
超短效	硫喷妥	高	静注立即	0.25	3～8	先贮存于脂肪，最终肝代谢	静脉麻醉

【体内过程】

巴比妥类口服或肌内注射均易吸收，并迅速分布于全身组织和体液，也易透过胎盘屏障。药物进入脑组织的速度与其脂溶性成正比，如硫喷妥钠的脂溶性极高，极易通过血脑屏障，故静脉注射后立即显效，但因迅速自脑组织再分布至外周脂肪组织，故作用短暂，仅维持约 15min；而脂溶性低的苯巴比妥，即使静脉注射也需 30min 才显效。脂溶性较高的药物如异戊巴比妥和司可巴比妥主要经肝代谢而失活，故作用持续时间较短；脂溶性低的苯巴比妥一部分以原形自肾排泄而消除，故作用持续时间较长。尿液 pH 对苯巴比妥的排泄影响较大，碱化尿液时，苯巴比妥解离增多，肾小管重吸收减少，排出增加。因此在苯巴比妥中毒时，可用碳酸氢钠碱化尿液，以促进药物的排泄。

【作用机制】

可激动 GABA 受体，增加 Cl⁻ 通道开放时间而增加 Cl⁻ 内流，而产生中枢抑制作用，还可减弱谷氨酸介导的除极所导致的兴奋性反应。在较高浓度时，呈现拟 GABA 作用，即在无 GABA 时也能直接增加 Cl⁻ 内流。

【药理作用与临床应用】

对中枢神经系统有普遍性抑制作用。随着剂量增加，中枢抑制作用逐渐增强，依次表现为镇静、催眠、抗惊厥和麻醉作用，苯巴比妥还有抗癫痫作用。

1. 镇静催眠

小剂量具有镇静作用，可缓解焦虑、烦躁不安的状态；中等剂量具有催眠作用，可缩短入睡时间、减少觉醒次数、延长睡眠时间，但可缩短 REMS 时相。久用停药后，可有 REMS 时相反跳性地显著延长，伴有多梦，导致睡眠障碍，且安全性远不及苯二氮䓬类，易产生耐受性和依赖性。故临床上巴比妥类已不作为镇静催眠药常规使用，治疗失眠多用苯二氮䓬类。

2. 抗惊厥

有较强的抗惊厥作用，临床用于小儿高热、破伤风、子痫、脑膜炎、脑炎及中枢兴奋药引起的惊厥。一般肌内注射苯巴比妥钠，危急病例则选用作用迅速的异戊巴比妥钠或硫喷妥钠缓慢静脉注射。

3. 抗癫痫

苯巴比妥因化学结构中有苯环，具有特异的抗癫痫作用，可用于癫痫大发作和癫痫持续状态及部分性发作的治疗。

4. 麻醉及麻醉前给药

某些短效及超短效巴比妥类，如硫喷妥钠等静脉注射时能产生短暂的麻醉作用，可用作静脉麻醉和诱导麻醉；长效及中效巴比妥类可作麻醉前给药，以消除患者手术前的紧张情绪，但效果不及地西泮。

5. 增强中枢抑制药的作用

镇静剂量的巴比妥类与解热镇痛药合用，使后者的镇痛作用增强，故各种复方止痛片中常含有巴比妥类。此外，也能增强其他药物的中枢抑制作用。

【不良反应与注意事项】

1. 后遗效应

服用催眠剂量的巴比妥类后，次晨可出现头晕、困倦、嗜睡、精神不振及定向障碍，也称为"宿醉"现象。

2. 耐受性

短期内反复应用巴比妥类药物可产生耐受性，可能与神经组织对巴比妥类产生适应性及其诱导肝药酶加速自身代谢有关。

3. 依赖性

长期连续服用巴比妥类可使患者产生精神依赖性和躯体依赖性，迫使患者继续用药。苯巴比妥、异戊巴比妥属二类精神药品，司可巴比妥属一类精神药品。

4. 呼吸抑制

催眠剂量的巴比妥类对正常人呼吸影响不明显，但对已有呼吸功能不全者则可产生显著影响。大剂量巴比妥类对呼吸中枢有明显的抑制作用，抑制程度与剂量成正比，若静脉注射速度过快，治疗量也可引起呼吸抑制。呼吸深度抑制是巴比妥类药物中毒致死的主要原因。

5. 急性中毒

大剂量服用（5 ~ 10 倍催眠剂量）或静脉注射过快，可引起急性中毒，表现为昏迷、呼吸深度抑制、血压下降、体温降低、反射消失、休克及肾衰竭等，呼吸衰竭是致死的主要原因。中毒解救：应强调支持疗法以维持呼吸、循环功能（保持呼吸道通畅、吸氧，忌用纯氧吸入，必要时行人工呼吸，甚至气管切开，同时可给予呼吸兴奋药和升压药），同时通过洗胃（生理盐水或 1：2 000 高锰酸钾溶液）、导泻（10 ~ 15g 硫酸钠，忌用硫酸镁）、碱化尿液（静脉滴注碳酸氢钠或乳酸钠）、利尿（利尿药或脱水药）、血液透析等加速药物排出。

6. 过敏反应

少数人服用后可见荨麻疹、血管神经性水肿、多形性红斑、哮喘等，偶可引起剥脱性皮炎。

支气管哮喘、颅脑损伤所致的呼吸抑制、严重呼吸功能不全、过敏、卟啉病或有卟啉病家族史、贫血、未被控制的糖尿病者和过敏者禁用，妊娠期妇女及哺乳期妇女、甲状腺功能亢进、低血压、发热、出血性休克和心、肝、肾功能不全者与老年人慎用。

三、其他镇静催眠药

水合氯醛

【药理作用与临床应用】

口服易吸收，有镇静催眠作用，用于催眠，约 15min 显效，维持 6 ~ 8h。不缩短 REMS 时相，无宿醉的后遗效应，可用于顽固性失眠或对其他催眠药疗效不佳者。大剂量有抗惊厥作用，可灌肠用于子痫、破伤风及小儿高热等惊厥。

【不良反应与注意事项】

对胃有刺激性，其 10% 溶液需以多量水稀释后口服，过量可损害心、肝和肾等脏器，久用可产生耐受性和依赖性，戒断症状较严重。胃炎、溃疡病者和严重心、肝和肾疾病者禁用。

丁螺环酮

丁螺环酮为 5-HT1A 受体部分激动药，具有与地西泮相似的明显抗焦虑作用，但无镇静催眠、抗惊厥和中枢性肌肉松弛作用。中枢神经系统 5-HT 是引起焦虑的重要递质，丁螺环酮通过激动突触前膜 5-HT1A 受体，反馈性抑制 5-HT 释放，发挥抗焦虑作用。抗焦虑作用起效较慢，需用药 1 ~ 2 周才显效，4 周达最大效应，临床用于各种类型的焦虑症。无耐受性、无依赖性、无戒断症状、不引起记忆障碍、不影响精神运动功能。老年人、儿童用药较安全。严重肝、肾疾病、青光眼、重症肌无力、妊娠期妇女禁用。同类药物还有坦度螺酮。

唑 吡 坦

唑吡坦为新型非苯二氮䓬类镇静催眠药，具有咪唑并吡啶结构，药理作用类似苯二氮䓬类，具有较强的镇静催眠作用，可缩短入睡潜伏期、减少觉醒次数、延长睡眠持续时间，对正常睡眠时相影响小，用于偶发性、暂时性或慢性失眠的短期治疗。其抗焦虑、抗惊厥和中枢性肌肉松弛作用较弱。其后遗效应、耐受性、依赖性和戒断症状轻微，不良反应常见共济失调、精神紊乱，尤以老年患者居多，因此老年人应从常用量的半量开始服用。其安全范围大，但与其他中枢抑制药合用可引起严重的呼吸抑制，中毒时可用氟马西尼解救。15 岁以下儿童、妊娠期妇女和哺乳期妇女禁用。

佐 匹 克 隆

佐匹克隆是新一代非苯二氮䓬类镇静催眠药，化学结构属于环吡咯酮类，适用于入睡困难的失眠者。其主要特点：入睡快、睡眠时间长，能减少做梦，提高睡眠质量，无明显的耐受性和依赖性。重症肌无力、失代偿呼吸功能不全、严重睡眠呼吸暂停综合征者及对过敏者禁用，15 岁以下儿童、哺乳期妇女禁用。

褪黑素（MT）

褪黑素是松果体分泌的主要激素，化学名称为 N- 乙酰 -5- 甲氧色胺。近年来的研究已经证实，MT 对机体有广泛的影响，包括对生物节律、神经内分泌和应激反应的调节，抑制肾上腺、性腺及甲状腺的分泌，抗炎、镇痛、镇静、催眠作用等。新近的研究还表明，MT 具有抗氧化、清除自由基的作用，因此提出外源性给予 MT 可用于抗衰老和治疗老年相关性疾病。

正常人服用 MT 后，入睡时间缩短，睡眠质量改善，睡眠中觉醒次数显著减少，而且睡眠结构调整，浅睡阶段缩短，深睡阶段延长，次日清晨唤醒阈值下降。MT 的最理想临床适应证是睡眠节律障碍，包括睡眠时相滞后、时差反常、夜班作业或越洋旅行引起的睡眠障碍、盲人及脑损伤者的睡眠障碍。尽管对 MT 的生物学和药理学研究备受重视，但对 MT 催眠作用的机制目前尚不清楚。

根据已有的临床资料，MT 的不良反应少见。但 MT 主要用于成年和老年失眠者，不宜用于未成年人的催眠。

技 能 实 训

镇静催眠药概述：

（1）知识要求：每组同学选择一例本课学习的药物，并以选择的药物为中心，叙述出本组同学对镇静催眠药的理解。

（2）形式要求：每组同学确定好自己汇报的主题，整理好讲稿，并做成 PPT，下次课进行汇报。

（刘伟强）

任务二　抗癫痫药与抗惊厥药

【知识目标】

（1）掌握苯妥英钠、硫酸镁的药理作用、临床应用与不良反应。

（2）熟悉马卡西平、乙琥胺的作用特点、临床应用与不良反应。

（3）了解其他抗癫痫药的作用。

【能力目标】

初步学会分析、解释涉及抗癫痫药和抗惊厥药的处方合理性，具备提供用药咨询服务的能力。

一、抗癫痫药

癫痫是由脑组织局部病灶处神经元异常高频放电，并向周围扩散，导致大脑功能短暂失调的综合征，表现为运动、感觉、意识、精神和自主神经功能异常，并伴有脑电图异常，有慢性、突发性、短暂性和反复发作性的特点。临床分为原发性和继发性癫痫两种。前者与遗传等因素有一定关系；后者因脑部外伤、肿瘤、感染、发育异常、脑血管疾病或某种代谢异常引起。癫痫的分类非常复杂，随着对癫痫研究的不断深入，其分类也在不断地发展变化，目前临床上分为全身性发作和部分（局限）性发作。全身性发作包括强直－阵挛性发作（大发作）、失神性发作（小发作）、肌痉挛性发作和癫痫持续状态，部分（局限）性发作包括复杂部分性发作（精神运动性发作）、单纯局限性发作。

目前，癫痫的治疗仍以药物为主，主要方法是长期服用抗癫痫药物，目的是减少或阻止发作，但不能根治。抗癫痫药主要是抑制病灶神经元异常放电的产生或抑制异常放电向周围正常脑组织的扩散，多数抗癫痫药主要是通过后一种方式发挥作用。

（一）常用药物

苯妥英钠（大仑丁）

【体内过程】

其口服吸收缓慢且不规则，连续服药 6 ~ 10d，才能达到有效血药浓度。因其呈强碱性（pH=10.4）刺激性大，故不宜肌内注射，可缓慢静脉注射。血浆蛋白结合率约90%，易通过血脑屏障，静脉注射几分钟内血浆和脑中药物浓度达到平衡。主要经肝脏代谢失活，由肾脏排泄，消除速率与血药浓度密切相关，血药浓度低于 $10\mu g/mL$，按一级动力学消除，$t_{1/2}$ 约 20h。由于苯妥英钠常用剂量的血浆浓度个体差异较大，且不同厂家制剂的生物利用度差别很大，故临床用药应注意剂量个体化。

【药理作用与临床应用】

属于乙内酰脲类药物，主要通过阻断细胞膜上的 Na^+、Ca^{2+} 通道使多种组织细胞（神经元和心肌细胞等）的兴奋性降低，对其产生膜稳定作用，抑制异常高频放电的扩散，达到治疗作用，对正常低频放电的神经元无明显影响。

1. 抗癫痫

对癫痫大发作、单纯部分性发作疗效最佳，具有疗效高、无催眠作用等优点；其次是癫痫持续状态和精神运动性发作；对小发作无效，有时甚至使小发作加重。临床上是治疗大发作和部分性发作的首选药。由于起效慢，故常先用苯巴比妥等作用较快的药物控制发作，在改用药物前，应逐步停用苯巴比妥，不宜长期合用。

2. 抗神经痛

对三叉神经痛疗效好，对舌咽神经痛和坐骨神经痛也有一定疗效。此作用也与其稳定神经细胞膜有关。

3. 抗心律失常

对强心苷中毒所致室性心律失常的疗效较好，为首选药。

【不良反应与注意事项】

1. 局部刺激

碱性较强，对胃肠道有刺激性，口服易引起食欲减退、恶心、呕吐、腹痛等症状，宜饭后服用。静脉注射可发生静脉炎。长期应用引起齿龈增生，多见于儿童及青少年，发生率约20%，这与部分药物从唾液排出刺激胶原组织增生有关，轻者不影响继续用药，注意口腔卫生，防止齿龈炎，经常按摩齿龈可以减轻，一般停药 3 ~ 6 个月以上可自行消退。

2. 神经系统反应

用量过大可引起急性中毒，导致小脑－前庭系统功能失调，表现为眼球震颤、复视、共济失调等。严重者可出现语言障碍、精神错乱，甚至昏睡、昏迷等。

3. 造血系统反应

长期应用可导致叶酸缺乏，发生巨幼红细胞性贫血，可能与药物抑制叶酸吸收和代谢有关，可用甲酰四氢叶酸治疗。

4. 过敏反应

少数患者发生皮疹、粒细胞缺乏、血小板减少、再生障碍性贫血、肝坏死。长期用药者应定期检查血常规和肝功能，如有异常，应及早停药。

5. 骨骼系统

药物诱导肝药酶，加速维生素 D 代谢，长期应用可致低血钙症，儿童患者可发生佝偻病样改变，少数成年患者出现骨软化症，必要时应用维生素 D 预防。

6. 其他

偶见男性乳房增大、女性多毛症、淋巴结肿大等。早妊娠期妇女女服药后偶致畸胎，故妊娠期妇女禁用。久服骤停可使癫痫发作加剧，甚至诱发癫痫持续状态。

卡马西平（酰胺咪嗪）

【体内过程】

口服吸收良好，2 ~ 6h 血药浓度达高峰。经肝脏代谢生成的环氧化物仍有抗癫痫活性，其强度近似于卡马西平，进一步代谢后由肾脏排泄。单次给药血浆 $t_{1/2}$ 为 30 ~ 36h。药物有肝药酶诱导作用，加速自身代谢，故长期用药后血浆 $t_{1/2}$ 缩短为 10 ~ 20h。

【药理作用与临床应用】

1. 抗癫痫

一种安全、有效的抗癫痫药。对精神运动性发作疗效较好，至少 2/3 病例的发作可得到控制和改善；对大发作和单纯部分性发作有效，为首选药之一；对癫痫并发的精神症状（躁狂抑郁症）亦有效。

二苯并氮䓬类药物，其可阻滞电压依赖性的 Na^+ 通道，抑制突触后神经元高频动作电位的发放，以及通过阻断突触前 Na^+ 通道与动作电位发放，阻断神经递质释放，从而调节神经兴奋性。

2. 抗神经痛

用于三叉神经痛，对三叉神经痛和舌咽神经痛的疗效较苯妥英钠好。

3. 抗躁狂抑郁

有较强的抗躁狂抑郁作用，对锂盐治疗无效的躁狂抑郁症有效。

【不良反应与注意事项】

常见不良反应有眩晕、恶心、呕吐和共济失调等，也可有皮疹和心血管反应。一般多不严重，1 周左右逐渐消退；大剂量可致甲状腺功能低下、房室传导阻滞；少见而严重的不良反应有骨髓抑制、肝损害和左心室衰竭等。

苯巴比妥（鲁米那）

巴比妥类中有效的抗癫痫药。具有起效快（口服 1 ~ 2d 起效）、疗效好、价廉等优点。药物既能抑制病灶放电，又能抑制放电的扩散。临床对大发作及癫痫持续状态疗效较好；对精神运动性发作有一定疗效；对小发作疗效差。因其中枢抑制作用明显，均不作为首选药，控制癫痫持续状态时，临床更倾向于用戊巴比妥钠静脉注射。

苯巴比妥较大剂量可出现嗜睡、精神萎靡、共济失调等不良反应，用药初期较明显，长期使用则产生耐受性。偶见巨幼红细胞性贫血、白细胞减少和血小板减少，此外，药物为肝药酶诱导剂，与其他药物联合应用时应注意调整剂量。

扑米酮（扑痫酮）

化学结构和药理作用与苯巴比妥相似，主要用于苯巴比妥和苯妥英钠不能控制的大发作，也可作为精神运动性发作的辅助药。常见不良反应有嗜睡，用量过大时（血药浓度大于 $15\mu g/mL$）约 20% 的患者可出现眩晕、复视、共济失调、眼球震颤等小脑综合征，偶见白细胞、血小板减少和巨幼红细胞性贫血等。

地 西 泮

地西泮静脉注射是控制癫痫持续状态的首选药，特点是快速有效、安全，但剂量过大，静脉注射速度过快也可引起呼吸抑制，宜缓慢注射（1mg/min）。

氯硝西泮

氯硝西泮抗癫痫谱较广，对各型癫痫均有效，尤其对失神性发作、肌阵挛性发作和婴儿痉挛疗效佳，静脉注射可用于癫痫持续状态。氯硝西泮不宜与丙戊酸钠同时服用，因可诱发失神性发作持续状态。

乙 琥 胺

乙琥胺属于琥珀酰亚胺类药物。

【药理作用与临床应用】

对小发作虽疗效不如氯硝西泮、丙戊酸钠，但不良反应及耐受性的产生较少，故常作为防治小发作的首选药，对其他类型癫痫无效。目前认为丘脑在小发作时出现的 3Hz 异常放电起重要作用，而乙琥胺在治疗浓度时可抑制丘脑神经元低阈值 T 型 Ca^{2+} 电流，从而抑制 3Hz 异常放电的发生。

【不良反应与注意事项】

常见不良反应有嗜睡、眩晕、呃逆、食欲不振及恶心呕吐等。偶见嗜酸性粒细胞增多症和粒细胞缺乏症。严重者可发生再生障碍性贫血。

丙 戊 酸 钠

丙戊酸钠是广谱抗癫痫药。

【药理作用与临床应用】

通过抑制 GABA 氨基转移酶使脑内 GABA 积聚，通过增加谷氨酸脱羧酶活性使 GABA 生成增多，通过抑制突触前膜对 GABA 的再摄取，提高突触间隙 GABA 浓度；类似于苯妥英钠，抑制电压敏感性 Na^+ 通道，稳定神经细胞膜；类似于乙琥胺，抑制 T 型 Ca^{2+} 电流。

对多种癫痫模型有对抗作用。对大发作疗效不如苯妥英钠和苯巴比妥，但对后两药无效者，用药物仍有效；对小发作疗效优于乙琥胺，但由于其肝损害，小发作仍多用乙琥胺，对不典型小发作的疗效不及氯硝西泮；对精神运动性发作的疗效近似于卡马西平。临床广泛用于混合型癫痫及肌阵挛发作的治疗。

【不良反应与注意事项】

1. 胃肠道反应

恶心、呕吐及食欲不振等（发生率约 16%）。

2. 中枢神经系统

嗜睡、震颤、共济失调等，多与剂量过大有关。

3. 肝损害

约 40% 的患者服药数日后出现无症状肝功能异常，并已有少数患者发生肝衰竭而致死的报道。

4. 其他

对胎儿有致畸作用，常见脊椎裂，应予以重视。

二、抗惊厥药

惊厥是由疾病或药物等多种原因引起的中枢神经过度兴奋而致全身骨骼肌不自主地强直性收缩。多见于高热、子痫、破伤风、癫痫强直 – 阵挛发作和中枢兴奋药中毒等。常用抗惊厥药有苯二氮䓬类、巴比妥类和水合氯醛等药物。此外，硫酸镁注射给药也有抗惊厥作用。

硫 酸 镁

【药理作用与临床应用】

静脉或肌内注射可产生中枢抑制、抗惊厥和降压作用。Mg^{2+} 参与多种酶活性的调节，影响神经冲动传递和肌肉应激性维持。Mg^{2+} 与 Ca^{2+} 化学性质相似，可以特异性地竞争 Ca^{2+} 结合位点，拮抗 Ca^{2+} 的作用，使运动神经末梢 ACh 释放减少，骨骼肌松弛和血压下降。可用于各种原因引起的惊厥，尤其对子痫有较好的作用，可作为子痫首选药。较高浓度 Mg^{2+} 可直接扩张血管平滑肌、抑制心肌收缩力而引起血压下降，也可用于高血压危象的治疗。

外用高渗溶液热敷可消炎消肿；口服吸收少，有导泻和利胆作用。

【不良反应与注意事项】

Mg^{2+} 浓度过高则可抑制延髓呼吸中枢和血管运动中枢，引起呼吸抑制、血压剧降、心脏停搏而导致死亡。腱反射消失常为呼吸停止的先兆，故在用药过程中应经常检查，以防用药过量。如用药不当引起急性 Mg^{2+} 中毒时，应立即进行人工呼吸，缓慢静脉注射氯化钙或葡萄糖酸钙进行抢救。

技 能 实 训

抗癫痫药概述：

（1）知识要求：每组同学选择一例本课学习的药物，并以选择的药物为中心，叙述出本组同学对抗癫痫药的理解。

（2）形式要求：每组同学确定好自己汇报的主题，整理好讲稿，并做成 PPT，下次课进行汇报。

（刘伟强）

任务三 抗帕金森病药

【知识目标】

（1）掌握左旋多巴的药理作用、临床应用与不良反应。

（2）熟悉卡比多巴、恩特卡朋、司来吉兰、苯海索的作用特点、临床应用与不良反应。

（3）了解其他抗帕金森病药的作用。

【能力目标】

初步学会分析、解释涉及抗帕金森病药的处方合理性，具备提供用药咨询服务的能力。

中枢神经系统退行性疾病是指一组由慢性进行性中枢神经组织退行性变性而产生的疾病的总称，主要包括帕金森病（PD）、阿尔茨海默病（AD）、亨廷顿病（HD）、肌萎缩侧索硬化症（ALS）等。虽然本组疾病的病因及病变部位各不相同，但神经元发生退行性病理性改变是其共同特征。除帕金森病患者可通过合理用药延长寿命和提高生活质量外，其余疾病的治疗效果均不理想。

帕金森病（PD）又称震颤麻痹，是一种慢性进行性锥体外系功能障碍的中枢神经系统退行性疾病，典型症状为运动迟缓、肌肉强直、震颤、共济失调等。因脑动脉硬化、脑炎后遗症、化学物质中毒及抗精神病药等所引起类似帕金森病症状者，统称为帕金森综合征。

抗帕金森病药是通过增强中枢多巴胺能神经功能或降低中枢胆碱能神经功能而缓解帕金森病症状的药

物，分为中枢拟多巴胺药（多巴胺前体药物、左旋多巴增效药、促多巴胺释放药、多巴胺受体激动药）和中枢抗胆碱药两类。

一、中枢拟多巴胺药

（一）多巴胺前体药

左旋多巴

左旋多巴是酪氨酸的羟化物，是体内合成去甲肾上腺素、多巴胺等的前体物质。

【体内过程】

口服通过芳香族氨基酸的共同转运载体在小肠经主动转运迅速吸收，0.5～2.0h 血药浓度达高峰，胃排空延缓、胃内酸度高及高蛋白饮食等均可降低其生物利用度，应在两餐之间或餐后 90min 服用，且不宜进高蛋白饮食。口服后大部分在肝及胃肠黏膜等外周组织被多巴脱羧酶脱羧转变为多巴胺，后者不能透过血脑屏障，在外周组织引起不良反应；仅约 1% 的左旋多巴透过血脑屏障，进入中枢神经系统，在脑内经多巴脱羧酶脱羧生成多巴胺发挥抗帕金森病作用。左旋多巴生成的多巴胺一部分被多巴胺能神经末梢摄取，另一部分被单胺氧化酶或儿茶酚氧位甲基转移酶代谢，经肾排泄。可使唾液、汗液、尿液及阴道分泌物变棕色。$t_{1/2}$ 为 1～3h。

【药理作用与临床应用】

1. 抗帕金森病

进入中枢的左旋多巴在中枢多巴脱羧酶作用下转变为多巴胺，补充纹状体中多巴胺的不足，发挥抗帕金森病作用。其特点为：起效慢。需服用 2～3 周才起效，1～6 个月以上才获最大疗效；疗效与疗程有关。疗程超过 3 个月，50% 的患者获得较好疗效，疗程 1 年以上，疗效达 75%，应用 2～3 年后疗效渐减，3～5年后疗效已不显著，6 年后约半数患者失效，只有 25% 患者仍可获得良好效果；对轻症及年轻患者疗效较好，对重症及老年患者疗效较差；对改善肌肉僵直及运动困难的疗效较好，缓解震颤疗效较差；对抗精神病药引起的帕金森综合征无效，因多巴胺受体已被抗精神病药所阻断。

2. 治疗肝性脑病

左旋多巴在脑内可转化为去甲肾上腺素而使肝性脑病患者苏醒，但仅暂时改善脑功能，不能改善肝功能，故不能根治。

【不良反应与注意事项】

左旋多巴的不良反应大多是由生成的多巴胺所引起的。

1. 胃肠道反应

治疗初期，约 80% 患者出现恶心、呕吐、食欲减退等，是由于多巴胺刺激胃肠道和延髓催吐化学感受区（CTZ）所致。数周后能耐受，饭后服或缓慢递增剂量可减轻，同服外周多巴脱羧酶抑制剂可明显减少，外周多巴胺受体拮抗药多潘立酮可有效对抗。偶见溃疡、出血或穿孔。

2. 心血管反应

治疗初期约 30% 患者出现轻度直立性低血压，通常是无症状性的，但有些患者头晕，偶见晕厥，继续用药可耐受。还可引起心律失常，是由于多巴胺兴奋心脏 β 受体所致，可用 β 受体拮抗药治疗。

3. 神经系统反应

（1）不自主异常运动（异动症、运动障碍）。

约 50% 患者在治疗 2～4 个月内出现异常的不随意运动，多见于面部肌群，如口-舌-颊抽搐、张口、伸舌、皱眉、头颈部扭动等，也可累及四肢、躯干肌群，引起摇摆运动，偶见喘息样呼吸或过度呼吸。服用2 年以上发生率达 90%。表明药物已用至最大耐受量，须减量。

（2）症状波动。

40%～80%患者在用药3～5年后出现症状快速波动，主要表现为：剂末现象，即每次用药的有效作用时间缩短，症状随血药浓度发生规律性波动，临近第二次用药时药效突然消失；"开－关"现象，即症状在突然缓解（开）与加重（关）之间波动，"开"时活动正常或几近正常，常伴异动症，"关"时突然出现严重的PD样运动不能状态，两种现象交替出现，可持续数分钟至数小时，严重妨碍患者的正常活动，与服药时间、血药浓度无关。为减轻症状波动，可使用左旋多巴／外周多巴脱羧酶抑制药复方制剂或多巴胺受体激动药，或加用选择性单胺氧化酶B（MAO-B）抑制药等。

4. 精神障碍

表现为失眠、焦虑、噩梦、狂躁、幻觉、妄想、抑郁等，出现精神错乱的患者占10%～15%。需减量或停药，可用选择性中脑－边缘系统多巴胺受体拮抗药氯氮平治疗。精神病患者禁用。

维生素B_6是多巴脱羧酶的辅基，可增强外周多巴脱羧酶活性，加速左旋多巴在外周转变为多巴胺，从而使左旋多巴疗效降低、外周不良反应加重，不宜合用。非选择性单胺氧化酶抑制剂能抑制多巴胺在外周的代谢，从而加重多巴胺的外周不良反应，引起高血压危象，不宜合用；肾上腺素受体激动药可加重左旋多巴在心血管方面的不良反应，不宜合用；抗抑郁药能引起直立性低血压，加重左旋多巴的不良反应，不宜合用。抗精神病药如吩噻嗪类和丁酰苯类能阻断黑质－纹状体通路多巴胺受体、利血平能耗竭纹状体中的多巴胺，均可引起帕金森综合征，且能降低左旋多巴的疗效，不宜合用。

（二）左旋多巴增效剂

卡比多巴（α－甲基多巴肼、洛得新）

较强的外周多巴脱羧酶抑制剂。不易透过血脑屏障，与左旋多巴合用时，仅抑制外周多巴脱羧酶的活性，减少多巴胺在外周组织的生成、减轻其外周不良反应，进而使进入中枢的左旋多巴增多，提高脑内多巴胺的浓度，增强左旋多巴的疗效，所以是左旋多巴的重要辅助用药。卡比多巴单用无效，临床上通常将卡比多巴与左旋多巴按 1:10 或 1:4 的剂量配伍制成复方制剂。

恩他卡朋

儿茶酚氧位甲基转移酶（COMT）抑制药，选择性抑制外周COMT，不能通过血脑屏障，只抑制外周的COMT。药物能延长左旋多巴半衰期，稳定血药浓度，使更多的左旋多巴进入脑组织。恩他卡朋单独使用无效，常与左旋多巴合用，使左旋多巴的疗效趋于平稳。尤其适用于症状波动的患者，延长"开－关反应"和"开"期的时间，明显缩短"关"期，提高患者生活质量。长期应用常见的不良反应为运动障碍、恶心、腹泻及尿液颜色加深等。

司来吉兰

选择性单胺氧化酶B（MAO-B）抑制药，选择性极高的抑制单胺氧化酶B，能迅速通过血脑屏障，低剂量（＜10mg/d）可选择性抑制中枢神经系统MAO-B，抑制纹状体内多巴胺的降解，发挥抗帕金森病作用。与左旋多巴合用可减少后者的用量和不良反应，并能消除长期应用左旋多巴出现的"开－关"现象，常作为左旋多巴的辅助用药。大剂量（＞10mg/d）也可抑制MAO-A，应避免应用。药物代谢产物为苯丙胺类，有兴奋作用，易致失眠，应避免晚间服用。服药期间应避免食用富含酪胺的食品，以免血压升高。

（三）多巴胺受体激动药

溴隐亭

一般剂量可激动黑质－纹状体通路的多巴胺受体，产生抗帕金森病作用，疗效与左旋多巴相似，对重症患者也有效，起效快，维持时间长，主要用于不能耐受左旋多巴的帕金森病患者。与左旋多巴合用治疗帕金森病取得较好疗效，能减少症状波动。小剂量可选择性激动结节。漏斗通路的多巴胺受体，抑制催乳素和生长激素分泌，用于溢乳闭经综合征和肢端肥大症。不良反应较多，消化系统常见食欲减退、恶心、呕吐、便秘，对消化性溃疡患者可诱发出血；心血管系统常见直立性低血压，也可诱发心律失常，一旦出现应立即停药；运动功能障碍与左旋多巴相似；精神障碍比左旋多巴更常见且严重，如幻觉、错觉、思维混乱等，停药可消失。

利舒脲（利修来得、麦角脲）

激动多巴胺受体的作用比溴隐亭强 1 000 倍，用于帕金森病的优点有改善运动功能障碍、减少严重的"开 – 关"现象和左旋多巴引起的不自主异常运动。可单用或与左旋多巴合用。

普 拉 克 索

新型多巴胺受体激动药，与溴隐亭相比，患者的耐受性更好，胃肠道不良反应轻，不易引起"开 – 关反应"和运动障碍。还可能通过其抗氧化作用和线粒体保护作用，对 PD 患者发挥神经保护作用。普拉克索单独应用对早期 PD 症状有改善，尚可减轻 PD 患者的抑郁症状。与左旋多巴联合应用治疗重症 PD，可降低左旋多巴的剂量和减轻症状波动现象。临床上越来越多地作为帕金森病的早期治疗药物，而不是仅仅作为左旋多巴的辅助药物。不良反应包括头晕、恶心、失眠和嗜睡等。应用普拉克索初期，常出现直立性低血压；因可能出现突发性睡眠，故服药期间禁止从事高空作业及驾驶等工作。

（四）促多巴胺释放药

金 刚 烷 胺

可能通过多种方式增强多巴胺的功能，促进纹状体多巴胺释放、抑制多巴胺再摄取、直接激动多巴胺受体、较弱的中枢抗胆碱作用。单用药物时疗效优于中枢抗胆碱药，但不及左旋多巴。

特点是起效快、维持时间短，用药数天即可获最大疗效，但连用 6 ~ 8 周后疗效逐渐减弱。与左旋多巴合用有协同作用。长期用药可见下肢皮肤出现网状青斑，可能是儿茶酚胺释放引起外周血管收缩所致。也可致失眠、精神不安和运动失调，偶致惊厥，精神病、癫痫者禁用。可致畸胎，妊娠期妇女禁用。

金刚烷胺尚具有抗亚洲 A 型流感病毒作用。

二、中枢抗胆碱药

通过阻断中枢胆碱受体，减弱纹状体中 ACh 的作用，治疗帕金森病。传统胆碱受体阻断药东莨菪碱抗帕金森病有效，但因外周抗胆碱不良反应大，一般不用。常用中枢性胆碱受体阻断药有苯海索等。

苯海索（安坦）

对中枢胆碱受体拮抗作用较强，通过阻断黑质。纹状体通路的胆碱受体而拮抗 ACh 的作用，产生抗帕金森病作用；外周抗胆碱作用较弱，仅为阿托品的 1/10 ~ 1/3。苯海索抗帕金森病的特点为：对早期轻症患者疗效好；对震颤疗效好，对流涎、肌肉僵直和运动迟缓疗效较差；对抗精神病药引起的帕金森综合征有效；合用左旋多巴可增强疗效。由于对帕金森病疗效不明显，现已少用，主要用于早期轻症患者、不能耐受左旋多巴或多巴胺受体激动药的患者、抗精神病药引起的帕金森综合征。不良反应与阿托品相似但较轻，闭角型青光眼、前列腺肥大者禁用。

技 能 实 训

抗帕金森病药概述：

（1）知识要求：每组同学选择一例本课学习的药物，并以选择的药物为中心，叙述出本组同学对抗帕金森病药的理解。

（2）形式要求：每组同学确定好自己汇报的主题，整理好讲稿，并做成 PPT，下次课进行汇报。

（刘伟强）

任务四 抗阿尔茨海默病药

【知识目标】

（1）掌握他克林、占诺美林的药理作用、临床应用与不良反应。

（2）了解其他抗阿尔茨海默病药的作用。

【能力目标】

初步学会分析、解释涉及抗阿尔茨海默病药的处方合理性，具备提供用药咨询服务的能力。

老年性痴呆分为原发性痴呆症、血管性痴呆症和两者的混合型，前者又称阿尔茨海默病（AD），是一种与年龄高度相关的，以进行性认知障碍和记忆力损害为主的中枢神经系统退行性疾病，约占老年性痴呆症患者总数的 70%，表现为记忆力、判断力、抽象思维等一般智力的丧失，视力、运动能力等不受影响。

一、胆碱酯酶抑制药

他 克 林

【药理作用】

为第一代可逆性 AChE 抑制药，通过抑制 AChE 而增加 ACh 的含量，既可抑制血浆中的 AChE，又可抑制组织中的 AChE；可直接激动 M 受体和 N 受体；可促进 ACh 释放；可促进脑组织对葡萄糖的利用。他克林对 AD 的治疗作用是多方面共同作用的结果。

【临床应用】

目前最有效的 AD 治疗药，多与卵磷脂合用，可延缓病程 6～12 个月，提高患者的认知能力和自理能力。但由于不良反应较大，限制其临床应用。

【不良反应与注意事项】

肝毒性最常见，是患者终止治疗的主要原因。约 50% 的患者在治疗后的前 12 周出现谷丙转氨酶（ALT）升高，多数患者于停药 3 周内可恢复，再次治疗可出现反跳且出现更快，约 75% 的患者可耐受再次治疗，应定期检查 ALT。1/3 的患者有胃肠道反应，大剂量可出现胆碱综合征。

多奈哌齐（安理申）

第二代可逆性 AChE 抑制药。与他克林相比，对中枢 AChE 选择性高，肝毒性及外周不良反应轻，患者耐受性较好。半衰期长，可每日服用 1 次，口服吸收良好，不受进食和服药时间的影响，生物利用度为 100%。用于轻、中度 AD，能提高患者的认知能力，延缓病情发展，具有剂量小、毒性低和价格相对较低等优点。不良反应常见幻觉、易激惹、攻击行为、昏厥、失眠、肌肉痉挛、尿失禁、疼痛；少见癫痫、心动过缓、胃肠道出血、胃和十二指肠溃疡、血肌酸激酶浓度的轻微增高；罕见锥体外系症状、房室传导阻滞、潜在的膀胱流出道梗阻。轻中度肝功能不全者宜适当调整剂量，病态窦房结综合征或其他室上性传导阻滞、消化道溃疡、哮喘及慢性阻塞性肺病者慎用。

利斯的明（卡巴拉汀）

第二代 AChE 抑制药，具有安全、耐受性好、不良反应轻等优点，且无外周活性，尤其适用于伴有心、肝、肾等疾病的 AD 患者。利斯的明改善认知能力的效果显著，如记忆力、注意力和方位感，是目前该类药物中唯一对日常生活中的认知行为和综合能力有显著疗效的 AChE 抑制药。除胃肠道不良反应发生率略高于多奈哌齐外，其他不良反应与多奈哌齐相似，主要有恶心、呕吐、腹痛、腹泻、乏力、眩晕、嗜睡、精神错乱等，继续用药一段时间（2～3周）或减量一般可消失。严重肝损伤者及过敏者禁用。

加兰他敏

第二代 AChE 抑制药，在胆碱能高度不足的区域活性最大。用于轻、中度 AD，用药6～8周后疗效开始明显，临床有效率为 50%～60%，疗效与他克林相当，但无肝毒性。药物目前在许多国家被推荐为轻、中度 AD 的首选药物。治疗主要不良反应为用药初期（2～3周）可出现恶心、呕吐、腹泻等胃肠道反应，稍后即消失。

石杉碱甲（哈伯因）

强效、可逆性 AChE 抑制药，对改善衰老性记忆障碍及老年痴呆患者的记忆功能有良好作用，对脑器质性病变引起的记忆障碍也有改善作用，在改善认知功能方面的效果比高压氧治疗效果显著。用于老年性记忆功能减退及 AD 患者，可提高其记忆和认知能力。治疗应从小剂量开始，逐渐增量。不良反应有恶心、头晕、多汗、腹痛、视物模糊等，一般可自行消失，严重者可用阿托品拮抗。癫痫、肾功能不全、机械性肠梗阻、心绞痛患者禁用。心动过缓、支气管哮喘者慎用。

二、M 受体激动药

占诺美林

选择性 M_1 受体激动药，为目前发现的选择性最高的 M_1 受体激动药之一。高剂量口服可明显改善 AD 患者认知功能和行为能力。但因易引起胃肠道和心血管方面的不良反应，部分患者中断治疗，可选择经皮肤给药。

沙可美林

相对选择性 M_1 受体激动药。AD 患者服用 4 周后起效，认知能力显著提高，具有安全、耐受性好等优点。常见不良反应有轻微流汗等。

三、N– 甲基 –D– 天冬氨酸受体非竞争性拮抗药

美金刚（美金刚胺）

当兴奋性递质谷氨酸与 N– 甲基 –D– 天冬氨酸（NMDA）受体结合后，可激活细胞膜电压依赖性钙通道，引起细胞内钙超负荷而致神经元选择性损伤。当谷氨酸以病理量释放时，美金刚可降低谷氨酸的神经毒性作用；当谷氨酸释放过少时，则可改善记忆过程所需谷氨酸的传递。药物能显著改善轻、中度血管性痴呆患者的认知能力，且对较严重者效果更好；对中度、重度患者，还可显著改善其动作能力、认知障碍和社会行为。美金刚是第一个用于晚期 AD 的 NMDA 受体非竞争性拮抗药，与 AChE 抑制药合用效果更好。不良反应有轻微眩晕、不安、头重、口干等，饮酒可能加重。

四、其他类

大脑功能恢复药（如胞磷胆碱、吡拉西坦、茴拉西坦、吡硫醇、脑蛋白水解物、赖氨酸等）通过促进脑代谢，脑循环改善药（如双氢麦角碱、尼麦角碱等）通过扩张脑血管改善微循环，神经细胞生长因子增强药（如丙戊茶碱）通过保护神经，钙通道阻滞药（如尼莫地平、氟桂利嗪等）通过抑制脑细胞钙超负荷等作用，也可改善 AD 患者的症状。

技 能 实 训

抗阿尔茨海默病药概述：

（1）知识要求：每组同学选择一例本课学习的药物，并以选择的药物为中心，叙述出本组同学对抗阿尔茨海默病药的理解。

（2）形式要求：每组同学确定好自己汇报的主题，整理好讲稿，并做成 PPT，下次课进行汇报。

（刘伟强）

任务五 抗精神失常药

【知识目标】

（1）掌握氯丙嗪的药理作用、临床应用与不良反应。
（2）掌握碳酸锂、丙咪嗪的药理作用、临床应用与不良反应。
（3）了解其他抗精神失常药的作用。

【能力目标】

初步学会分析、解释涉及抗精神失常药的处方合理性，具备提供用药咨询服务的能力。

精神失常是由多种原因引起的精神活动障碍的一类疾病，包括精神分裂症、躁狂症、抑郁症和焦虑症等。治疗这些疾病的药物统称为抗精神失常药，也称为精神药物。根据临床应用，分为抗精神病药、抗躁狂药、抗抑郁药和抗焦虑药。

一、抗精神病药

本类药物主要用于精神分裂症，也称这类药物为抗精神分裂症药。精神分裂症是以思维、情感、行为之间不协调，精神活动与现实脱离为主要特征的最常见的一类精神病。本类药物对其他精神病的躁狂症状也有效。根据化学结构不同可将其分为吩噻嗪类、硫杂蒽类、丁酰苯类及其他类。

（一）吩噻嗪类

本类药物化学结构特点是都具吩噻嗪的基本结构，根据其侧链不同，又分为二甲胺类（氯丙嗪）、哌嗪类（奋乃静、氟奋乃静、三氟拉嗪）及哌啶类（硫利哒嗪）。它们具有相似的药理作用。

氯丙嗪（冬眠灵）

【体内过程】

口服易吸收但不完全，2～4h达峰血药浓度，有关消除和个体差异，相同剂量、不同个体血药浓度可相差10倍以上，故用药应个体化。肌内注射吸收迅速。吸收后分布于全身，脑内药物浓度可达血药浓度的10倍。主要在肝脏代谢成多种代谢物及葡萄糖醛酸结合物，经肾脏排出。因其脂溶性高，易蓄积于脂肪组织，故排泄缓慢，$t_{1/2}$约6h。停药后数周乃至半年后，尿中仍可检出其代谢物。

【药理作用】

除具有阻断DA受体作用外，还有较强的α受体和5-HT$_2$受体阻断作用，也阻断组胺H$_1$受体和M受体，使之具有广泛的药理作用及多种不良反应。

1.对中枢神经系统的影响

（1）镇静、安定作用。

正常人口服治疗量，表现为镇静、安定、感情淡漠，对周围事物反应性下降，环境安静可诱导入睡，但易被唤醒，加大剂量亦不引起麻醉。其作用机制：阻断脑干网状结构上行激活系统外侧部位的α受体，抑制特异性感觉传入冲动沿侧支向网状结构传导，使大脑皮层兴奋性降低，连续用药可产生耐受性。目前认为，药物对组胺H$_1$受体阻断作用亦与其镇静作用有关。

（2）抗精神病作用。

患者服药后，能迅速控制兴奋躁动的临床症状，而不引起过分中枢抑制。连续（6～26周）用药，可使精神分裂症患者消除幻觉、妄想，减轻思维障碍，理智恢复，生活自理。此作用不产生耐受性。

（3）镇吐作用。

镇吐作用强，小剂量就对延髓第四脑室底部极后区的催吐化学感受区的 D 受体有抑制作用，大剂量时能直接抑制呕吐中枢。但对刺激前庭引起的呕吐无效。

（4）对体温调节作用。

对下丘脑体温调节中枢有很强的抑制作用，不但降低发热机体的体温，而且还能降低正常体温，这点与解热镇痛药不同，后者只降低发热体温而不降低正常体温。氯丙嗪的降温作用随环境温度而变化，在低温环境时，配合物理降温，可使机体温度降至更低；在炎热天气，氯丙嗪可使体温升高，这是其干扰了机体正常散热的结果。

（5）增强中枢抑制药的作用。

可增强镇静催眠药、麻醉药、镇痛药及解热镇痛药的作用，合用时可增加疗效及不良反应，应注意适当调整剂量，以免加重对中枢神经系统功能的抑制。

2. 对内分泌系统的影响

可阻断结节 – 漏斗通路 D_2 受体，减少催乳素抑制因子的释放，使催乳素上升；抑制促性腺激素释放因子的释放，使雌激素、孕激素下降；抑制 ACTH 的释放，使糖皮质激素下降；抑制生长激素的释放，使生长激素减少。

3. 对自主神经系统的影响

高剂量明显阻断 α 受体，可翻转肾上腺素的升压作用，也能抑制血管运动中枢和直接扩张血管，对心脏有一定抑制作用，可致外周阻力降低，心输出量降低，血压下降。氯丙嗪对 M 胆碱受体也有较弱的阻断作用。

【临床应用】

1. 精神分裂症

精神分裂症临床症状可分为阳性症状和阴性症状。阳性症状表现为幻觉和妄想等，阴性症状表现为情感淡漠、主动性缺乏等。药物主要用于改善精神分裂症的阳性症状，对躁狂抑郁症的躁狂状态有很好疗效，也用于具有类似精神分裂症状的其他精神病。

药物对急性精神分裂症患者疗效好。氯丙嗪阻滞突触后 DA 受体作用很快出现，但大多数患者需服药 1～3 周后开始显效，连续服药 6 周至 6 个月充分显效。大多数患者不能根治，需长期服维持量以减少复发。少部分患者发作治疗后可长期缓解。

2. 止吐

用于多种疾病（妊娠中毒、尿毒症、癌症、放射病等）和一些药物（吗啡、洋地黄、四环素等）所致呕吐。但对晕动病所致的呕吐无效。氯丙嗪也可用于顽固性呃逆。

3. 麻醉前用药

能加强其他中枢抑制药的作用，并具有镇静、安定、镇吐等作用，有利于麻醉的进行，减少不良反应。

4. 人工冬眠和低温麻醉

与哌替啶、异丙嗪等药配伍，使患者深睡，体温、代谢及组织耗氧量均降低，对各种伤害性刺激的反应减弱，有利于患者度过危险的组织损伤阶段，争得治疗时间，称为"人工冬眠"疗法。可用于严重创伤或感染、高热惊厥、破伤风、甲状腺危象等的辅助治疗。临床上用物理降温配以氯丙嗪，可使患者体温降低到 34℃或更低，用于低温麻醉。

【不良反应与注意事项】

1. 一般不良反应

中枢抑制症状，如嗜睡、无力、淡漠；M 胆碱受体阻断症状，如口干、无汗、便秘、视力模糊、眼压升高等；α 受体阻断症状，如鼻塞、血压下降、直立性低血压以及反射性心率过快等。为防止直立性低血压发生，注射给药后应卧床休息 2h 左右方可缓慢起立。静脉注射可引起血栓性静脉炎，应以 0.9% 氯化钠溶液或葡萄糖溶液稀释后缓慢注射。

2. 锥体外系反应

长期大量服用氯丙嗪后最常见的不良反应。有以下四种表现：帕金森综合征，多见于中老年人，表现肢体震颤，肌张力增高，运动减少等，发生率约 30%，绝大多数在连续用药 2 ~ 3 个月内，少数可在 1 ~ 2 周内出现；急性肌张力障碍，青中年人多见，以肌肉痉挛为特点，主要表现在头颈部肌肉，出现强迫性张口、伸舌、斜颈等头颈部怪异动作，也可波及躯干和四肢肌肉，通常在服药后 24 ~ 48h 内发生；静坐不能，多见于青少年，表现为坐立不安，反复徘徊。上述表现是因药物阻断了黑质－纹状体通路的 D_2 受体，与多巴胺的功能减弱及 ACh 的功能增强有关。减少用药量或停药后症状可减轻甚至消失，必要时加用中枢抗胆碱药（如苯海索）；迟发性运动障碍，大约有 1/5 的患者出现迟发性运动障碍的不良反应，表现为节律的或不规则、不自主的刻板运动，特别以口、舌、面部不自主运动最常见，有时伴有肢体或躯干的舞蹈样动作，迟发性运动障碍停药后仍可长期存在。其机制可能是由于 D_2 受体长期被阻滞，受体敏感性增加所致，抗胆碱药反可使之加重。

3. 精神方面

服用氯丙嗪开始的几周内，约有 80% 的患者出现过度的镇静。较大剂量时，活动减低，思维、行动迟缓，反应迟钝，注意力不集中，记忆减退，对周围环境淡漠。也可致抑郁状态。多发生于用药后的第 4 ~ 8 周。

4. 内分泌方面

长期应用可致乳房增大、停经、泌乳及不育症等，部分患者体重增加。

5. 过敏反应

常见有皮疹、接触性皮炎及光敏性皮炎，也有剥脱性皮炎发生。有粒细胞缺乏症、溶血性贫血及再生障碍性贫血的报道。还有少数人（发生率在 0.3% 以下）出现胆汁淤积性黄疸，大部分发生于服药前 4 周内，一般停药后 4 ~ 8 周内恢复。如出现严重过敏反应，应立即停药治疗。

6. 局部刺激

注射液刺激性较强，故应深部肌内注射。

7. 急性中毒

一次应用剂量过大，可致急性中毒。表现为昏睡、血压下降、心肌损害等。呈现出异常心电图，Q-T 或 P-R 间期延长，T 波低平或倒置，心率加快。无特效解毒药，应及时对症治疗。可用去甲肾上腺素升压，但禁用肾上腺素。

有癫痫及惊厥史、昏迷、抑郁症、青光眼、严重肝功能损害、乳腺增生症和乳腺癌的患者禁用，冠心病、尿毒症者及患有心血管疾病的老年者慎用。

（二）硫杂蒽类

硫杂蒽类代表药是氯普噻吨，此外还有氟哌噻吨、替沃噻吨等。

氯普噻吨

药理作用和锥体外系反应与氯丙嗪相似，但抗肾上腺素和抗胆碱作用较弱。有一定的抗抑郁作用。适用于伴有焦虑、抑郁症状的精神分裂症、更年期精神病及焦虑性神经官能症。

氟哌噻吨（三氟噻吨）

抗精神病作用与氯丙嗪相似，镇静作用弱，有特殊的激动效应，躁狂症者禁用。低剂量有一定的抗抑郁焦虑作用，也用于抑郁症或伴焦虑的抑郁症。锥体外系反应常见。

（三）丁酰苯类

氟哌啶醇

药理作用与氯丙嗪相似，D_2 受体阻断作用较强，对 D_1 受体几无作用，对 α 受体、$5-HT_2$ 受体和 M 受体作用很弱。抗精神病作用及锥体外系反应均很强，镇吐作用亦强。镇静及引起体位性低血压作用弱。主要用于急性、慢性精神分裂症，对吩噻嗪类治疗无效者，可能有效。也可用于止吐及顽固性呃逆。药物易引起锥体外系反应，长期大量应用可致心肌损害。

氟哌利多（氟哌啶）

作用与氟哌啶醇相似，但体内代谢迅速，作用维持时间短。临床上利用其安定作用及增强镇痛药作用的特点，与芬太尼配伍，用于"神经安定镇痛术"。用于小手术（如清创）、内镜检查、造影等，也可用于麻醉前给药、呕吐以及控制精神患者的攻击行为等。

（四）其他类抗精神病药

五 氟 利 多

药理作用与氟哌啶醇类似。特点是作用持续时间长，每周口服1次即可，服药7d后血中仍可检出，是因其贮存于脂肪组织中，然后缓慢释放入血及进入脑组织中有关。可用于各型精神分裂症。锥体外系不良反应发生率约60%。

舒 必 利

属苯酰胺类药物，是选择性 D_2 受体阻滞药。对精神分裂症幻觉、妄想、抑郁症状有较好疗效，对兴奋躁动作用较弱。锥体外系反应轻微。镇吐作用强，可用于止吐。

氯 氮 平

属苯二氮䓬类药物，其抗精神病作用机制为：阻断 $5-HT_2$ 受体和 D 受体；对组胺 H_1 受体、M 受体和 α 受体也有较强的阻滞作用，其抗胆碱可能也起一定作用。氯氮平选择性地作用于边缘系统 DA 神经元，对纹状体 DA 神经元较少影响，因此，锥体外系不良反应少见。临床用于急性、慢性精神分裂症，对用其他药物治疗无效的病例仍可有效。缺点是可引起粒细胞减少，应定期检查血常规。

奥 氮 平

对体内多种受体有明显的抑制作用，包括 5-HT、D_2、α、M 及 H_1 受体，并选择性抑制中脑 – 边缘系统多巴胺能神经功能，对纹状体多巴胺能神经功能的影响较小。临床研究表明，对阴性症状的疗效奥氮平优于氟哌啶醇。与经典抗精神病药相比，奥氮平疗效好、有效率高、作用持久、不良反应少，因此能更大程度地改善患者的生命质量。

利 培 酮

新一代非经典抗精神病药，对 D_2 受体和 5-HT 受体有较强阻断作用，而对 α 受体、H_1 受体和 M 受体作用弱。适用于急性和慢性精神分裂症，对阳性症状和阴性症状均有效，同时对患者的认知功能障碍和继发性抑郁也有治疗作用。锥体外系不良反应较轻，目前已成为一线药物。

其他新型抗精神病药有喹硫平、洛沙平、阿立哌唑、舍吲哚等。

二、抗躁狂抑郁症药

躁狂抑郁症属心境障碍（又称情感性精神障碍），主要表现为情感过度高涨或低落，分单相型（躁狂或抑郁两者之一反复发作而无相反位相者）和双相型（躁狂或抑郁两者交替发作）。躁狂症是以明显的心境高涨为主的情感性精神障碍。抑郁症则主要表现为情绪低落、兴趣减低、悲观、思维迟缓等。发病机制可能与脑内单胺类神经递质改变有关，目前认为 5-HT 缺乏可能是其发病的基础。在 5-HT 缺乏基础上，当 NA 能神经功能亢进易出现躁狂，NA 能神经功能不足易出现抑郁。

（一）抗躁狂症药

抗精神分裂症药氯丙嗪、氟哌啶醇及抗癫痫药丙戊酸钠、卡马西平等对躁狂症有效，但锂盐是典型的抗躁狂症药。

碳 酸 锂

【体内过程】

口服吸收迅速而完全，2~4h血药浓度达高峰。不与血浆蛋白结合，分布于全身体液，先分布于细胞外液，后逐渐蓄积于细胞内。因通过血脑屏障进入脑组织和神经细胞需要一定时间，故显效较慢。主要经肾排泄，Li⁺ 在近曲小管重吸收约 80%，可与 Na⁺ 竞争重吸收，增加 Na⁺ 摄入可促进 Li⁺ 排泄，缺 Na⁺ 或肾功能不良时可致 Li⁺ 潴留，引起中毒，故用药期间应保持正常食盐摄入量，不宜采用低钠饮食，且多饮水。$t_{1/2}$ 为 18 ~ 36h。

【药理作用与临床应用】

治疗量对正常人的精神活动无明显影响，但对躁狂症患者有显著疗效。碳酸锂主要通过 Li⁺ 发挥作用，其机制可能是抑制脑内 NA 和 DA 的释放、促进其再摄取、增加其灭活。

1. 躁狂症

碳酸锂为治疗躁狂症首选药，既可用于躁狂的急性发作，也可用于缓解期的维持治疗，特别是对急性躁狂和轻度躁狂疗效显著，有时对抑郁症也有效。起效较慢，起效需 5 ~ 7d，对严重急性躁狂患者，在最初治疗阶段常需合用苯二氮䓬类或抗精神病药，以加速控制急性躁狂症状。

2. 躁狂抑郁症

碳酸锂还可用于躁狂抑郁症，该病的特点是躁狂和抑郁双相循环发生，长期应用碳酸锂不仅可减少躁狂复发，对预防抑郁复发也有相当的疗效，但对抑郁的作用不如躁狂显著。

3. 难治性抑郁症

抗抑郁药与碳酸锂合用治疗难治性抑郁症是目前公认的较好的办法。

4. 精神分裂症

碳酸锂对精神分裂症的兴奋躁动症状也有效。

【不良反应与注意事项】

不良反应多，其疗效和毒性与血药浓度平行。用药初期有恶心、呕吐、腹泻、乏力、肢体震颤、口干、多尿等。继续用药 1 ~ 2 周后可逐渐减轻或消失。此外还有抗甲状腺作用而致甲状腺肿大、白细胞升高等。治疗时血锂浓度应控制在 0.6 ~ 1.5mmol/L，血药浓度大于 2mmol/L 即可中毒，表现为意识障碍甚至昏迷，深反射亢进、共济失调、震颤、肌张力增高及癫痫发作等中枢神经症状。应进行血锂浓度的监测，发现血锂浓度过高时，立即减量或停药，并适当补充 0.9% 氯化钠注射液以促进锂盐的排泄。

（二）抗抑郁症药

抑郁症是一种常见的心理疾病，女性发病率比男性高 2 ~ 3 倍，患者倍受折磨。抗抑郁症药是指能增强 5-羟色胺能神经和 / 或去甲肾上腺素能神经功能，用来治疗以情绪抑郁为突出症状的精神疾病的精神药物。根据化学结构或作用机制，分为三环类抗抑郁药、四环类抗抑郁药、选择性 5-HT 再摄取抑制药、单胺氧化酶抑制药和其他抗抑郁药，见图 6-1。

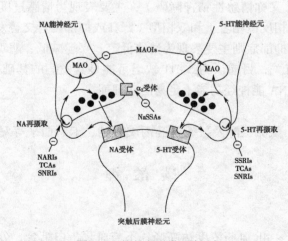

图 6-1　抗抑郁药作用机制

丙米嗪（米帕明）

三环类抗抑郁药（TCAs）

【体内过程】

口服吸收良好，2 ~ 8h 血药浓度达高峰。广泛分布于全身各组织，以脑、肝、肾及心肌分布较多。主要经肝代谢，其中间代谢产物仍有显著抗抑郁作用，二者最终以无活性的羟化物或葡萄糖醛酸结合物的形式经肾排泄。$t_{1/2}$ 为 10 ~ 20h。

【药理作用】

1. 中枢神经系统

正常人服用后出现困倦、嗜睡、头晕、注意力不集中、思维能力下降等以镇静为主的症状，而抑郁症病人连续服用后情绪提高、精神振奋、思维敏捷，呈现显著的抗抑郁作用，但奏效慢，需连续用药 2 ~ 3 周才见效，故不可作为应急药物使用。

TCAs 为 5-HT 和 NA 再摄取抑制药，主要通过抑制突触前膜对 5-HT 及 NA 的再摄取，使突触间隙的 NA 和 5-HT 浓度升高，促进突触传递功能，从而发挥抗抑郁作用。

2. 自主神经系统

治疗量有明显的 M 受体拮抗作用，引起视物模糊、口干、便秘、尿潴留等阿托品样作用。

3. 心血管系统

治疗量可降低血压，与阻断外周血管平滑肌 α_1 受体有关；治疗量可致心律失常，其中心动过速较常见，心电图可见 T 波倒置或低平，可能与抑制心肌 NA 再摄取有关。此外，对心肌有奎尼丁样直接抑制作用，故心血管病者慎用。

【临床应用】

1. 抑郁症

主要用于各种原因引起的抑郁症，对内源性、更年期抑郁症疗效较好，对反应性抑郁症疗效次之，对精神分裂症的抑郁状态疗效较差。也可用于强迫症。对伴有焦虑的抑郁症疗效显著，对恐惧症也有效。

2. 小儿遗尿症

对小儿遗尿可试用丙米嗪治疗，睡前口服，疗程以 3 个月为限。

【不良反应与注意事项】

主要是抗胆碱和对心血管的作用引起口干、便秘、散瞳、眼内压升高、尿潴留、心悸、体位性低血压、心律失常等。中枢神经方面可致乏力、头晕等，少数人转为躁狂兴奋。偶见皮疹、粒细胞减少及阻塞性黄疸等过敏反应。前列腺肥大和青光眼者禁用，心血管病者慎用。

同类药物还有地昔帕明（去甲丙米嗪）、阿米替林、多塞平（多虑平）、氯米帕明（氯丙米嗪），其中阿米替林为临床最常用的 TCAs。

马普替林（麦普替林）

四环类选择性 NA 再摄取抑制药（NARIs），通过抑制突触前膜对 NA 的再摄取，增强中枢 NA 能神经的功能，从而发挥抗抑郁作用，其对 5-HT 摄取几乎无影响。口服吸收缓慢但较完全，$t_{1/2}$ 为 27 ~ 58h，故用药 2 ~ 3 周后才充分发挥疗效。药物的镇静、抗胆碱作用、对心脏和血压的影响与丙米嗪相似。临床可用于各型抑郁症患者，尤其适用于老年抑郁症患者。常见不良反应有口干、便秘、眩晕、恶心及视物模糊等，少数患者可出现心动过速、直立性低血压、焦虑、震颤、躁狂、癫痫发作症状、过敏反应及中性粒细胞减少等。

米塔扎平（米氮平）

四环类 NA 能和特异性 5-HT 能抗抑郁药（NaSSAs），通过阻断中枢 NA 能和 5-HT 能神经末梢突触前 α_2 受体，增加 NA 和 5-HT 的间接释放，增强中枢 NA 能及 5-HT 能神经的功能，并阻断 5-HT$_2$、5-HT$_3$ 受体以调节 5-HT 功能，从而达到抗抑郁作用；对 H$_1$ 受体、外周 α_1 受体及 M 受体均有阻断作用。主要用于抑郁症的治疗。不良反应常见体重增加、困倦，严重不良反应有急性骨髓功能抑制，少见体位性低血压、震颤、肌痉挛、肝脏氨基转移酶 AST 及 ALT 升高、皮疹等。

氟西汀（氟苯氧丙胺）

【体内过程】

口服吸收良好，不受进食影响，生物利用度近 100%，6～8h 血药浓度达高峰。血浆蛋白结合率为 80%～95%，易通过血脑屏障。经肝代谢为仍有抗抑郁作用的活性代谢物去甲氟西汀，80% 由尿排泄，15% 由粪便排出。

【药理作用与临床应用】

强效选择性 5-HT 再摄取抑制药（SSRIs），主要通过选择性抑制 5-HT 的再摄取，增加突触间隙 5-HT 浓度，从而增强中枢 5-HT 能神经功能，发挥抗抑郁作用；对肾上腺素受体、组胺受体、M 受体、5-HT 受体等几乎没有亲和力。常用于各型抑郁症、焦虑症、强迫症及神经性厌食症。

【不良反应与注意事项】

偶有恶心、呕吐、头痛、头晕、乏力、失眠、厌食、体重下降、震颤、惊厥、性欲降低等。禁与 MAOI 合用，以防发生 "5-HT 综合征"，癫痫、心血管疾病、糖尿病者慎用。

同类药物还有帕罗西汀、舍曲林、氟伏沙明、西酞普兰、艾司西酞普兰等。

吗氯贝胺

选择性单胺氧化酶抑制药（MAOI），通过抑制 A 型单胺氧化酶（MAO-A），减少 NA、5-HT 及多巴胺的降解，增强去 NA、5-HT 和多巴胺能神经功能，而发挥抗抑郁作用。具有作用快，停药后单胺氧化酶活性恢复快的特点。适用于各种抑郁症。不良反应主要有轻度恶心、口干、头痛、头晕、出汗、心悸、失眠、体位性低血压等，少见有过敏性皮疹，偶见意识障碍及肝功能损害，大剂量时可能诱发癫痫。儿童、有意识障碍、嗜铬细胞瘤者及过敏者禁用。正在服用某些可影响单胺类药物浓度的药物（SSRIs、TCAs）者禁用，以避免引起 "5-HT 综合征"。

文拉法辛

5-HT、NA 和 DA 的再摄取抑制剂，其对 5-HT 再摄取抑制作用最强，对 NA 再摄取抑制作用较强，主要通过抑制 5-HT 及去 NA 再摄取，增强中枢 5-HT 能及 NA 能神经功能而发挥抗抑郁作用；对 M 受体、H 受体无作用，对单胺氧化酶无抑制作用。用于抑郁症疗效显著，且具有抗抑郁和抗焦虑双向作用，亦能治疗焦虑症；还可用于强迫症、社交恐惧症、多动症、精神分裂症等。常见不良反应嗜睡、失眠、焦虑、性功能障碍等；严重不良反应有粒细胞缺乏、紫癜；少见无力、震颤、心悸、躁狂、惊厥、体重下降、肝脏氨基转移酶 AST 及 ALT 升高、视物模糊等；偶见抗利尿激素分泌异常、皮疹和瘙痒等。肝肾功能不全、近期心肌梗死、不稳定型心绞痛、血液病、癫痫、躁狂、青光眼及有出血倾向者慎用。司机和机械操纵者、儿童、妊娠及哺乳期妇女慎用。

曲唑酮（苯哌丙吡唑酮）

5-HT 受体阻断剂和再摄取抑制剂，能抑制突触前膜对 5-HT 的再摄取；同时虽不抑制 NA 的再摄取，但通过拮抗突触前膜 α_2 受体，增加 NA 的释放，进而发挥抗抑郁作用；可拮抗 5-HT$_1$ 受体和中枢 α_1 受体，有明显镇静作用，对 M 受体无影响。可用于各型抑郁症、伴有抑郁的焦虑症、情感障碍伴失眠等。不良反应较小，用药较安全。严重的心脏病或心律失常、意识障碍者及过敏者禁用。

技 能 实 训

1.抗精神分裂症药概述

（1）知识要求：每组同学选择一例本课学习的药物，并以选择的药物为中心，叙述出本组同学对抗精神分裂症药的理解。

（2）形式要求：每组同学确定好自己汇报的主题，整理好讲稿，并做成PPT，下次课进行汇报。

2.抗躁狂抑郁症药概述

（1）知识要求：每组同学选择一例本课学习的药物，并以选择的药物为中心，叙述出本组同学对抗躁狂抑郁症药的理解。

（2）形式要求：每组同学确定好自己汇报的主题，整理好讲稿，并做成PPT，下次课进行汇报。

（刘伟强）

任务六　中枢兴奋药

【知识目标】

（1）掌握咖啡因的药理作用、临床应用与不良反应。

（2）掌握尼可刹米的药理作用、临床应用与不良反应。

（3）了解其他中枢兴奋药的作用。

【能力目标】

初步学会分析、解释涉及中枢兴奋药的处方合理性，具备提供用药咨询服务的能力。

中枢兴奋药是一类能提高中枢神经系统功能活动的药物，对中枢神经系统不同部位有一定的选择性，随剂量的增加，其作用强度和范围也随之增大，可引起中枢神经系统广泛兴奋，甚至导致惊厥。

一、大脑皮质兴奋药

咖　啡　因

咖啡因是咖啡豆和茶叶中的主要生物碱，属甲基黄嘌呤类，现已人工合成。其复盐苯甲酸钠咖啡因（安钠咖）供注射给药。

【药理作用与临床应用】

1.兴奋中枢神经

对中枢神经系统的作用强度和范围与剂量有关：小剂量（50~200mg）可选择性兴奋大脑皮质，使人精神振奋，疲劳减轻，睡意消失，工作效率提高；较大剂量（250~500mg）可直接兴奋延髓呼吸中枢和血管运动中枢，使呼吸加深加快，血压升高，在呼吸中枢受抑制时更显著；中毒量兴奋脊髓引起惊厥。临床用于解救严重传染病及中枢抑制药中毒引起的昏睡、呼吸抑制和循环衰竭。

2.心血管系统

大剂量可直接兴奋心脏、扩张血管，但被兴奋迷走中枢和血管运动中枢的作用所掩盖，无治疗意义。对脑血管有收缩作用，可减弱脑血管搏动。常与阿司匹林或对乙酰氨基酚配伍治疗一般性头痛，与麦角胺配伍治疗偏头痛。

3. 其他

具有较弱的舒张胆管和支气管平滑肌、刺激胃酸和胃蛋白酶分泌及利尿等作用。

【不良反应与注意事项】

治疗量不良反应较少。较大剂量可引起激动、不安、失眠、头痛、心悸、恶心、呕吐等症状；中毒时可致惊厥。婴幼儿高热时易诱发惊厥，应避免使用含咖啡因的复方制剂退热。大剂量诱发消化性溃疡，消化性溃疡者禁用。久用可产生精神依赖性。

哌甲酯（利他林）

人工合成的苯丙胺类药物，治疗量可兴奋大脑皮质和皮质下中枢，作用温和，能改善精神活动，振奋精神，解除轻度中枢神经抑制，消除疲劳。较大剂量能兴奋呼吸中枢，过量可致惊厥。临床用于对抗巴比妥类及其他中枢抑制药过量中毒引起的昏睡与呼吸抑制，也用于轻度抑郁症、小儿遗尿症、儿童多动综合征和发作性睡病的治疗。

治疗量不良反应少，偶见失眠、心悸、厌食、焦虑等，大剂量可引起血压升高、眩晕、头痛甚至惊厥。久用可致耐受性和依赖性，小儿长期应用影响其生长发育。癫痫、高血压者及 6 岁以下小儿禁用。

二、呼吸中枢兴奋药

尼可刹米（可拉明）

【药理作用与临床应用】

治疗量可直接兴奋延髓呼吸中枢，也可刺激颈动脉体和主动脉体化学感受器而反射性兴奋呼吸中枢，提高呼吸中枢对 CO_2 的敏感性，使呼吸加深加快。当呼吸中枢处于抑制状态时，其兴奋作用更明显。对血管运动中枢有弱兴奋作用。临床用于各种原因引起的中枢性呼吸抑制，对肺源性心脏病及吗啡中毒引起的呼吸抑制效果较好，对吸入麻醉药中毒次之，对巴比妥类药物中毒引起的呼吸抑制效果较差。该药作用温和，但作用短暂，静脉注射仅维持 5 ~ 10min，故需间歇多次给药。

【不良反应与注意事项】

治疗量不良反应少，安全范围较大。过量可致血压升高、心动过速、呕吐、肌震颤等症状，中毒时可引起惊厥，应及时静注地西泮解救。

二甲弗林（回苏灵）

可直接兴奋呼吸中枢，对呼吸中枢作用比尼可刹米强，起效快，维持时间短。能显著改善呼吸，使呼吸加深加快。临床用于各种原因引起的中枢性呼吸抑制，也可用于肺性脑病。

安全范围小，过量易致惊厥，小儿尤易发生，静脉给药需用葡萄糖稀释后缓慢注射。妊娠期妇女禁用，吗啡中毒者禁用。

洛贝林（山梗菜碱）

通过选择性刺激颈动脉体和主动脉体化学感受器，反射性兴奋呼吸中枢。作用快、弱、短，仅维持数分钟，安全范围大，不易引起惊厥。临床常用于新生儿窒息、小儿感染性疾病所致呼吸衰竭、一氧化碳中毒引起的窒息及其他中枢抑制药引起呼吸衰竭的急救。大剂量可兴奋迷走中枢，引起心动过缓、房室传导阻滞；中毒量可兴奋交感神经节和肾上腺髓质，导致心动过速，也可引起惊厥。

多沙普仑

多沙普仑为新型呼吸中枢兴奋药，其作用机制和维持时间与尼可刹米相似，作用强于尼可刹米，安全范围较大。临床用于麻醉药或中枢抑制药引起的呼吸抑制、急性肺通气不全。过量可致心律失常、惊厥。

三、脑功能改善药

脑功能改善药也称促智药，可促进脑功能的恢复，提高学习、记忆力。

吡拉西坦（脑复康）

能降低脑血管阻力，增加脑血流量；能促进脑组织对葡萄糖、氨基酸、磷脂的利用和蛋白质的合成，促进 ATP 的合成。对缺氧脑细胞有保护作用，促进脑细胞信息传递，改善学习、记忆和回忆能力。临床用于脑动脉硬化、阿尔茨海默病、脑血管意外、脑外伤后遗症，用于慢性酒精中毒、药物中毒及一氧化碳中毒所致的思维障碍，也可用于儿童智力低下等。

胞磷胆碱（胞二磷胆碱、尼可灵）

能增加脑血流量，能增加脑损伤部位对氧的摄入和利用，促进卵磷脂的合成而改善细胞代谢，可促进脑组织功能的恢复和促进苏醒。临床主要用于急性脑外伤和脑手术后的意识障碍、脑梗死急性期的意识障碍，在脑内出血急性期不宜大剂量应用。

甲氯芬酯（氯酯醒）

主要兴奋大脑皮质，促进脑细胞代谢，增加葡萄糖的利用，使受抑制状态的中枢神经功能恢复，对中枢抑制状态的患者作用更为明显。临床用于颅脑外伤性昏迷、中毒和脑动脉硬化引起的意识障碍、阿尔茨海默病、儿童反应迟钝、新生儿缺氧症、小儿遗尿症等。

石杉碱甲

具有促进记忆再现和增强记忆的作用。对痴呆患者和脑器质性病变患者的记忆障碍有改善作用。适用于中老年良性记忆障碍和各型痴呆、记忆认知功能及情绪行为障碍。

银杏叶提取物

具有扩张冠状动脉和脑血管的作用，能改善微循环，促进心、脑组织代谢，对神经细胞有保护作用；可拮抗血小板活化因子，降低血小板聚集，改善血液流变学；还能清除自由基和抑制细胞膜脂质过氧化。用于脑部、周边等血液循环障碍：急、慢性脑功能不全及其后遗症，如中风、注意力不集中、记忆力衰退、痴呆；耳部血流及神经障碍，如耳鸣、眩晕、听力减退、耳迷路综合征；眼部血流及神经障碍，如糖尿病引起的视网膜病变及神经障碍、老年黄斑变性、视物模糊、慢性青光眼；末梢循环障碍，如各种动脉闭塞症、间歇性跛行症、手脚麻痹冰冷、四肢酸痛。不良反应轻微，极少数患者可出现胃肠不适、头晕、头痛、血压降低等。妊娠及哺乳期妇女慎用。

技 能 实 训

中枢兴奋药概述：

（1）知识要求：每组同学选择一例本课学习的药物，并以选择的药物为中心，叙述出本组同学对中枢兴奋药的理解。

（2）形式要求：每组同学确定好自己汇报的主题，整理好讲稿，并做成 PPT，下次课进行汇报。

（刘伟强）

任务七　镇痛药

【知识目标】

（1）掌握吗啡的药理作用、临床应用与不良反应。

（2）熟悉可待因、哌替啶的药理作用、临床应用与不良反应。

（3）了解其他镇痛药的作用。

【能力目标】

初步学会分析、解释涉及镇痛药的处方合理性，具备提供用药咨询服务的能力。

疼痛为人体第五大生命体征，是由实际的或潜在的组织损伤引起的一种不愉快的感觉和情感体验。当机体受到损伤性刺激后，局部释放致痛物质，这些致痛物质作为疼痛信号，通过伤害感受器到达中枢，使机体感受到疼痛。疼痛是许多疾病的症状，是机体受到伤害性刺激时的一种保护性反应，也是疾病诊断的重要依据。在疾病未确诊之前慎用镇痛药，以免掩盖病情，贻误诊治，但剧烈的疼痛和慢性持续性疼痛不仅给患者带来痛苦，还可引起生理功能严重紊乱，甚至出现休克、死亡。因此，合理应用镇痛药尤为重要。

镇痛药是一类主要作用于中枢神经系统，在不影响意识和其他感觉（触、视、听觉）的情况下选择性地消除或缓解疼痛的药物。

本类药物镇痛作用强大，多用于剧烈疼痛，但反复应用后易成瘾，一旦停药就会表现出戒断症状，故称本类药物为成瘾性镇痛药，属"麻醉药品"管理范畴，应根据国家颁布的《麻醉药品管理条例》，严格控制使用。镇痛药分为三类：阿片生物碱类镇痛药、人工合成镇痛药、其他镇痛药。

一、阿片生物碱类镇痛药

阿片为罂粟科植物罂粟未成熟蒴果浆汁的干燥物。含有 20 余种生物碱，如吗啡、可待因、罂粟碱。

吗　啡

【体内过程】

口服可自胃肠道吸收，但生物利用度较低，故多采用注射给药。注射给药吸收较快，迅速分布于全身组织，仅少量可透过血脑屏障，但已足可发挥药理效应。作用持续 4 ~ 6h，主要在肝脏代谢，代谢产物经肾脏排泄，少量经乳腺排出，还可通过胎盘到达胎儿体内，故临产前和哺乳期妇女禁用。

【药理作用】

1. 对中枢神经系统作用

（1）镇痛、镇静、致欣快作用。

镇痛作用强大，对各种疼痛均有效，对慢性持续性钝痛的效果优于急性间断性锐痛，同时不影响意识和其他感觉。镇痛的同时可产生镇静作用，消除患者因疼痛引起的情绪反应，如焦虑、紧张等，若外界安静，患者易入睡。90% ~ 95% 的患者有欣快感，而欣快感是导致成瘾的基础。

（2）呼吸抑制作用。

直接抑制呼吸中枢，小于镇痛剂量时就有明显作用，使呼吸频率、潮气量和每分钟呼吸量减少。随着剂量增加，呼吸抑制作用也加强，急性中毒时呼吸极度抑制，呼吸频率可降至每分钟 3 ~ 4 次，严重者可引起呼吸衰竭而死亡。

（3）镇咳作用。

此作用可能与吗啡作用于延脑孤束核的阿片受体抑制咳嗽中枢有关。对各种剧烈咳嗽均有良好疗效。但吗啡易成瘾，故不作镇咳药用，只在肺外伤或肺出血等需立即止咳的情况下应用。

（4）其他作用。

可刺激延脑催吐化学感受区而引起恶心、呕吐；兴奋动眼神经缩瞳核，引起缩瞳作用，中毒时瞳孔极度缩小呈针尖样，对吗啡中毒具有诊断意义。吗啡对免疫系统有抑制作用，包括抑制淋巴细胞增殖、减少细胞因子分泌、减弱自然杀伤细胞的细胞毒作用；也可抑制人类免疫缺陷病毒（HIV）蛋白诱导的免疫反应，这可能是吗啡吸食者易感 HIV 病毒的主要原因。

2. 对消化道和其他平滑肌的作用

有止泻作用并可引起便秘。这是由于吗啡能提高胃肠道平滑肌及括约肌的张力，使蠕动减慢；抑制胃液、肠液、胰液及胆汁分泌；括约肌张力增加使食物通过消化道时间延长，水分充分吸收，肠内容物变硬、变干以及药物的中枢抑制作用，使排便反射减弱的缘故。

可使胆道平滑肌及胆道括约肌痉挛性收缩，致使胆道压力升高，故胆绞痛患者不宜单用吗啡，应与解痉药阿托品合用。还可使膀胱括约肌收缩，引起排尿困难；大剂量可收缩支气管平滑肌；可对抗催产素对子宫的兴奋作用，故可延长产程。

3. 对心血管系统的作用

扩张阻力血管及容量血管，引起体位性低血压。这是由于吗啡促进组胺释放及抑制血管运动中枢所致。治疗量吗啡还可扩张脑血管而升高颅内压，这与吗啡抑制呼吸，使 CO_2 在体内大量潴留从而扩张脑血管有关。脑外伤时，应当禁用吗啡。

【临床应用】

1. 镇痛

一般用于其他镇痛药无效的急性锐痛，如严重创伤、战伤、烧伤疼痛及晚期癌痛等。心肌梗死引起的疼痛，在患者血压正常时亦可用吗啡止痛。吗啡的镇静与扩张血管作用也有利于消除患者的紧张情绪，减轻心脏负担。

2. 心源性哮喘

左心衰竭的患者可突然出现急性肺水肿而引起呼吸急促和窒息，称心源性哮喘。除采取吸氧和静脉注射速效强心苷外，静脉注射吗啡可产生良好效果。主要由于吗啡抑制呼吸中枢，降低呼吸中枢对 CO_2 的敏感性，从而减弱反射性的呼吸过度兴奋；吗啡扩张外周血管，降低心脏前、后负荷，有利于肺水肿的消除；吗啡有镇静作用，可以消除患者的焦虑和恐惧不安情绪。除应用吗啡外，还应同时采用对症治疗措施，包括吸氧和使用药物强心苷、氨茶碱等措施综合治疗。

3. 止泻

可用于急性、慢性消耗性腹泻，以减轻症状。常用阿片酊或复方樟脑酊。若伴有细菌感染，应合用抗生素。

【不良反应与注意事项】

1. 一般反应治疗量

吗啡有头晕、嗜睡、恶心、呕吐、便秘、抑制呼吸及排尿困难等不良反应。

2. 耐受性和成瘾性

连续应用吗啡 1 ~ 2 周，即可产生耐受性和成瘾性。一旦停药，即产生戒断症状，如烦躁不安、失眠、肌肉震颤、疼痛、呕吐、腹痛、腹泻、流泪、流涕、出汗、打呵欠、散瞳，甚至虚脱。成瘾者出现意志消退、身体消瘦、精神萎靡，还会由于不择手段觅药对社会造成危害。

3. 急性中毒

过量的吗啡可致急性中毒。主要症状是昏迷、呼吸深度抑制、瞳孔极度缩小呈针尖状、发绀及血压下降，呼吸麻痹是致死的主要原因。抢救措施为：口服中毒者可用高锰酸钾溶液洗胃，同时立即人工呼吸、给氧，使用中枢兴奋药尼可刹米和阿片受体拮抗药纳洛酮。

分娩止痛、哺乳期妇女止痛禁用，支气管哮喘、肺心病、颅脑损伤致颅内压增高、肝功能严重减退者及新生儿、婴儿禁用。

全麻药、镇静催眠药、抗组胺药、吩噻嗪类抗精神病药、三环类抗抑郁药可加重吗啡的呼吸抑制。

可待因（甲基吗啡）

口服易吸收，大部分在肝脏代谢，约10%脱甲基转变为吗啡。可待因镇痛作用为吗啡的1/12，可用于中等疼痛的镇痛。镇咳作用为吗啡的1/4，是一个典型的中枢性镇咳药。

二、人工合成镇痛药

吗啡镇痛作用虽很强，但其依赖性及呼吸抑制等不良反应较严重，限制了它的广泛应用。目前，临床常用的是比吗啡依赖性小的人工合成品，如哌替啶、阿法罗定、芬太尼、美沙酮、喷他佐辛等。

哌替啶（杜冷丁）

【体内过程】

口服易吸收，皮下或肌内注射吸收、起效快，血浆蛋白结合率64%～82%，血浆 $t_{1/2}$ 约3h，大部分经肝脏代谢，随肾脏排泄。

【药理作用】

能与阿片受体结合，产生与吗啡相似但较弱的药理作用。

1. 中枢神经系统

镇痛作用较吗啡弱（为吗啡的1/10），且作用维持时间较吗啡短；镇静作用明显；也具有呼吸抑制作用及兴奋延脑催吐化学感受区，引起恶心、呕吐的作用。久用亦可成瘾，但成瘾发生较慢，戒断症状持续时间短。与吗啡不同之处在于哌替啶无明显镇咳作用，也不引起缩瞳。

2. 心血管系统

治疗量可引起体位性低血压和晕厥，这与其抑制血管运动中枢、释放组胺及直接扩张血管有关。哌替啶也能升高颅内压。

3. 平滑肌

对胃肠道平滑肌的作用类似吗啡，但较弱，持续时间也较短，无明显止泻和引起便秘作用。能引起胆管括约肌痉挛，提高胆管内压力，但较吗啡弱。治疗量对支气管平滑肌无明显影响，大剂量可引起收缩。无对抗催产素兴奋子宫的作用，故不延缓产程。

【临床应用】

1. 镇痛

依赖性比吗啡小且产生较慢，临床上在镇痛方面几乎取代吗啡治疗各种剧烈疼痛，如创伤、烫伤、烧伤、晚期恶性肿瘤引起的疼痛及术后疼痛等。与阿托品合用，可用于内脏绞痛。新生儿对哌替啶的呼吸抑制作用极为敏感，故临产前2～4h内不宜使用。也不宜用于慢性钝痛。

2. 麻醉前给药及"人工冬眠"

利用药物的镇静作用，术前给药可消除患者的恐惧、紧张情绪，并可减少麻醉药用量。哌替啶常与氯丙嗪、异丙嗪组成冬眠合剂，用于人工冬眠疗法，治疗重症感染所致的持续高热不退或伴惊厥者，如中毒型细菌性痢疾、病毒性脑炎、化脓性脑膜炎等。

3. 心源性哮喘

作用原理与吗啡相同，可取代吗啡辅助治疗心源性哮喘。

【不良反应与注意事项】

治疗量哌替啶可引起眩晕、口干、恶心、呕吐、出汗、心动过速，有时也可引起体位性低血压。过量中毒可出现昏迷、呼吸深度抑制，还可引起类似阿托品的中毒症状，如瞳孔散大、心跳加速、兴奋、谵妄，甚至惊厥。久用可产生耐受性和成瘾性，故应控制使用。禁忌证与吗啡相同。

曲 马 多

曲马多为非吗啡类中枢性强效镇痛药。可与吗啡受体结合，但亲和力很弱。作用强度为吗啡的1/3，镇痛强度相当于中到强效阿片类镇痛药，镇咳作用为可待因的1/2。临床广泛用于中度和严重急慢性疼痛及外科手术、手术后止痛，也用于诊断措施或治疗引起的疼痛。

芬 太 尼

芬太尼为强效镇痛药，等剂量作用强度为吗啡的100倍。作用出现快，维持时间短；呼吸抑制作用较吗啡轻。多用于外科、妇科手术后及术中的镇痛及各种剧痛；用于麻醉前给药和麻醉诱导，并作为辅助用药与全麻药、局麻药合用于各种手术，可减少麻醉药用量，是目前复合全麻中常用的药物。不良反应与哌替啶相似。静注可引起肌强直，可给予纳洛酮对抗。注射过快，可导致呼吸抑制。成瘾性较小。支气管哮喘、重症肌无力、颅脑外伤或脑肿瘤引起昏迷者及 2 岁以下小儿禁用。

美 沙 酮

药物口服吸收好，为强效镇痛药，镇痛效力与吗啡相等或稍强，其镇静、欣快、对胃肠道和胆道平滑肌及缩瞳等作用较吗啡弱。耐受性与成瘾性发生较慢，戒断症状较吗啡轻。适用于创伤或手术后疼痛，癌症剧痛，胆绞痛及其他原因引起的剧痛。口服美沙酮后再注射吗啡，不能引起原有的欣快感，也不出现戒断症状，因而也用于阿片、吗啡及海洛因成瘾者的脱毒治疗。因有呼吸抑制作用，呼吸中枢功能不全者、婴儿和临产妇禁用。

喷 他 佐 辛

吗啡受体的部分激动剂，为强效镇痛药，等剂量镇痛效力为吗啡的 1/3，但较哌替啶强，作用可维持 3 ~ 4d，镇咳作用较吗啡弱，呼吸抑制作用约为吗啡的 1/2；可显著延长胃排空时间，但对胆道括约肌作用不明显。与吗啡不同之处是，大剂量可引起血压上升，心率加快，可能是由于喷他佐辛提高血浆中肾上腺素和去甲肾上腺素的含量所致。由于是吗啡受体的部分激动剂，可减弱吗啡的镇痛作用，并能加速吗啡成瘾者产生戒断症状。药物成瘾性很小，主要用于各种慢性剧痛。药物口服、注射吸收良好。口服 1h 显效，维持 4 ~ 5h。肌内注射后 15 ~ 60min 血药浓度达峰值。常见不良反应有恶心、出汗、眩晕。剂量大时，可致血压上升、心率加快、呼吸抑制等。

二 氢 埃 托 啡

我国生产的强效镇痛药，其镇痛作用比吗啡强，用药量小，镇痛作用短暂。小剂量间断用药不易产生耐受性，大剂量持续用药则易出现耐受性和依赖性。主要用于止痛（如晚期癌症、外伤、术后等各种疼痛），也可用于麻醉前用药、静脉复合麻醉等，还可用于阿片类药物成瘾患者的戒毒。

三、其他镇痛药

四氢帕马丁（延胡索乙素）、罗通定（颅通定）

四氢帕马丁是从罂粟科植物延胡索中提取的生物碱（消旋体），有效成分为左旋体；罗通定为从防己科植物华千金藤中提取的生物碱，即左旋四氢帕马丁，现已可人工合成。二者镇痛作用较哌替啶弱，但较解热镇痛抗炎药强，其机制与阻断脑内多巴胺受体以及促进脑啡肽和内啡肽释放有关。对慢性持续性钝痛、内脏痛效果较好，对创伤、手术后疼痛、晚期癌症的止痛效果较差。临床适用于胃肠、肝胆系统疾病引起的钝痛、一般性头痛、脑震荡后头痛，也可用于痛经及分娩止痛，对产程及胎儿均无不良影响，因有镇静催眠作用，尤其适用于因疼痛而失眠的患者。久用无耐受性和依赖性，治疗量一般无不良反应，偶见恶心、眩晕、乏力、锥体外系反应。大剂量可抑制呼吸。

技 能 实 训

镇痛药概述；
（1）知识要求：每组同学选择一例本课学习的药物，并以选择药物为中心，叙述出本组同学对镇痛药的理解。
（2）形式要求：每组同学确定好自己汇报的主题，整理好讲稿，并做成 PPT，下次课进行汇报。

（刘伟强）

任务八 解热镇痛抗炎药

【知识目标】

（1）掌握阿司匹林的药理作用、临床应用与不良反应。

（2）熟悉对乙酰氨基酚和布洛芬的药理作用、临床应用与不良反应。

（3）了解其他解热镇痛抗炎药的作用。

【能力目标】

初步学会分析、解释涉及解热镇痛抗炎药的处方合理性，具备提供用药咨询服务的能力。

解热镇痛抗炎药是一类具有解热、镇痛，而且大多数还有抗炎、抗风湿作用的药物。该类药物化学结构为非类固醇结构，故本类药物又称为非甾体抗炎药（NSAIDs）。

一、解热镇痛抗炎药的基本作用

解热镇痛抗炎药主要通过抑制炎症细胞的花生四烯酸代谢物过程中的环氧酶（COX），从而抑制体内前列腺素（PGs）的生物合成而发挥作用。人体内 COX 有两种同工酶 COX-1 和 COX-2，常用的解热镇痛抗炎药按对 COX 的选择性，可分为非选择性环氧酶抑制药和选择性环氧酶-2 抑制药。

1. 解热作用

解热镇痛抗炎药能降低发热者的体温，而对体温正常者几乎无影响。对一般发热患者，可不必急于使用解热药；但体温超过 38.5℃时，建议及时使用解热药，降低体温，缓解高热引起的并发症。但解热药只是对症治疗，因此仍应着重采取病因治疗。

2. 镇痛作用

解热镇痛药仅有中等程度镇痛作用，对各种严重创伤性剧痛及内脏平滑肌绞痛无效；对临床常见的慢性钝痛，如头痛、牙痛、神经痛、肌肉或关节痛、痛经等，则有良好镇痛效果；不产生欣快感与成瘾性，故临床广泛应用。

本类药物镇痛作用部位主要在外周。在组织损伤或发炎时，局部产生与释放某些致痛化学物质（也是致炎物质），如缓激肽等，同时产生与释放 PGs。缓激肽作用于痛觉感受器，引起疼痛；PGs 则可使痛觉感受器对缓激肽等致痛物质的敏感性提高。因此在炎症过程中，PGs 的释放对炎性疼痛起到了放大作用，而 PGs 本身也有致痛作用。解热镇痛药可防止炎症时 PGs 的合成，因而有镇痛作用。

3. 抗炎作用

本类药除苯胺类外，都具有抗炎、抗风湿作用，能显著减轻炎症的红、肿、热、痛等症状。目前认为，PGs 是参与炎症反应的重要活性物质，它不仅能扩张血管，增加血管通透性，引起局部充血、水肿和疼痛，还能协同增强其他致痛致炎物质（如缓激肽、5-HT、白三烯等）的作用。解热镇痛抗炎药能抑制 PGs 合成，而发挥抗炎、抗风湿作用，能有效地缓解炎症引起的临床症状。但无病因治疗作用，也不能完全阻止病程发展及并发症的发生。

二、非选择性环氧酶抑制剂

阿司匹林（乙酰水杨酸）

阿司匹林为水杨酸类 NSAIDs，此类药物还有水杨酸、贝诺酯，水杨酸本身因刺激性大，仅作外用，有抗真菌及溶解角质的作用。

【体内过程】

口服后，在小肠和胃中吸收。0.5～2.0h 血药浓度达峰值。血浆浓度低，血浆 $t_{1/2}$ 短。水解后，以水杨酸盐的形式迅速分布至全身组织。也可进入关节腔及脑脊液，并可通过胎盘。水杨酸与血浆蛋白结合率高，可达 80%～90%。水杨酸经肝药酶代谢，大部分代谢物与甘氨酸结合，少部分与葡萄糖醛酸结合后，自肾排泄。尿液 pH 的变化对水杨酸盐排泄量的影响很大，在碱性尿时可排出 85%；而在酸性尿时，则仅为 5%。这是由于碱性尿中，水杨酸盐解离增多，再吸收减少而排出增多；尿呈酸性时，则相反。故同时服用碳酸氢钠可促进其排泄，降低其血浓度。

【药理作用与临床应用】

1. 解热镇痛及抗风湿

有较强的解热、镇痛作用，常与其他解热镇痛药配成复方，用于头痛、牙痛、肌肉痛、神经痛、痛经等慢性钝痛及感冒发热。

2. 抗炎抗风湿

较大剂量可使急性风湿热患者于 24～48h 内退热，关节红、肿及剧痛缓解，血沉下降，患者主观感觉好转。由于控制急性风湿热的疗效迅速而确实，故也可用于鉴别诊断。对类风湿关节炎也可迅速镇痛，消退关节炎症，减轻关节损伤，目前仍是首选药。也可用于骨性关节炎、强直性脊柱炎、幼年性关节炎等。用于抗风湿最好用至最大耐受剂量，一般成人每日 3～5g，分 4 次于饭后服。

3. 影响血栓形成

血栓素（TXA_2）是强大的血小板释放 ADP 及聚集的诱导剂，阿司匹林能使 COX 活性中心的丝氨酸乙酰化而失活，因而减少血小板中 TXA_2 的生成而抗血小板聚集及抗血栓形成。但在高浓度时，阿司匹林也能抑制血管壁中 COX，减少了前列环素（PGI_2）合成。PGI_2 是 TXA_2 的生理对抗剂，它的合成减少可能促进血栓形成。实验证明，血小板中 COX 对阿司匹林的敏感性远较血管中 COX 为高，因而建议采用小剂量（每日口服 75～150mg）用于防止血栓形成。治疗缺血性心脏病，包括稳定型、不稳定型心绞痛及进展性心肌梗死患者能降低病死率及再梗死率。此外，应用于血管成形术及旁路移植术也有效。对一过性脑缺血发作者，服用小剂量阿司匹林（30～50mg），可防止脑血栓形成。

4. 其他

可预防老年痴呆病，还可治疗川崎病、放射诱发的腹泻、驱除胆道蛔虫等。

【不良反应与注意事项】

短期服用副作用少，长期大量服用不良反应比较明显。

1. 胃肠道反应

最为常见。口服可直接刺激胃黏膜，引起上腹不适、恶心、呕吐。血药浓度高，则刺激延脑催吐化学感应区（CTZ），可致恶心及呕吐。较大剂量长期服用，可引起胃溃疡及不易察觉的胃出血（无痛性出血）；原有溃疡病者，症状加重。这与药物抑制胃黏膜 PGs 合成有关，内源性 PGs 对胃黏膜有保护作用。阿司匹林应饭后服药，将药片嚼碎，同服抗酸药如碳酸钙，或服用肠溶片可减轻或避免以上反应。胃溃疡患者禁用。

2. 凝血障碍

一般剂量阿司匹林就可抑制血小板聚集，延长出血时间。大剂量（5g/d 以上）或长期服用，还能抑制凝血酶原形成，延长凝血酶原时间，维生素 K 可以预防。严重肝损害、低凝血酶原血症、维生素 K 缺乏等，均应避免服用阿司匹林。手术前 1 周应停用。

3. 过敏反应

少数患者可出现荨麻疹、血管神经性水肿、过敏性休克。某些哮喘患者服阿司匹林或其他解热镇痛药后可诱发哮喘，称为"阿司匹林哮喘"。哮喘、鼻息肉及慢性荨麻疹者禁用。

4. 水杨酸反应

服用剂量过大（5g/d）时，可出现头痛、眩晕、恶心、呕吐、耳鸣、视、听力减退，总称为水杨酸反应，是水杨酸类中毒的表现。严重者可出现过度呼吸、酸碱平衡失调，甚至精神错乱。严重中毒者应立即停药，静脉滴入碳酸氢钠溶液以碱化尿液，加速水杨酸盐自尿排泄。

5. 瑞夷综合征

据报道，患病毒性感染伴有发热的儿童或青年服用阿司匹林后，有发生瑞夷综合征的危险，表现为严重肝功能不良合并脑病，虽少见，但可致死。故 14 岁以下患病毒性感染的儿童忌用此药物。

对乙酰氨基酚（扑热息痛）

苯胺类 NSAIDs，与其他 NSAIDs 相比，本类药抗炎效果较弱。此类药物还有非那西丁，对乙酰氨基酚是非那西丁在体内的活性代谢物。

【体内过程】

口服吸收快而完全，0.5 ~ 1.0h 血药浓度达高峰，$t_{1/2}$ 约 2h。在肝内与葡萄糖醛酸、硫酸结合后经肾排泄。

【药理作用与临床应用】

抑制下丘脑体温调节中枢的 PGs 合成酶作用强度与阿司匹林相似，但抑制外周组织 PGs 合成酶作用较弱，因此解热作用较强而持久。镇痛作用较弱，几乎无抗炎抗风湿作用。临床上常用于中度和重度发热、缓解轻度和中度疼痛（如头痛、肌痛、痛经、关节痛、癌性疼痛等）、对阿司匹林过敏或不能耐受的患者。为缓解轻度、中度骨性关节炎疼痛的首选药。

【不良反应与注意事项】

治疗量不良反应少，对胃刺激小，不诱发溃疡、出血及凝血障碍等，偶见过敏反应（如皮疹），严重者伴有药热及黏膜损害。长期使用或过量中毒（成人 10 ~ 15g），可导致对药物的依赖及肝、肾损害。肝、肾疾病者慎用。

布 洛 芬

芳基丙酸类 NSAIDs，此类药物还有非诺洛芬、芬布芬、氟比诺芬、酮洛芬、洛索洛芬等。

布洛芬口服吸收迅速，1 ~ 2h 血浆浓度达峰值，血浆 $t_{1/2}$ 为 2h，99% 与血浆蛋白结合，可缓慢进入滑膜腔，并在此保持高浓度。口服剂量的 90% 以代谢物形式经肾排泄。药物是有效的 PG 合成酶抑制药，具有较强的抗炎、解热及镇痛作用。用于缓解各种慢性关节炎的关节肿痛症状，各种软组织风湿疼痛（如肩痛、腱鞘炎、滑囊炎、肌痛等）及运动后损伤性疼痛等，急性疼痛（如手术后、创伤后、劳损后、原发性疼痛、牙痛、头痛等），对成人和儿童的发热有解热作用，疗效并不优于阿司匹林。不良反应有轻度消化不良、皮疹；胃肠出血不常见，但长期服用仍可诱发消化性溃疡；偶见视力模糊及中毒性弱视，出现视力障碍者应立即停药。

保泰松、羟基保泰松

吡唑酮类药物 NSAIDs，该类药物还有氨基比林。

【药理作用与临床应用】

保泰松抗炎抗风湿作用强而解热镇痛作用较弱。临床主要用于风湿性及类风湿关节炎、强直性脊柱炎。药物对以上疾病的急性进展期疗效很好，较大剂量可减少肾小管对尿酸盐的再吸收，故可促进尿酸排泄，可用于急性痛风。偶也用于某些高热如恶性肿瘤及寄生虫病（急性丝虫病、急性血吸虫病）引起的发热。

【不良反应与注意事项】

不良反应多而重，主要有胃肠道反应、水钠潴留、过敏反应；偶可引起甲状腺肿大和黏液性水肿；大剂量可引起肝肾损害。故宜饭后服，服药期间应限制食盐摄入量并定期检查血常规。溃疡病、高血压、心功能不全及肝、肾功能不良者禁用。

吲哚美辛（消炎痛）

吲哚美辛为芳基乙酸类 NSAIDs，此类药物还有双氯芬酸、舒林酸等。吲哚美辛口服吸收迅速而完全，3h 血药浓度达峰值。吸收后 90% 与血浆蛋白结合。主要在肝代谢，代谢物从尿、胆汁、粪便排泄，10% ~ 20% 以原形排泄于尿中。血浆 $t_{1/2}$ 为 2 ~ 3h。吲哚美辛有显著的抗炎及解热作用，对炎性疼痛有明显镇痛效果。不良反应多，仅用于其他药物不能耐受或疗效不显著的患者，如急性风湿性及类风湿关节炎、强直性脊柱炎、骨关节炎、癌性发热及其他难以控制的发热。大多数不良反应与剂量过大有关。患者有食欲减退、恶心、腹痛；上消化道溃疡，偶可穿孔、出血；腹泻（有时因溃疡引起）；还可引起急性胰腺炎；前额头痛、眩晕，偶有精神失常；引起粒细胞减少、血小板减少、再生障碍性贫血等；引起过敏反应，常见为皮疹，严重者出现哮喘。"阿司匹林哮喘"者禁用，妊娠期妇女、儿童、机械操作人员禁用，精神失常、溃疡病、癫痫、帕金森病以及肾病者禁用。

吡罗昔康（炎痛喜康）

苯 1，2- 苯并噻嗪类 NSAIDs，此类药物还有美洛昔康等。速效、强效、长效镇痛抗炎药。口服吸收完全，2 ～ 4h 血药浓度达峰值。在体外抑制 PG 合成酶的效力与吲哚美辛相等。对风湿性及类风湿关节炎的疗效与阿司匹林、吲哚美辛及萘普生相同而不良反应少，患者耐受良好。对胃肠道有刺激作用，剂量过大或长期服用可致消化道出血、溃疡，应予注意。

三、选择性环氧酶 -2 抑制药

传统的解热镇痛抗炎药为非选择性 COX 抑制药，其治疗作用主要与抑制 COX-2 有关，抑制 COX-1 则常涉及其临床常见的不良反应。为此，近年来多种选择性 COX-2 抑制药相继出现，代表药有塞来昔布、依托考昔、尼美舒利等。初步显示出此类药物疗效确实、不良反应较轻且少等优点，但近几年发现心血管事件的发生率增加，故其远期疗效及不良反应有待于进一步验证。现有上市的 COX-2 抑制药都必须在标签上明确警示心脑血管危险性。

塞来昔布

塞来昔布对 COX-2 选择性高于 COX-1 约 375 倍，治疗剂量下对 COX-1 无明显影响，也不影响 TXA$_2$ 的合成，但可抑制 PGI$_2$ 的合成。临床用于急性、慢性骨性关节炎和类风湿关节炎。常见不良反应为上腹疼痛、腹泻与消化不良。药物消化性溃疡发生率显著低于传统的 NSAIDs，抑制肾脏 PG 合成，可诱发高血压和水肿。有血栓形成倾向者慎用，磺胺类过敏者禁用。临床使用昔布类药物时，应遵循最小有效量和最短疗程的原则，一般不推荐作为 NSAIDs 的首选药。

尼美舒利

尼美舒利为高选择性 COX-2 抑制药，具有很强的解热、镇痛和抗炎作用。口服解热作用比对乙酰氨基酚强 200 倍，镇痛作用比阿司匹林强 24 倍。此外，还具有抗过敏作用和抗血小板聚集作用等。临床用于慢性关节炎（如骨性关节炎、类风湿关节炎等）、术后或创伤后疼痛、腰腿痛、牙痛、痛经、上呼吸道感染引起的发热等。不良反应发生率低，但可致肝炎和肝损害，应予以注意。儿童发热慎用尼美舒利。其口服制剂禁止用于 12 岁以下儿童。

四、抗痛风药

痛风是因嘌呤代谢紊乱引起血尿酸增高，最终导致尿酸盐结晶沉积在关节、肾和结缔组织等处而引起的一组综合征，临床表现为急性或慢性痛风性关节炎、痛风性肾病、尿酸性肾结石、痛风石和高尿酸血症等，见图 6-2。

抗痛风药为一组通过抑制尿酸合成、促进尿酸排泄和分解，降低血尿酸和尿尿酸水平或抑制粒细胞浸润而控制关节炎症、对抗痛风发作的药物，主要包括选择性抗痛风性关节炎药、抑制尿酸生成药、促进尿酸排泄药和促进尿酸分解药。痛风急性发作的治疗可应用抑制炎症反应药，如秋水仙碱、非甾体抗炎药、糖皮质激素或促皮质素，间歇期和慢性期痛风可应用抑制尿酸生成药、促进尿酸排泄药和促进尿酸分解药，见图 6-2。

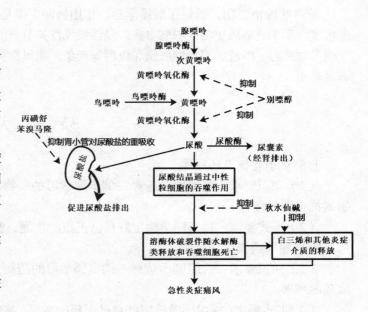

图 6-2　痛风的形成及抗痛风药的作用机制

秋 水 仙 碱

可抑制痛风急性发作时的粒细胞浸润，对急性痛风性关节炎有选择性抗炎作用。用药后数小时，关节红、肿、热、痛等症状消退，疗效显著。对其他类型关节炎和疼痛无效，且对尿酸的生成、溶解及排泄无影响，因而无降血尿酸作用，故对慢性痛风无效。用于急性期痛风性关节炎、短期预防痛风性关节炎急性发作。口服吸收迅速，0.5 ～ 2.0h 血药浓度达高峰，急性痛风 12 ～ 24h 起效，90% 的患者 24 ～ 48h 疼痛消失，疗效持续 48 ～ 72h。

不良反应较多，与剂量有明显相关性。常见尿道刺激症状，如尿频、尿急、尿痛、血尿，严重者可致死；晚期中毒症状有血尿、少尿、肾衰竭。长期应用可引起骨髓造血功能抑制，表现为粒细胞和血小板计数减少、再生障碍性贫血等。须定期监测血常规及肝肾功能，尽量避免静脉注射和长期口服。骨髓增生低下及肝、肾功能中重度不全者禁用。

别 嘌 醇

次黄嘌呤异构体。口服吸收完全，约 70% 经肝代谢为有活性的别黄嘌呤。在体内，次黄嘌呤经黄嘌呤氧化酶催化生成黄嘌呤，黄嘌呤再经黄嘌呤氧化酶催化生成尿酸。别嘌醇和别黄嘌呤均可抑制黄嘌呤氧化酶，从而使尿酸生成减少。用于原发性和继发性高尿酸血症（尤其是尿酸生成过多而引起的高尿酸血症）、反复发作或慢性痛风者、痛风石、尿酸性肾结石和 / 或尿酸性肾病、有肾功能不全的高尿酸血症，预防痛风性关节炎的复发。用药初期，可因血尿酸转移性增多而诱发急性痛风，故于开始 4 ～ 8 周内，可与小剂量秋水仙碱合用。患者对药物的耐受性较好，

不良反应较少，常见皮疹、过敏、剥脱性皮炎或紫癜性病变、多形性红斑等，偶见脱发。长期服用，可出现黄嘌呤肾病和结石。肝肾功能不全者、老年人慎用。

丙 磺 舒

口服吸收迅速而完全，小部分经肾小球滤过，大部分经肾近曲小管主动分泌，因脂溶性高易被肾小管重吸收，故可竞争性抑制尿酸的重吸收，促进尿酸排泄。临床用于慢性痛风。用药初期，可使痛风发作加重。大量饮水并碱化尿液可促进尿酸排泄，防止尿结石形成。

不良反应较轻，有胃肠道反应和过敏反应。丙磺舒尚可竞争性抑制青霉素类和头孢菌素类经肾小管分泌，从而提高这些抗生素的血药浓度，产生协同抗菌作用。2 岁以下儿童、肾功能不全者、伴有肿瘤的高尿酸血症者，以及使用细胞毒类的抗肿瘤药、放射治疗者禁用。

苯 溴 马 隆

苯骈呋喃衍生物，属促尿酸排泄药，作用机制主要是通过抑制肾小管对尿酸的重吸收，从而降低血中尿酸浓度。用于具痛风史的高尿酸血症、慢性痛风性关节炎间歇期及痛风石伴高尿酸血症者。有时会出现胃肠道反应，如恶心、呕吐、胃内饱胀感和腹泻等现象。痛风性关节炎急性发作期，有中度、重度肾功能不全或肾结石者禁用。

技 能 实 训

1. 解热镇痛抗炎药概述

（1）知识要求：每组同学选择一例本课学习的药物，并以选择的药物为中心，叙述出本组同学对解热镇痛抗炎药的理解。

（2）形式要求：每组同学确定好自己汇报的主题，整理好讲稿，并做成PPT，下次课进行汇报。

2. 抗痛风药概述

（1）知识要求：每组同学选择一例本课学习的药物，并以选择的药物为中心，叙述出本组同学对抗痛风药的理解。

（2）形式要求：每组同学确定好自己汇报的主题，整理好讲稿，并做成PPT，下次课进行汇报。（刘伟强）

任务九　麻醉药

【知识目标】

（1）掌握局部麻醉药的药理作用、临床应用与不良反应。

（2）了解全身麻醉药的基本作用和作用特点。

【能力目标】

初步学会分析、解释涉及麻醉药的处方合理性，具备提供用药咨询服务的能力。

麻醉药是一类能使患者整个机体或机体局部暂时、可逆性失去知觉及痛觉、有利于手术进行的药物。根据其作用范围，可分为全身麻醉药和局部麻醉药。

一、全身麻醉药

全身麻醉药是一类作用于中枢神经系统，使机体功能受到广泛抑制，引起意识丧失、感觉和反射消失的药物。达到消除疼痛和骨骼肌松弛的作用，便于外科手术的进行。根据给药途径不同，分为吸入麻醉药和静脉麻醉药。

（一）吸入麻醉药

吸入麻醉药是指经气道吸入后，经过肺泡毛细血管弥散入血到达脑组织，进而产生全身麻醉的药物。通常分为挥发性液体（如乙醚、氟烷、恩氟烷）和气体（如氧化亚氮）两类。吸入麻醉药在脑组织内的分压达到一定量时，即产生临床上的全身麻醉状态。麻醉的深度可通过调节吸入气体中的药物浓度加以控制，并可连续维持，满足手术的需要。

吸入麻醉药的作用强度与其脂溶性成正比。其麻醉作用的强度一般为：甲氧氟烷＞氟烷＞异氟烷＞恩氟烷＞乙醚＞氧化亚氮。吸入麻醉药吸收的速度与其在肺泡的浓度、肺通气量、肺血流量以及血/气分配系数有关。血/气分配系数是指药物在血中的浓度与在吸入气体中药物浓度达到平衡时的比值。该系数较大的药物（如乙醚）在血中的溶解度高，血中药物分压升高慢，麻醉诱导期长；系数越小，表示药物易向气相方向弥散，经由呼吸道排出快，病人苏醒快。

麻 醉 乙 醚

安全范围大，麻醉深度对呼吸、血压无明显影响，肌肉松弛完全。对心、肝、肾毒性很小。缺点：极易燃烧爆炸，对呼吸道有较强的刺激性，使黏液分泌增加，易致肺部并发症。麻醉诱导和恢复期长，常伴恶心和呕吐。现已少用。

氟 　 烷

具有水果样香味，对呼吸道黏膜无刺激，不会促使分泌增多。用于全身麻醉及麻醉诱导。全麻效能强，作用起效快，较易抑制呼吸中枢，并有心肌抑制和血管扩张作用，可引起血压下降。氟烷易致室性心律失常，能松弛子宫平滑肌，不宜用于产科。可损害肝脏，肝脏疾病者禁用。

恩 　 氟 　 烷

无可燃性和爆炸性，对呼吸道黏膜无刺激性，不会促使黏液分泌增多。麻醉效能比氟烷稍弱，诱导和苏醒均较快，肌肉松弛作用较强。用于身体各部分大手术麻醉，也可用于产妇分娩和危重病变的麻醉。

药物引起的血压下降与麻醉深度有剂量依赖关系，较少发生心律失常。对呼吸也易产生明显的抑制作用。对肝、肾毒性极低。在麻醉诱导和恢复期脑电图可出现癫痫样波，甚至诱发癫痫样发作，应予注意。

异 　 氟 　 烷

异氟烷是目前临床常用的吸入麻醉药。药理作用和麻醉效能与恩氟烷相似，麻醉诱导和苏醒较快，对循环和呼吸系统的抑制作用与恩氟烷相似，对肝、肾功能影响小，肌肉松弛良好，不产生脑电图癫痫样发作。高浓度时能松弛子宫平滑肌，分娩时慎用。

（二）静脉麻醉药

静脉麻醉药为非挥发性全身麻醉药，此类药经静脉给药作用迅速，单用仅适用于时间短、镇痛要求不高的小手术。临床上常用于吸入麻醉的诱导以及复合全身麻醉。

硫喷妥钠

静脉注射后，经30s左右即进入麻醉状态，无兴奋期，不能随意调节麻醉深度。镇痛作用弱，肌松不完全，维持时间短，约30min，若需延长时间，需反复给药。适于短时间的小手术、基础麻醉和诱导麻醉，也可用于抗惊厥。可引起支气管痉挛，麻醉前给予阿托品可预防。给药浓度过高、速度过快时，可明显抑制呼吸、血管运动中枢，可致严重血压降低，甚至呼吸停止。

氯 胺 酮

静脉注射后迅速显效，但作用与硫喷妥钠不同，病人的感觉和痛觉消失，对周围环境变化无反应，骨骼肌张力增加，呈木僵状态，而意识不完全消失。可能是氯胺酮选择性阻断痛觉冲动经丘脑向皮质的传导，同时又兴奋大脑边缘叶所致。本品麻醉作用时间短暂，持续约5～10min。可使血压和心率增加，有效的麻醉剂量也不影响呼吸。适用于不需肌肉松弛的小手术和诊断性检查操作、全身麻醉诱导及复合麻醉，亦用于烧伤患者更换敷料、清创、植皮或切痂，尤其适用于小儿麻醉。

丙 泊 酚

适用于麻醉诱导和静脉全身麻醉的维持，也可用于加强监护病人接受机械通气时的镇静以及无痛人工流产手术等。丙泊酚注射液也可以稀释后使用，但只能用5%葡萄糖注射液稀释，存放于PVC输液袋或输液瓶中。稀释度不超过1:5（2mg/mL）。用于麻醉诱导部分的丙泊酚注射液，可以以大于20:1的比例与0.5%或1%的利多卡因注射液混合使用。该稀释液在6h内是稳定的。

二、局部麻醉药

局部麻醉药（简称局麻药），是一类能在用药局部可逆性阻断神经冲动的发生和传导的药物。在保持意识清醒的情况下，可逆地引起局部组织痛觉消失。按化学结构，可分为两类：酯类局麻药，主要有普鲁卡因、丁卡因等；酰胺类局麻药，主要有利多卡因、布比卡因等。

（一）药理作用及局麻方法

1. 药理作用

（1）局麻作用。

局麻药在低浓度时，可抑制感觉神经冲动的发生和传导，使感觉丧失。局麻作用与神经纤维的粗细及有无髓鞘有关，细的无髓鞘神经纤维比粗的有髓鞘神经纤维对局麻药的作用更为敏感。因此，麻醉的顺序为：痛觉最先消失，其次是温觉、触觉、压觉。较高浓度时，运动神经亦可受到影响，出现麻醉。神经冲动传导的恢复则按相反顺序进行。局麻药能和神经细胞膜电压门控性钠通道结合，阻断Na^+内流，阻止神经动作电位的产生和冲动的传导而产生局麻作用，见图6-3。

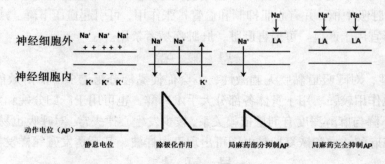

图6-3　局部麻醉药作用机制

（2）吸收作用。

局麻药吸收进入血液循环并达到一定浓度后会引起全身作用，其作用的程度及性质取决于单位时间内进入血液循环的剂量，主要表现为中枢神经和心血管方面的不良反应，还可使血管扩张、血压下降，可能诱发变态反应，常为荨麻疹、支气管痉挛和血压下降等，多见于酯类局麻药。

2. 局麻方法

表面麻醉是将局麻药涂于局部黏膜表面，使黏膜下的感觉神经末梢麻醉，常用于眼、鼻、咽喉、气管、尿道等黏膜部位的浅表手术。常选用穿透力强的丁卡因。

浸润麻醉是将药物注入皮下或手术切口部位，使局部神经末梢麻醉，适用于浅表小手术。常选用穿透力小、毒性低的普鲁卡因或利多卡因。

传导麻醉是将药物注射到外周神经干，阻断神经冲动传导，使该神经分布的区域麻醉，适用于四肢及口腔手术。常用药为普鲁卡因或利多卡因。

蛛网膜下腔麻醉（又称腰麻）是将药物注入腰椎蛛网膜下腔内，麻醉该部位的脊神经根，适用于腹部及下肢手术。常用药为普鲁卡因。

硬膜外麻醉是将药物注入硬脊膜外腔，透过硬脊膜麻醉附近的脊神经根，适用于颈部至下肢手术，常用药为利多卡因。

（二）常用局麻药

普鲁卡因（奴佛卡因）

短效酯类局麻药，对皮肤、黏膜穿透力弱，一般不作表面麻醉，主要用于浸润麻醉、传导麻醉、腰麻和硬膜外麻醉，还可用于局部封闭疗法。起效快，麻醉时间短，临床常加入少量肾上腺素，以增加局麻药疗效，延长局麻作用时间。

药物对神经系统有一定的毒性，少数人可出现变态反应，故用药前应做皮试。

丁　卡　因

长效酯类局麻药，脂溶性较高，穿透力强。局麻作用及毒性均较普鲁卡因强10倍左右，作用迅速，最常用于表面麻醉，也可用于传导麻醉、腰麻和硬膜外麻醉，因毒性大一般不用于浸润麻醉。

利多卡因（塞罗卡因）

酰胺类局麻药，其作用较普鲁卡因快、强、久，效价比普鲁卡因大2～3倍。适用于各种局麻方法，但主要用于传导麻醉和硬膜外麻醉。此外，还有抗心律失常作用。药物毒性反应发生率大于普鲁卡因，但变态反应发生率低，对普鲁卡因过敏者可选用此药。

布比卡因（麻卡因）

酰胺类局麻药，局麻作用强，为利多卡因的4～5倍，为目前常用局麻药中作用持续时间最长的药物（约10h）。主要用于浸润麻醉、传导麻醉和硬膜外麻醉。

罗哌卡因（耐乐品）

长效酰胺类局麻药，作用时间明显长于其他长效局麻药；感觉－运动阻滞分离度大，且清除率较高，使其更适合于镇痛；麻醉效果呈剂量依赖性，可控性强；毒副作用少，极少发生心脏毒性，且胎儿对本品具有良好的耐受性。适用于硬膜外、区域阻滞和浸润麻醉，使用时无须加肾上腺素。适用于术后镇痛及产科手术麻醉。

技 能 实 训

麻醉药概述；

（1）知识要求：每组同学选择一例本课学习的药物，并以选择的药物为中心，叙述出本组同学对局部麻醉药的理解。

（2）形式要求：每组同学确定好自己汇报的主题，整理好讲稿，并做成PPT，下次课进行汇报。（刘伟强）

项目七　影响心血管系统的药物

任务一　抗高血压药

【知识目标】

（1）掌握氢氯噻嗪、硝苯地平、普萘洛尔、卡托普利、氯沙坦的药理作用、临床应用与不良反应。

（2）熟悉其他抗高血压药的作用特点。

【能力目标】

初步学会分析、解释涉及抗高血压药的处方合理性，具备提供用药咨询服务的能力。

高血压是最常见的心血管疾病和 / 或心血管疾病症状，尤其在中老年人群，成人患病率为 15% ~ 20%。高血压最大的危害是导致心、脑、肾等重要器官的严重病变，包括脑血管意外、心肌梗死、心功能不全、肾功能不全及外周血管供血不足等。在未使用降压药物的情况下，收缩压 ≥ 140mmHg（1mmHg=133Pa）和 / 或舒张压 ≥ 90mmHg 即为高血压，见表 7-1。绝大部分高血压病因不明，称为原发性高血压或高血压病；约 10% 的高血压继发于某些疾病，称为继发性高血压，如嗜铬细胞瘤、肾动脉狭窄等。血压水平与心血管病发病和死亡风险之间存在密切关系，有效控制血压，能减少心、脑、肾等脏器并发症的发生，改善生活质量，降低死亡率，延长寿命。

表 7-1　正常血压及高血压分级（《中国高血压防治指南》，2017 年修订）

类别	收缩压 /mmHg		舒张压 /mmHg
正常血压	< 120	和	< 80
正常高值	120 ~ 139	和 / 或	80 ~ 89
高血压	≥ 140	和 / 或	≥ 90
1 级高血压（轻度）	140 ~ 159	和 / 或	90-99
2 级高血压（中度）	160 ~ 179	和 / 或	100 ~ 109
3 级高血压（重度）	≥ 180	和 / 或	≥ 110
单纯收缩期高血压	≥ 140	和	< 90

注：当收缩压与舒张压分属不同分级时，以较高的级别作为标准。

血压形成的基本因素是心排血量和外周血管阻力。心排血量受心脏功能、回心血量和血容量的影响，外周血管阻力主要受小动脉紧张度的影响。体内交感神经系统和肾素 - 血管紧张素系统共同参与血压调节，使血压维持在一定的范围内。

能够降低动脉血压用于高血压治疗的药物称为抗高血压药，又称为降压药。抗高血压药种类繁多，根据药物临床应用特点和作用机制，抗高血压药物可分为以下几类（表 7-2）。

表 7-2　抗高血压药分类

药物分类			常用药物
常用降压药	利尿药		氢氯噻嗪、吲达帕胺、呋塞米
	钙通道阻滞药		硝苯地平、尼群地平、氨氯地平
	ACEI		卡托普利、依那普利、雷米普利
	ARB		氯沙坦、缬沙坦、厄贝沙坦
	肾上腺素受体拮抗药	α_1 受体拮抗药	哌唑嗪
		β 受体拮抗药	普萘洛尔、美托洛尔、阿替洛尔
		α、β 受体拮抗药	拉贝洛尔
其他降压药	中枢性降压药		可乐定、莫索尼定
	血管扩张药		肼屈嗪、硝普钠
	钾通道开放药		米诺地尔
	去甲肾上腺素能神经末梢阻滞药		利血平、胍乙啶
	神经节阻断药		樟磺咪芬、美加明

一、利尿药

氢氯噻嗪（双氢氯噻嗪、双氢克尿塞）

【药理作用】

降压作用缓慢、温和、持久，一般用药 2 ~ 4 周达最大疗效，无明显耐受。初期通过利尿排钠而导致血容量及心排出量减少，使血压下降；长期用药，因细胞内少钠，使 $Na^+–Ca^{2+}$ 交换减少，引起细胞内 Ca^{2+} 减少，降低血管平滑肌细胞对收缩血管物质的反应性，导致血管扩张而降压。

【临床应用】

治疗高血压的基础药物，安全、有效、价廉。可单用于 I 级高血压，或与其他降压药联合应用治疗各类高血压。限制氯化钠的摄入，可以增强其作用。

【不良反应与注意事项】

长期使用，可导致低血钾、低血钠、低血镁、高血糖、高血脂、高尿酸血症等，应定期检查血电解质、血糖、血脂、尿酸。高血糖、高血脂和痛风者禁用。

吲达帕胺

吲哒帕胺是一种磺胺类利尿药，具有利尿和钙拮抗双重作用。其降压效果好、不良反应少、对血糖和血脂无明显影响。用于 I、II 级高血压，并具有明显逆转心肌肥厚的作用。不影响血脂和血糖代谢，对伴有高脂血症和 / 或高血糖患者，可用吲哒帕胺代替噻嗪类利尿药。不良反应较轻而短暂，呈剂量依赖性，长期应用可导致低血钾。磺胺过敏、严重肾功能不全、肝性脑病、严重肝功能不全及低钾血症者禁用。

其他用于降压的利尿药还有呋塞米、氨苯蝶啶、螺内酯等。

二、钙通道阻滞药

钙通道阻滞药（CCB）又称为钙拮抗药。

硝苯地平

【体内过程】

口服易吸收，口服 10min 起效，$t_{1/2}$ 为 3 ~ 4h，生物利用度约 65%。主要由肝脏代谢，代谢产物及少量原形药物经肾脏排泄。

【药理作用】

通过选择性阻断细胞膜 Ca^{2+} 通道，抑制细胞外 Ca^{2+} 内流，降低细胞内 Ca^{2+} 浓度而松弛血管平滑肌，使血压下降。降压作用快而强，对正常血压无明显影响。降压时不引起水钠潴留，不减少心、脑、肾等重要器官的血液供应，对血糖、血脂无不良影响。长期使用，可逆转心肌肥厚、改善血管重构，降低脑卒中的风险。可引起反射性心率加快、心输出量增加、血浆肾素水平升高等不良反应，合用 β 受体阻断药可抵消此反应而增强降压效果。

【临床应用】

临床用于各型高血压，可单用或与其他药物联用。尤其适用于低肾素型高血压，亦适用于伴有心绞痛、肾脏疾病、糖尿病、哮喘、高脂血症及恶性高血压患者。由于其作用时间短，易出现血压波动，目前多用缓释或控释片剂。

【不良反应与注意事项】

常见不良反应有心率加快、脸部潮红、头晕、头痛、踝部水肿，一过性低血压等。严重主动脉狭窄、低血压、肝肾功能不全者禁用。

尼群地平

作用与硝苯地平相似，但血管松弛作用较强，降压作用温和而持久，适用于各级高血压，尤其适用于老年患者。每日口服 1 ~ 2 次。不良反应与硝苯地平相似但较轻，肝功能不良者应慎用或减量。

氨氯地平

长效钙通道阻滞药，作用与硝苯地平相似，但血管选择作用更强，对心脏无明显影响。口服吸收缓慢，起效慢，作用持久，一日口服 1 次即可。用于高血压及心绞痛。不良反应发生率较低，严重主动脉狭窄、低血压、肝肾功能不全者禁用。

三、肾素 – 血管紧张素 – 醛固酮系统抑制药

肾素 – 血管紧张素 – 醛固酮系统（RAAS）是血压的重要体液调节系统，在高血压的发病机制中具有重要意义。

（一）血管紧张素转化酶抑制药（ACEI）

ACEI 药理作用包括：抑制血管紧张素转换酶的活性，抑制血管紧张素 I 转换成血管紧张素 II，同时还作用于缓激肽系统，抑制缓激肽降解，从而扩张血管，降低血压，ACEI 是唯一具有干预 RAAS 和激肽释放酶激肽系统的双系统保护药。改善左心室功能，ACEI 对 RAAS 的持续抑制可继发性改善左心室功能，对慢性心功能不全患者可降低肺毛细血管楔压，降低心脏充盈压，增加每搏输出量，增加左室射血分数和心脏指数，可延缓血管壁和心室壁肥厚。扩张动静脉，降低外周血管阻力和冠状动脉、肾动脉阻力，增加冠脉血流量，增加静脉床容量，使回心血量进一步减少，心脏前负荷降低，缓解肾动脉闭塞引起的高血压，同时增加肾血流量，增加肾小球滤过率，利于尿钠的排泄，使体液总量减少，也有助于左心室功能的改善。调节血脂和清除氧自由基，ACEI 可使血浆胆固醇、甘油三酯降低，高密度脂蛋白升高或基本不变。保护肾功能，应用 ACEI 兼具有改善肾功能和引起急性肾衰竭和高钾血症，但只要肾脏灌注充分且体液丧失不严重，ACEI 可改善肾脏的血流动力学，进一步改善肾脏的盐分泌，减缓慢性肾病和肾脏损伤的发展。

卡托普利

【体内过程】

口服吸收快，用药后 15 ~ 30min 起效，1.0 ~ 1.5h 达高峰，作用维持 6 ~ 8h，生物利用度 75%。食物可影响本药吸收，宜餐前 1h 服用。部分在肝脏代谢，代谢产物及药物原形主要由肾脏排泄。

【药理作用】

具有轻至中等强度的降压作用。其降压作用迅速，降压谱广，长期使用能逆转心室与血管重构；可改善心功能及肾血流量，不导致水钠潴留；不加快心率，不引起直立位低血压；可增强胰岛素敏感性，不引起电解质紊乱和脂质代谢改变。

【临床应用】

适用于各型高血压，尤其适用于高肾素型高血压，以及伴有糖尿病、左室肥厚、慢性心功能不全、急性心肌梗死后的高血压患者。单独使用60%～70%的患者可将血压维持在理想水平，加用利尿药则可达95%，与利尿药及β受体阻断药合用对重型或顽固性高血压疗效较好。

【不良反应与注意事项】

刺激性干咳最常见，应预先告知患者；皮疹、瘙痒、嗜酸性粒细胞增多等过敏反应及味觉、嗅觉缺失；低血压多出现于开始剂量过大；高血钾、味觉迟钝、蛋白尿、中性粒细胞减少。妊娠后6个月应尽可能避免胎儿暴露于ACEI下，否则引起胎儿颅盖及肺发育不全、生长迟缓甚至引起胎儿死亡。肾功能不全时宜适当延长给药间隔，并定期检查血常规和尿常规。补钾或合用保钾利尿药时应监测血钾浓度。妊娠期妇女、高钾血症、双侧肾动脉狭窄者禁用。

依 那 普 利

对ACE的抑制作用比卡托普利强约10倍，降压作用强而持久，为长效ACEI，一次用药降压作用可维持24h，可每日给药1次。用于原发性高血压、肾性高血压、心力衰竭。不良反应相对于卡托普利较少。

其他ACEI类药物，如贝那普利、雷米普利、培哚普利、赖诺普利、西拉普利、福辛普利等，均属于长效ACEI。

（二）血管紧张素Ⅱ受体阻断药（ARB）

ARB可以选择性阻断AT_1受体而拮抗AngⅡ的心血管效应，起到平稳有效降压、逆转心肌肥厚、减轻心力衰竭以及预防心房颤动电重构、改善高血压患者胰岛素抵抗、促进尿酸排泄的作用，从而显著降低心脑血管事件发生的危险。与ACEI相比，ARB选择性高，对AngⅡ效应拮抗更完全，而没有ACEI的咳嗽、血管神经性水肿等不良反应，尤其适用于伴左室肥厚、心力衰竭、糖尿病肾病、微量白蛋白尿或蛋白尿患者，以及不能耐受ACEI的患者。

ARB药理作用包括：降压，ARB通过拮抗血管紧张素受体，阻断循环和局部组织中AngⅡ所致的动脉血管收缩、交感神经兴奋和压力感受器敏感性增加等；同时改善血流动力学，能增加一氧化氮和前列环素（PGI）合成，维持正常的血管张力。减轻左室心肌肥厚，抑制心肌细胞增生，延迟或逆转心肌肥厚。保护肾脏，具有改善肾血流动力学作用，减轻肾血管阻力，选择性扩张出球小动脉，降低肾小球内压力，降低蛋白尿，增加肾血流量和肾小球滤过率，保护肾脏而延缓慢性肾功不全的过程。保护脑血管，ARB能持续地抑制AngⅡ导致的血管纤维样坏死和动脉壁增厚，在降低动脉压的情况下仍可增加脑血流量，减少缺血性脑血管疾病的发生。

氯沙坦（洛沙坦）

【体内过程】

口服吸收好，生物利用度约33%。可在肝脏内转化为活性更强的产物，降压作用可持续24h，小部分以原形从肾脏排泄。

【药理作用】

降压作用强而持久。氯沙坦及其代谢产物选择性阻断AT_1受体，抑制AT_1受体引起的血管收缩、水钠潴留、心血管细胞增生而发挥降低血压、阻止和逆转心室和血管重构作用。

【临床应用】

可用于各种类型的高血压，用药后 3 ~ 6d 可达到最大效果，单独使用 3 ~ 6 周若效果不理想，可加用利尿药。尤其适用于伴左心室肥厚、心力衰竭、心房颤动、糖尿病肾病、冠心病、代谢综合征、微量白蛋白尿或蛋白尿患者，以及不能耐受 ACEI 的患者。

【不良反应与注意事项】

不良反应较 ACEI 少，可引起低血压、肾功能障碍、高血钾等，偶见胃肠道反应、头痛、头昏。肝功能不全者宜减量，妊娠期、哺乳期、高血钾、肾动脉狭窄者、过敏者禁用。

缬 沙 坦

对 AT_1 受体亲和力比氯沙坦强约 5 倍。一次口服 80mg，2h 出现降压作用，4 ~ 6h 达最大降压效果。降压作月平稳，可持续 24h。长期给药也可逆转心室重构和血管壁增厚。临床应用与氯沙坦类似，用于轻度、中度原发性高血压，对伴有肾衰竭的高血压也有良好疗效。副作用少，主要有头痛、眩晕、疲劳等。妊娠期妇女禁用。

其他 ARB 还有厄贝沙坦、替米沙坦、坎地沙坦和奥美沙坦等。

四、肾上腺素受体拮抗药

（一）β 受体阻断药

普萘洛尔

【体内过程】

口服吸收完全，首关消除明显，生物利用度约 25%，且个体差异大。主要在肝脏代谢，代谢产物由肾脏排泄，$t_{1/2}$ 约 4h，但降压作用持续时间较长，一日只需用药 1 ~ 2 次亦能有效控制血压。

【药理作用】

非选择性 β 受体阻断药，降压作用温和、缓慢、持久。通常口服 1 ~ 2 周后才起效，但不引起体位性低血压和水钠潴留，长期应用不易产生耐受性。其主要降压机制有：阻断心肌 β_1 受体，抑制心肌收缩力和减慢心率，减少心输出量；阻断球旁细胞 β_1 受体，降低血浆肾素活性，随后降低 Ang Ⅱ 水平；阻断中枢 β 受体，降低外周交感张力；阻断交感神经末梢突触前膜 β_2 受体，抑制其正反馈作用，减少去甲肾上腺素释放；增加前列环素合成见。

【临床应用】

用于各型高血压，可作为首选药单独用于 Ⅰ 级高血压，也可与其他抗高血压药合用于 Ⅱ、Ⅲ 级高血压。对高心排出量及高肾素型高血压疗效较好，尤其适用于合并心绞痛、心动过速或脑血管疾病的患者。与利尿药合用，可拮抗后者升高肾素活性作用；与钙通道阻滞药、扩血管药合用，可拮抗这些药物引起的心率加快作用。

【不良反应与注意事项】

可引起乏力、嗜睡、胃肠道反应、低血压、心动过缓等，长期用药，可使血糖下降、血脂升高。其用量个体差异大，宜从小剂量开始，逐渐增量。用药期间，注意监测心率、血压、心电图等。长期用药不能突然停药或漏服，以免出现反跳现象，必须逐渐减量停药。Ⅱ度房室传导阻滞、Ⅲ度房室传导阻滞、严重心功能不全、心动过缓、支气管哮喘患者禁用，慢性阻塞型肺病、周围血管病或糖耐量异常者及运动员慎用。

美托洛尔

对心脏 β_1 受体有较高选择性，对外周血管和支气管平滑肌 β_2 受体作用小。口服用于各种程度高血压，降压作用维持时间比普萘洛尔长，每天用药 1 次。但较大剂量时对支气管平滑肌 β_2 受体也有作用，支气管哮喘者慎用。

（二）α、β 受体阻断药

拉贝洛尔

对 β 受体作用比对 α 受体的作用强，通过阻断 $α_1$、β 受体，降低外周血管阻力而产生降压作用。降压作用温和，对心率和心排血量无明显影响。适用于各级高血压，静脉注射可治疗高血压危象，也可用于心绞痛。

（三）$α_1$ 受体阻断药

哌 唑 嗪

【药理作用】

具有中等偏强的降压作用，通过选择性阻断血管平滑肌 $α_1$ 受体，扩张小动脉以及小静脉，降低外周阻力，减少回心血量，从而产生降压作用。降压时不引起反射性心率加快，长期使用不增加肾素分泌，且对心输出量、肾血流量和肾小球滤过率无明显影响。长期使用对血脂代谢有良好的作用。还能松弛尿道平滑肌，改善排尿困难。

【临床应用】

适用于各级高血压，主要用于 I、II 级离血压及伴有肾功能不全的高血压患者，亦适用于高血压合并前列腺肥大的老年患者，能减轻排尿困难症状。对重度高血压患者，可合用利尿药及 β 受体拮抗药增加疗效。

【不良反应与注意事项】

"首剂现象"为本药的主要不良反应，表现为首次用药后出现严重的直立性低血压、晕厥、心悸等。首剂减半或睡前服用可避免其发生，用药数次后可消失。

本类药还有特拉唑嗪、多沙唑嗪等。

五、其他抗高血压药

（一）中枢性降压药

可 乐 定

【药理作用与临床应用】

具有中等偏强的降压作用。机制为兴奋延髓孤束核次一级神经元突触后膜上 $α_2$ 受体和嘴端腹外侧核区 I1-咪唑啉受体，抑制交感中枢的传出冲动，使外周交感张力下降，扩张血管而产生降压作用。同时还具有镇静、镇痛及抑制胃肠蠕动和分泌的作用。

本药用于一线降压药不能控制的 II、III 级高血压，尤其适用于伴消化性溃疡的高血压患者，与利尿药有协同作用。也可用于预防偏头痛和阿片类镇痛药的脱瘾治疗。25% 滴眼液用于开角型青光眼的治疗。

【不良反应与注意事项】

常见不良反应有口干、乏力、便秘、嗜睡，以及抑郁、眩晕、心动过缓、低血压、食欲下降、阳痿等。久用可致水钠潴留，常与利尿药合用。长期使用后突然停药，可产生反跳现象。用药期间，注意监测血压和心率。精神处于抑制状态者、高空作业者和机动车驾驶员禁用。

莫索尼定

第二代中枢降压药，选择性激动 I1-咪唑啉受体，对 $α_2$ 受体作用弱。降压作用比可乐定略弱，适用于 I、II 级高血压的治疗，长期使用能逆转左室心肌肥厚。不良反应也少，不减慢心率，无明显中枢镇静作用，也无直立位低血压和停药反跳现象。

（二）神经节阻断药

此类药物包括樟磺咪芬和美加明等，本类药物通过阻断神经节的 N_1 受体引起动静脉扩张，降压作用显著、迅速。但同时抑制副交感神经，且降压过强过快易致直立性低血压，不良反应较多，仅用于高血压危象、主动脉夹层动脉瘤、外科手术中的控制性降压等。

（三）去甲肾上腺素能神经末梢阻滞药

利血平（利舍平）

【药理作用】

利血平抑制交感神经末梢囊泡膜胺泵对 NA 的再摄取和阻止 DA 进入囊泡内，使 NA 的合成和贮存逐渐减少而耗竭，从而阻断交感神经冲动的传递，使血管扩张，血压下降。降压作用起效缓慢。

【临床应用】

用于Ⅰ、Ⅱ级高血压，常与其他药物组成复方制剂。

【不良反应与注意事项】

常见不良反应有镇静、嗜睡和副交感神经亢进症状，如鼻塞、胃酸分泌过多、腹泻等。长期大剂量应用可致抑郁症。伴有溃疡病者、有抑郁症病史者及哺乳期妇女禁用。

此类药物还包括胍乙啶等，胍乙啶主要影响 NA 的释放，仅用于其他抗高血压药不能控制的重度高血压。

（四）血管扩张药

肼 屈 嗪

直接松弛小动脉血管平滑肌，降压作用较快，对静脉无明显扩张作用，可增加肾血流量，不引起直立性低血压，但引起反射性心率加快。适用于Ⅱ、Ⅲ级高血压，常与其他降压药合用。不良反应有头痛、心悸、恶心等，长期大量应用，可引起类风湿性关节炎和红斑狼疮综合征。冠心病、脑动脉硬化、心动过速、心功能不全者慎用。

硝 普 钠

口服不吸收，静脉滴入 1 ~ 2min 起效，停药后作用只维持不到 5min。本药在血管平滑肌代谢释放 NO，产生迅速而强大的扩血管作用，对小动脉、小静脉均有扩张作用。具有强效、速效、短效的特点，降压时不减少冠脉和肾血流量。用于高血压急症（高血压危象、高血压脑病、恶性高血压、嗜铬细胞瘤手术前后阵发性高血压、外科麻醉期间进行控制性降压），急性心力衰竭，急性肺水肿。因过度降压，可出现恶心、出汗、不安、头痛、心悸等不良反应，长期使用引起血浆氰化物蓄积而中毒，可用硫代硫酸钠防治。肝肾功能不全、甲状腺功能减退、严重贫血者及妊娠期妇女禁用。

米 诺 地 尔

钾通道开放药，降压作用强而持久，一次用药降压时间可维持 24h。临床主要用于顽固性高血压、肾性高血压。降压时可反射性兴奋交感神经，使心率加快，肾素活性升高，水钠潴留。

（五）肾素抑制剂

阿 利 吉 仑

阿利吉仑可直接抑制肾素而降低肾素活性，降低血管紧张素Ⅰ和Ⅱ水平，同时也不增加缓激肽水平。其药理作用包括：作用于 RASS 初始环节，减少血管紧张素原向血管紧张素Ⅱ的转化，从源头上减少血管紧张素Ⅱ的生成；能对抗 ACEI 或 ARB 升高肾素活性的作用；可降低血浆中的醛固酮水平；促进尿钠排泄，而尿钾排泄不变。

阿利吉仑服后，在体内具有高效和长效的特点，对高血压者口服给药后，能在不改变心率的情况下产生超过 24h 的降压作用，更为重要的是血浆中肾素水平的上升并不减弱阿利吉仑持续抑制血浆肾素活性及降低血压的作用。可单独或者联合其他降压药物用于高血压。不良反应为腹泻、头痛、鼻咽炎、头晕、乏力、背痛和咳嗽等。严重肝或肾功能不全、肾病综合征、肾性高血压、肾动脉狭窄、高钾血症者及过敏者禁用，18岁以下者禁用。

六、用药监护

高血压的治疗旨在最大限度地降低心血管病致死、致残的危险性，避免并发症的发生，延长寿命，提高生活质量。药物治疗是主要手段，应遵循以下原则：平稳控制血压；坚持长期治疗；个体化治疗，高血压伴并发症时可选用的药物，见表7-3；合理联合用药；注重保护靶器官；积极消除高血压的危险因素；注重提高患者的生活质量。

表7-3　高血压伴并为症时药物选用

合并症	可选用	不宜选用
慢性心功能不全	ACEI、ARB、β受体阻断药、利尿药、肼屈嗪	CCB、利血平、α受体阻断药
心绞痛	β受体阻断药、CCB、ACEI、ARB、	肼屈嗪
心动过速	β受体阻断药、可乐定、利血平	肼屈嗪、CCB
肾功能不全	CCB、ACEI、ARB、可乐定、α受体阻断药	利尿药、米诺地尔
消化性溃疡	CCB、ACEI、ARB、可乐定	利血平
糖尿病	CCB、ACEI、ARB、可乐定、α受体阻断药	β受体阻断药、利尿药
支气管哮喘	CCB、ACEI、ARB、利尿药	β受体阻断药
痛风	CCB、ACEI、ARB、可乐定、α受体阻断药	β受体阻断药、利尿药
高血脂	ACEI、ARB、可乐定、α受体阻断药	β受体阻断药、利尿药
精神抑郁	ACEI、ARB、肼屈嗪、α受体阻断药	利血平、甲基多巴
高血压脑病及危象	硝普钠、拉贝洛尔、呋塞米	

【知识拓展】

钙通道阻滞药（CCB，钙拮抗药）

一类能选择性地阻滞Ca^{2+}通道，抑制细胞外Ca^{2+}内流，干扰细胞内Ca^{2+}浓度而影响细胞功能的药物。CCB是治疗高血压、心绞痛、预防脑卒中、防治肾损害的重要药物之一。钙通道阻滞药相对比较安全，一般不良反应有颜面潮红、头痛、心悸、恶心、眩晕、乏力及踝部水肿等，严重者可发生低血压、心动过缓、房室传导阻滞及心功能抑制等。

钙通道阻滞药分为两大类、六小类，见表7-4。

表7-4　钙通道阻滞药分类

类　　别			药　　物
选择性钙通道阻滞药	Ⅰ类	二氢吡啶类	硝苯地平、尼莫地平、氨氯地平
	Ⅱ类	苯烷胺类	维拉帕米
	Ⅲ类	苯噻唑氮唑类	地尔硫草
非选择性钙通道阻滞药	Ⅳ类	氟桂利嗪类	氟桂利嗪、桂利嗪
	Ⅴ类	普尼拉明类	普尼拉明、芬地林
	Ⅵ类	其他类	哌克昔林

钙通道阻滞药的主要药理作用与临床用途，见表7-5。

表7-5 钙通道阻滞药的主要药理作用与临床用途

效应器	药理作用	临床用途
心脏	负性肌力、负性频率、负性传导作用	心律失常：维拉帕米是治疗阵发性室上性心动过速的首选药
平滑肌	舒张血管平滑肌、以扩张动脉为主。尤其是冠状血管，其次是脑血管以及外周血管。尚可舒张支气管、胃肠道、输尿管及子宫平滑肌	高血压：硝苯地平、尼莫地平、尼卡地平等扩张外周血管作用较强，对各期高血压均有效，长效制剂如氨氯地平缓释剂、硝苯地平缓释剂更安全有效。 心绞痛：硝苯地平治疗变异型心绞痛疗效最佳；维拉帕米和地尔硫草治疗不稳定型心绞痛疗效较好。 脑血管疾病：尼莫地平、氟桂利嗪可治疗短暂性脑缺血发作、脑血栓形成及脑栓塞等，亦可预防由蛛网膜下腔出血引起的脑血管痉挛及血管性头痛。氟桂利嗪由于不良反应多，已很少使用。
肾脏	舒张肾血管，增加肾血流量	氨氯地平可预防毒性药物引起的肾功能损害和急性肾衰竭的发生，对长期高血压所致肾损害具有保护作用
其他	抑制血管平滑肌增生、脂质沉积和纤维化等过程，抗血小板聚集	氨氯地平可有效减缓动脉粥样硬化早期病变的发生和发展。钙通道阻滞药可用于外周血管痉挛性疾病，如间歇性跛行、雷诺综合征等。此外，还可用于支气管哮喘、肥厚型心肌病、肺动脉高压及偏头痛等的治疗

技 能 实 训

抗高血压药概述：

（1）知识要求：每组同学选择一例本课学习的药物，并以选择的药物为中心，叙述出本组同学对抗高血压药的理解。

（2）形式要求：每组同学确定好自己汇报的主题，整理好讲稿，并做成PPT，下次课进行汇报。

（王海霞）

任务二 抗动脉粥样硬化药

【知识目标】

（1）掌握洛伐他汀、考来烯胺的药理作用、临床应用与不良反应。

（2）熟悉其他抗动脉粥样硬化药的作用和特点。

【能力目标】

初步学会分析、解释涉及抗动脉粥样硬化药的处方合理性，具备提供用药咨询服务的能力。

动脉粥样硬化（AS）是导致冠心病、脑血管病的主要病因。一般认为，本病的发生与脂质代谢紊乱和高脂血症关系甚为密切，见图7-1。早期或轻症动脉粥样硬化患者，通过合理膳食，控制体重，适当的体力劳动锻炼，病情可得到缓解，无效或较重者则应采用药物治疗。

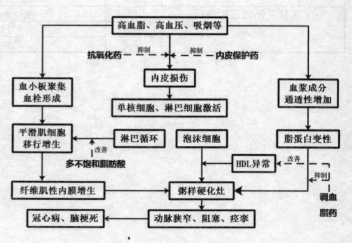

图7-1 动脉粥样硬化防病机制假说及药物作用方式

常用的抗动脉粥样硬化药物根据作用机制的不同，主要分为调血脂药、抗氧化药、多烯脂肪酸类及保护动脉内皮细胞药等。

一、调血脂药

对于血脂异常的治疗以改变生活方式（包括饮食到运动的改变）为基础。当生活方式改变无效时，开始药物治疗，同时坚持控制饮食和改善生活方式。调血脂药是指能调节与动脉粥样硬化相关的异常血脂水平，防治动脉粥样硬化的药物。

血脂是血浆或血清中所含脂类的总称，包括胆固醇（Ch）、甘油三酯（三酰甘油，TG）、类脂（磷脂、糖脂、类固醇等）。Ch又可分为胆固醇酯（CE）和游离胆固醇（FC），两者合称总胆固醇（TC）。目前认为，高血脂与动脉粥样硬化密切相关。

血脂不溶于水，须与载脂蛋白（apo）结合成脂蛋白（LP）才能进行转运和代谢。不同的脂蛋白转运脂质成分和含量有差别，依据LP密度和其他特征，LP可分为乳糜微粒（CM），极低密度脂蛋白（VLDL）、低密度脂蛋白（LDL）和高密度脂蛋白（HDL）。各种脂蛋白在血浆中保持动态平衡，如某些血脂或脂蛋白浓度超过参考范围，则称为高脂血症，见图7-2。按病因，高脂血症分为原发性和继发性，原发性者为遗传性脂代谢紊乱疾病。按脂蛋白变化的类型，分为六种类型（表7-6）。继发性者常见于糖尿病、酒精中毒、肾病综合征、慢性肾衰竭、甲状腺功能低下、肝脏疾病和药物因素。

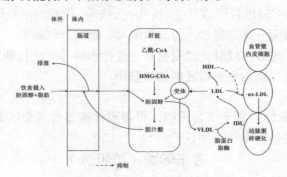

图7-2 胆固醇与脂蛋白的代谢

表7-6 原发性高脂血症类型

类型	升高的脂蛋白	血脂变化	动脉粥样硬化的危险
I	CM	TC ↑ TG ↑↑↑	—
II a	LDL	TC ↑↑	高度
II b	LDL+VLDL	TC ↑↑ TG ↑↑	高度
III	IDL	TC ↑↑ TG ↑↑	中度
IV	VLDL	TG ↑↑	中度
V	CM+VLDL	TC ↑↑ TG ↑↑	—

注：上述原发性高脂血症分型中临床上以II a、II b、IV三种类型较多见，其他类型少见。

（一）他汀类

羟甲基戊二酸单酰辅酶A（HMG-CoA）还原酶抑制剂，阻滞内源性胆固醇的合成。其与羟甲基戊二酰辅酶A的结构相似，且对羟甲基戊二酰辅酶A还原酶（HMG-CoA还原酶）的亲和力更大，对该酶产生竞争性的抑制作用。

此外，近期研究证实，他汀类还具有对抗机体应激反应；减少心血管内皮过氧化，减少血管内皮炎症和内皮素生成；稳定或缩小动脉粥样硬化的脂质斑块；抑制血小板聚集；降低血清胰岛素，改善胰岛素抵抗等作用。

常用药物有洛伐他汀、辛伐他汀、普伐他汀等。

洛伐他汀

【体内过程】

口服吸收率约 30%，与食物同服可增加吸收。血浆蛋白结合率约 95%。在体内被水解成 β – 羟基酸代谢物而发挥作用，其代谢物半衰期为 1 ~ 2h。

【药理作用】

阻碍肝脏内源性胆固醇的合成，反馈性增加肝细胞膜上 LDL 受体的合成，使血浆中大量的 LDL 被肝摄取并代谢，降低血浆胆固醇和 LDL 水平，还可降低 VLDL 水平，轻度增加 HDL 水平。

【临床应用】

用于原发性高胆固醇血症、杂合子家族性高胆固醇血症和以胆固醇增高为主的混合性高脂血症，也可用于 2 型糖尿病和肾病综合征引起的高脂血症，特别是血清 LDL 和 VLDL 水平过高的患者，对肾功能有一定的保护和改善作用。病情严重者，可联合胆汁酸结合树脂。

【不良反应与注意事项】

不良反应轻微。部分患者有轻度胃肠道反应、皮疹、头痛等。严重的不良反应少见，可出现横纹肌溶解症，表现为肌痛、肌无力、肌酸激酶升高等症状，与苯氧酸类、烟酸、红霉素、环孢素合用，可增加横纹肌溶解症的发生率或使其加重。少数患者出现肝炎以及血管神经性水肿等。故长期用药，应定期检查肝功能。有活动性肝病和肝病史者禁用。妊娠期妇女和哺乳期妇女禁用。

（二）胆汁酸结合树脂

胆汁酸结合树脂是一类碱性阴离子结合树脂，可与胆汁酸螯合来影响外源性胆固醇吸收。常用药物有考来烯胺（消胆胺）、考来替泊（降胆宁）。

考来烯胺（消胆胺）

【药理作用】

胆固醇经肝脏代谢生成胆酸，随胆汁排入肠腔，参与脂肪的消化吸收。95% 的胆酸经肝肠循环后被重新利用。本类药物口服在消化道内不吸收，在肠道与胆汁酸结合后形成不被吸收的胆酸螯合物随粪便排出，抑制了胆汁酸的肝肠循环，可使胆汁酸排出量比正常高 3 ~ 4 倍。同时，促进了胆固醇向胆酸的转化，降低了血中 LDL 和胆固醇水平。用药后 1 周内 LDL 开始下降，2 周内达最大效应，对 VLDL、TG 影响少。

【临床应用】

用于 Ⅱ a 型高脂蛋白血症，与他汀类药物合用，作用显著增强；对伴有 TG 增高的 Ⅱ b、Ⅲ 型高脂蛋白血症者，可与贝特类药物联合应用。

【不良反应与注意事项】

本类药物不良反应较多，主要为胃肠道反应，如恶心、腹胀、便秘等。因为抑制脂溶性维生素的吸收，长期或大剂量应用可出现脂肪痢，用药期间应注意适当补充维生素 A、维生素 D、维生素 K 及钙盐。

（三）胆固醇吸收抑制剂

依折麦布

选择性胆固醇吸收抑制剂。其作用于小肠绒毛刷状缘，选择性抑制位于小肠黏膜刷状缘的胆固醇转运蛋白的活性，有效减少小肠内胆固醇向肝脏中的转运，降低血浆胆固醇水平以及肝脏胆固醇储量。不影响胆汁酸分泌（如胆汁酸螯合药），不影响脂溶性维生素及其他固醇类物质吸收，也不抑制胆固醇在肝脏中的合成（如他汀类），其独特的药理学特性决定了该药具有良好的安全性和耐受性。

主要作为饮食控制以外的辅助治疗，可单独或与他汀类联合应用于原发性高胆固醇血症、纯合子家族性高胆固醇血症等。不良反应少而轻，常见有头痛、腹痛、腹泻等。过敏者禁用。活动性肝病或不明原因的血清转氨酶持续升高的者禁用。

（四）贝特类（苯氧酸类）

贝特类是以降低甘油三酯为主要治疗目标时的首选药。常用药物有吉非贝齐、非诺贝特、苯扎贝特、环丙贝特等。

吉非罗齐（诺衡，吉非贝齐）

【药理作用】

药物可增高脂蛋白脂酶和肝酯酶活性，促进血液中极低密度脂蛋白（VLDL）和甘油三酯的分解，还能轻度抑制胆固醇在肝脏的合成，显著降低血液中的 TG 和 VLDL，中度降低 TC 和 LDL，升高 HDL。此外，长期服用尚具有降低血浆纤维蛋白原含量及血小板的黏附性的作用，可减少血栓的形成。

【临床应用】

用于甘油三酯及 VLDL 升高的高脂血症的治疗，如 Ⅱ b、Ⅲ、Ⅳ、Ⅴ 型高脂血症的治疗。

【不良反应与注意事项】

最常见的不良反应为胃肠道不适、头痛、乏力、皮疹等，有可能引起肌炎、肌病和横纹肌溶解综合征，导致血肌酸磷酸激酶升高。发生横纹肌溶解，主要表现为肌痛合并血肌酸磷酸激酶升高、肌红蛋白尿，并可导致肾衰，但较罕见。偶有肝功能试验异常，但停药后可恢复正常。个别有严重贫血、白细胞减少、血小板减少和骨髓抑制。妊娠期妇女、哺乳期妇女和过敏者禁用，患胆囊疾病、胆石症者禁用，肝、肾功能不全者禁用。

（五）烟酸类

烟酸类药物主要有烟酸、阿昔莫司等。

烟 酸

【药理作用】

烟酸为水溶性 B 族维生素，当口服用量超过作为维生素作用的剂量时，有明显的降脂作用，可抑制肝脏合成甘油三酯和 VLDL，进而降低 LDL，同时 HDL 分解减少，适度升高血浆中 HDL 水平。在现有调节血脂药中，烟酸升高 HDL 的作用最强，也是唯一具有降低 Lp 作用的药物。

【临床应用】

广谱调血脂药，可用于 Ⅱ、Ⅲ、Ⅳ、Ⅴ 型高脂血症治疗，对 Ⅱ b、Ⅳ 型高脂血症效果最好。与他汀类、贝特类或胆汁酸结合树脂合用有协同作用。

【不良反应与注意事项】

口服易出现胃肠道刺激症状，如恶心、呕吐、腹泻等。皮肤血管扩张，可引起皮肤潮红、瘙痒等。大剂量可引起血糖、尿酸增高，长期应用可致肝功能异常、诱发溃疡病和导致高尿酸血症。长期应用，应定期检查血糖、肝和肾功能。消化性溃疡、痛风、糖尿病者禁用。

二、抗氧化剂

过度氧化和氧自由基可促进动脉粥样硬化的形成和发展，应用抗氧化药物有抗动脉粥样硬化的作用。

普罗布考（丙丁酚）

【体内过程】

口服吸收差，饭后立即服药可增加吸收。口服 6～9h 血药浓度达峰值。主要分布于脂肪组织，循环中的药物多与 LDL 结合。主要经肠道排出。

【药理作用与临床应用】

强效抗氧化剂，对 LDL 氧化有抑制作用，阻止氧化型低密度脂蛋白（OX-LDL）形成及其引起的一系列病理过程，阻止动脉粥样硬化发展和促进消退，缩小或消除黄色瘤。

主要与其他降血脂药合用治疗高胆固醇血症和预防动脉粥样硬化的形成。

【不良反应与注意事项】

不良反应主要为胃肠道反应，如恶心、腹胀、腹痛、腹泻等，偶有嗜酸性粒细胞增多、肝功能异常、血小板减少、高血糖、高尿酸等。近期有心肌损伤者禁用。用药期间，应定期监测心电图。妊娠期妇女和小儿禁用。

三、多烯脂肪酸类

多烯脂肪酸类又称多不饱和脂肪酸，根据不饱和脂肪链双键开始出现的位置，可将其分为 n-3 和 n-6 两大类。n-3 多烯脂肪酸类主要有二十碳五烯酸（EPA）、二十二碳六烯酸（DHA），存在于海藻、海鱼脂肪中；n-6 多烯脂肪酸类主要有亚油酸和 γ - 亚麻酸，存在于玉米油、葵花籽油、亚麻油等植物油中。

n-3 多烯脂肪酸类药理作用为降低血浆中的甘油三酯，可轻度升高 HDL；抑制血小板聚集，降低血液黏滞度；可减轻斑块的炎症反应，稳定斑块，使之不易发生自发性破裂。长期服用能预防动脉粥样硬化的形成，并使斑块消退，减少心血管事件的发生。

n-6 多烯脂肪酸类降脂作用弱，临床疗效不确切。

四、保护动脉内皮药

在动脉粥样硬化的发病过程中，血管内皮损伤起着重要的作用。许多因素（机械、化学、细菌、毒素）都可损伤内皮，最终可促进动脉粥样硬化斑块的形成。所以保护血管内皮免受各种因子损伤，是抗动脉粥样硬化的重要措施。

目前应用的保护动脉内皮药物主要为硫酸多糖，包括从动物脏器内和藻类中提取和半合成的肝素、硫酸软骨素 A 和硫酸葡聚糖等。它们带有大量负电荷，结合在血管内皮表面，防止白细胞、血小板以及有害因子的黏附，保护血管内皮免受损伤，并抑制血管平滑肌细胞增殖，防止再狭窄。临床用于缺血性心脑血管疾病及经皮冠状动脉成形术（PTCA）后再狭窄等。

技 能 实 训

抗动脉粥样硬化药概述：

（1）知识要求：每组同学选择一例本课学习的药物，并以选择的药物为中心，叙述出本组同学对抗动脉粥样硬化药的理解。

（2）形式要求：每组同学确定好自己汇报的主题，整理好讲稿，并做成 PPT，下次课进行汇报。

（王海霞）

任务三　抗心律失常药

【知识目标】

（1）掌握奎尼丁、利多卡因的药理作用、临床应用与不良反应。
（2）熟悉其他抗心律失常药的作用特点。

【能力目标】

初步学会分析、解释涉及抗心律失常药的处方合理性，具备提供用药咨询服务的能力。

心律失常是指心动频率和节律的异常，可分为快速型与缓慢型两大类。快速型心律失常形成机制较复杂，常见房性期前收缩（早搏）、房性心动过速、心房纤颤、心房扑动、阵发性室上性心动过速、室性期前收缩（早搏）、室性心动过速及心室颤动等；缓慢型心律失常包括窦性心动过缓、传导阻滞等。心律失常时，常伴有心脏泵血功能障碍，影响全身器官的血液循环，某些心律失常，可危及生命。心律失常的治疗方式包括药物治疗和非药物治疗（起搏器、电复律、导管消融和外科手术等）两类。药物治疗上，缓慢型心律失常可用阿托品或拟肾上腺素类药物。

一、抗心律失常药的作用及分类

（一）心肌电生理

心肌的生理特性包括有兴奋性、自律性、传导性和收缩性。前三者是以生物电活动为基础的，故又称心肌的电生理特性。

1. 心肌细胞膜电位

心肌细胞在安静时，由于细胞膜内外离子浓度差的关系，形成内负外正的极化状态，跨膜电位约为 -90mV。这一电位称为静息电位，是由于 K^+ 外流所形成。心肌细胞受到刺激而兴奋时，膜电位则随时间发生一系列的变化，形成动作电位，包括除极化和复极化两个过程，共分为五个时相：①0 相快速除极化，膜电位从 -90mV 迅速上升到 +30mV 左右，是大量 Na^+ 快速内流所致。②1 相快速复极初期，是由于钠通道关闭、Na^+ 内流中止，及短暂的 K^+ 外流所致。③2 相平台期，主要由 Ca^{2+} 内流形成，是 Ca^{2+} 内流和 K^+ 外流的平衡电位。④3 相快速复极末期，大量 K^+ 外流所致。动作电位从 0 相到 3 相的时间称为动作电位时程（APD）。APD 与心肌不应期长短密切相关。⑤4 相静息期，此时膜电位已恢复到静息水平，但膜内外的离子分布却与原来不同，此时，主要靠 Na^+-K^+-ATP 酶和钙泵的作用，排出 Na^+、Ca^{2+}，摄入 K^+，使其恢复到原来的水平（图 7-3）。

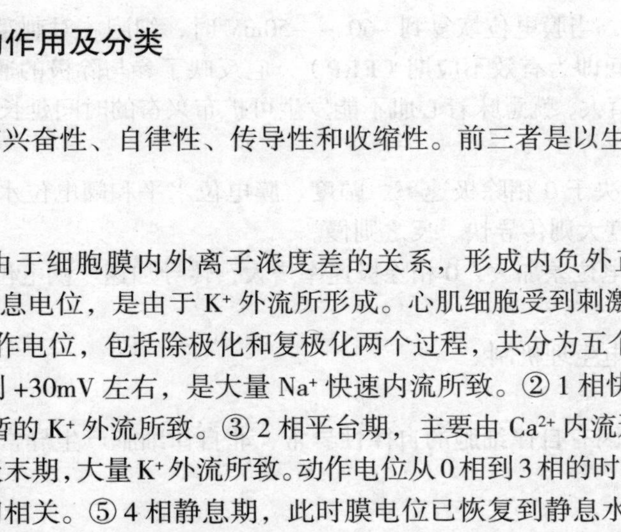

0 相：Na^+ 内流迅速增加；
1 相：K^+ 短暂外流；
2 相：Ca^{2+} 及少量 Na^+ 内流伴 K^+ 外流；
3 相：K^+ 外流增加；
4 相：Ca^{2+} 或 Na^+ 内流增加

图 7-3　心肌细胞的跨膜电位示意图

在心肌非自律细胞（如心室肌和心房肌），其 4 相舒张期电位保持稳定，呈等电位（见图 7-3），通常称为静息电位。在心肌自律细胞（如窦房结、房室结细胞、心房和心室传导纤维），因具有自动除极化的特点，其4相舒张期电位不能稳定在等电位上，而是向阈电位倾斜，使膜电位逐渐减小，直至达到阈电位而自动发放冲动（图7-4）。

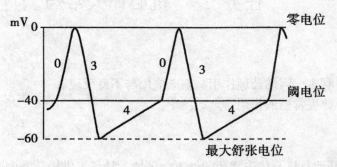

图7-4　自律细胞（窦房结）动作电位示意图

2. 心肌电生理特性

（1）自律性。

窦房结、房室结、心房和心室的传导纤维细胞，在复极完毕达到最大舒张电位后，能够自动缓慢地除极化，一旦达到阈电位可引起动作电位，称为自律性。自律细胞4相缓慢除极是一种特殊的离子流，内流的离子主要是 Na^+。在窦房结主导起搏细胞的4相后期，还有缓慢的 Ca^{2+} 内流。

（2）有效不应期。

在动作电位复极过程中，当膜电位恢复到 $-60 \sim -50mV$ 时，细胞才对刺激发生可扩布的动作电位，从除极开始到这以前的一段时间即为有效不应期（ERP），它反映了参与除极的通道恢复有效开放所需的最短时间。一个 APD 中，ERP 比值大，就意味着心肌不能发生可扩布兴奋的时间延长，不易发生快速型心律失常。

3. 传导性

心肌传导的快慢主要取决于0相除极速率、幅度、膜电位水平和阈电位水平，其中以0相除极速率及幅度最为重要。速率高、幅度大则传导快，反之则慢。

膜电位负值增大，跨膜电位差加大，0相除极速率增大，传导加速。阈电位负值增大，水平下移，兴奋产生的时间缩短，传导加快。

（二）心律失常发生的电生理机制

1. 冲动起源异常

引起冲动起源异常的原因有自律细胞的自律性异常、非自律细胞产生异常自律性以及后除极与触发活动。

（1）自律性异常。

心肌自律细胞4相自动除极加快、最大舒张电位负值减小、阈电位负值增大（下降），都会使自律细胞自律性增高；非自律细胞（如心室肌、心房肌）在某些病理状况下会出现异常自律性，这种异常冲动向周围扩布，就会发生心律失常。

（2）后除极与触发活动。

后除极是指在一个动作电位后产生的提前除极化。其频率较快，振幅较小，呈振荡性波动，膜电位不稳定，容易引起异常冲动发放，产生触发活动。后除极包括早后除极和迟后除极，见图7-5。早后除极发生在完全复极之前的2或3相中，主要由于 Ca^{2+} 内流增多所引起；迟后除极发生在完全复极之后的4相中，是细胞内 Ca^{2+} 过多（钙超载），诱发短暂 Na^+ 内流所致。

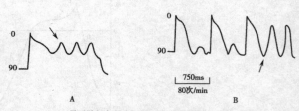

A. 早后除极与触发活动　B. 迟后除极与触发活动

图7-5　后除极与触发活动

2. 冲动传导异常

冲动传导异常包括单纯性传导异常和折返激动两大类。

（1）单纯性传导异常。

包括有传导减慢、传导阻滞、传导速度不一致等。由于房室传导主要由副交感神经控制，一些传导减慢、房室传导阻滞可用阿托品来治疗。

（2）折返。

折返是指一次冲动下传后，经环形通路折回，再次兴奋原通路上的心肌细胞的现象。折返是引发快速型心律失常的重要机制。折返的发生必须具备以下条件：心肌组织在解剖上存在环形传导通路；在环形通路的某一点上形成单向传导阻滞，使该方向的传导中止，但在另一个方向上，冲动仍能继续传导；回路传导的时间足够长，逆行的冲动不会进入单向阻滞区的不应期；邻近心肌组织有效不应期长短不一。

（三）抗心律失常药的分类及作用机制

抗心律失常药主要通过降低心肌自律性、消除折返和减少后除极来实现。根据其对心肌电生理和作用特点的影响，可将抗心律失常药分为四类。

二、常用抗心律失常药

（一）Ⅰ类—钠通道阻滞药

1. Ⅰ A 类

奎 尼 丁

奎尼丁为茜草科植物金鸡纳树树皮中分离出的生物碱，为抗疟药奎宁的右旋体，对心脏作用比奎宁强。

【体内过程】

口服吸收良好，生物利用度为 70% ~ 80%。血浆蛋白结合率约 80%，药物在组织中浓度可达血药浓度的 10% ~ 20 倍，心肌中浓度更高。主要在肝脏代谢，其活性代谢产物及药物原形由肾排泄，酸化尿液可使肾排泄增加。

【药理作用】

可适度阻滞 Na^+ 通道，高浓度尚能抑制 K^+ 外流及 Ca^{2+} 内流。还具有抗胆碱作用和阻断外周 α 受体的作用。

（1）降低自律性。

治疗剂量的奎尼丁能降低浦肯野纤维的自律性以及心房肌、心室肌的异常自律性。对正常窦房结影响很小，但对窦房结功能不全者（如病窦综合征）则可呈现明显的抑制作用。

（2）减慢传导。

奎尼丁能通过阻滞 Na^+ 通道，降低 0 期上升速率，减慢心房肌、心室肌和浦肯野纤维的传导速度，使单向传导阻滞变为双向传导阻滞，以消除折返激动引起的心律失常。奎尼丁的抗胆碱作用可加快房室结的传导性，故用其治疗心房颤动和心房扑动时，应先用强心苷类药物抑制房室结的传导，以防心室率过快。

（3）延长 ERP。

奎尼丁减少 3 相 K^+ 外流，延长心室肌和浦肯野纤维等的 APD 和 ERP，以延长 ERP 更为显著，可消除折返激动引起的心律失常。

（4）其他。

可减少 Ca^{2+} 内流，具有负性肌力作用；阻断 α 受体，可引起血管扩张。

【临床应用】

广谱抗心律失常药，临床上主要用于心房颤动或心房扑动的复律、复律后窦性心律的维持和危及生命的室性心律失常的治疗。心房颤动、心房扑动目前虽多用电转复律法，但奎尼丁仍有应用价值。

【不良反应与注意事项】

安全范围小，毒副作用大，约 1/3 的患者会发生不同类型的不良反应。胃肠道反应，常见于用药初期，主要表现为口干、恶心、呕吐、食欲下降、便秘等。心血管反应，有致心律失常作用，产生心动过缓、传导阻滞，严重者可出现心跳停搏，导致奎尼丁昏厥或猝死；也可发生室性早搏、室性心动过速及室颤；另奎尼丁抑制心肌收缩、扩张血管可引发低血压，在静脉给药或伴有心功能不全时更易发生。金鸡纳反应，久用可产生眩晕、恶心、呕吐、耳鸣、听力减退、视物模糊、神志不清、精神失常等。一般与血浆奎尼丁浓度升高有关。偶见变态反应，主要表现为各种皮疹，偶见血小板减少症、粒细胞缺乏。

严重心肌损害、心功能不全、重度房室传导阻滞、高血钾、强心苷中毒者禁用。对本药过敏者禁用。

普鲁卡因胺

普鲁卡因胺是局麻药普鲁卡因的酰胺型衍生物。

【药理作用与临床应用】

广谱抗心律失常药物，对心脏作用与奎尼丁相似但较弱，但无明显的抗胆碱和 α 受体阻断作用。临床主要用于室性心律失常（如室性心动过速）的治疗，也可用于急性心肌梗死等。对室上性心律失常（如心房颤动及心房扑动）的疗效不及奎尼丁。

【不良反应与注意事项】

口服常见胃肠道反应，静脉注射可致低血压，大剂量抑制心脏，也可引起室性心动过速、心室颤动等。过敏反应也较常见，主要表现为皮疹、药热或粒细胞缺乏。长期应用可出现狼疮综合征，停药后症状可缓解或消失。肝肾功能不全及原有房室传导阻滞者禁用。

2. Ⅰ B 类

利多卡因

利多卡因为局部麻醉药，也是目前治疗室性心律失常及急性心肌梗死的常用药物。

【体内过程】

口服吸收因具有明显的首关效应，故一般采用静脉注射给药。静脉注射起效快，维持时间仅 20min 左右，常用静脉滴注来维持。体内分布广泛，在肝脏代谢，经肾排泄。

【药理作用】

利多卡因能轻度阻滞 Na^+ 通道，促进 K^+ 外流。

（1）降低自律性。

选择性作用于浦肯野纤维，减少 4 相 Na^+ 内流和促进 K^+ 外流，降低舒张期自动去极斜度，降低浦肯野纤维自律性；同时可提高心室肌阈电位水平，提高致颤阈。

（2）缩短动作电位时程。

相对延长有效不应期通过阻滞 2 相小量 Na^+ 内流，缩短心室肌浦肯野纤维动作电位时程和有效不应期，但缩短动作电位时程更显著，故相对延长有效不应期，有利于消除折返。

（3）改变病变区传导。

治疗量对正常心肌传导速度无影响。对缺血心肌，通过减少 0 相 Na^+ 内流，减慢传导，变单向为双向阻滞，取消折返。

【临床应用】

窄谱抗心律失常药，主要用于室性心律失常，特别是对于急性心肌梗死并发的室性心律失常疗效显著，可作为首选药物。亦常用于防治强心苷中毒、电转律后、全身麻醉等所引起的各种室性心律失常。

【不良反应与注意事项】

主要为中枢神经系统不良反应，如嗜睡、眩晕、恶心、呕吐、运动失调、意识障碍等。剂量过大可引起心率减慢、房室传导阻滞和低血压，眼球震颤为利多卡因中毒的早期信号之一。Ⅱ、Ⅲ度房室传导阻滞的患者禁用。

苯 妥 英 钠

药理作用与利多卡因相似，通过促进 4 相 K^+ 外流，增大最大舒张电位，降低浦肯野纤维自律性；缩短房室结、浦肯野纤维的动作电位时程，相对延长有效不应期。临床主要用于强心苷中毒引起的房性和室性心律失常，尤其对室性心律失常疗效更好。也可用于其他原因引起的室性心律失常。

主要不良反应为静脉注射过快易引起低血压、呼吸抑制和心律失常。原有窦性心动过缓或严重房室传导阻滞等心脏疾病者及妊娠期妇女禁用。

3.Ⅰ C 类

普 罗 帕 酮

【药理作用】

主要抑制 Na^+ 内流，减慢传导速度，降低浦肯野纤维的自律性，延长 APD 和 ERP。此外，尚具有一定的 β 受体拮抗作用和钙通道阻滞作用，可一定程度抑制心肌收缩力。

【临床应用】

适用于室上性或室性期前收缩和心动过速等，对冠心病、高血压引起的心律失常有较好疗效。

【不良反应与注意事项】

主要不良反应为口干、舌唇麻木、眩晕、胃肠功能紊乱、低血压、房室传导阻滞等。窦房结功能紊乱、严重房室传导阻滞、心源性休克者禁用。肝肾功能不全、低血压者慎用。

（二）Ⅱ类—β 受体阻断药

常用药物有普萘洛尔、美托洛尔、阿替洛尔等。

普 萘 洛 尔

【药理作用】

1.降低自律性

可拮抗儿茶酚类引起的 4 相除极速度加快，对窦房结、心房传导纤维及浦肯野纤维都能降低自律性，在运动及情绪激动时作用明显，也能降低儿茶酚胺所致的迟后除极而防止触发活动。

2.减慢传导

在较高浓度，可抑制房室结和浦肯野纤维，减慢传导速度，并延长其ERP，这是降低 0 相 Na^+ 内流的结果。

【临床应用】

主要用于室上性及室性心律失常。对窦性心动过速可作为首选药；对心房颤动、心房扑动、阵发性室上性心动过速，可单用或与强心苷合用以控制心室率；对室性期前收缩、室性心动过速，尤其是与交感神经兴奋或儿茶酚胺释放过多所致的室性心动过速效果较好。也可用于甲状腺功能亢进、运动或情绪激动等所致的室上性或室性心律失常。

【不良反应与注意事项】

可致窦性心动过缓、房室传导阻滞、低血压等，并可诱发心力衰竭和哮喘。高脂血症和糖尿病者慎用。

（三）Ⅲ类—延长动作电位时程药

钾通道阻滞药，能阻断电压依赖性钾通道，延长 APD 和 ERP，对室颤具有较好的防治作用。

胺 碘 酮

【体内过程】

口服吸收缓慢而不完全，服药一周左右出现作用，静脉注射 10min 起效，可维持数小时。药物分布至各组织器官中。在肝脏代谢中，原药及其代谢产物的脂溶性高，可在组织中蓄积，故停药后作用可持续数周甚至数月。

【药理作用】

可显著延长房室结、心房肌、心室肌的 APD 和 ERP，有利于消除折返激动。同时也减慢房室结的传导，降低窦房结的自律性。此外还有较弱的 α、β 受体阻断作用，扩张血管，减少心肌耗氧量。

【临床应用】

胺碘酮为广谱抗心律失常药，对室上性和室性心律失常均有效。治疗心房扑动、心房颤动和室上性心动过速疗效好。对反复发作、常规药无效的顽固性室性心动过速也有效。

【不良反应与注意事项】

常见窦性心动过缓、房室传导阻滞、低血压及 Q-T 间期延长，甚至心功能不全等心血管系统反应。还可引起胃肠道反应、光敏反应等。本药含碘，部分患者可引起甲状腺功能亢进或减退，亦可见角膜褐色微粒沉着，一般不影响视力，停药后可逐渐消失。少数患者出现间质性肺炎或肺纤维化。有房室传导阻滞及 Q-T 间期延长者禁用。

（四）Ⅳ类—钙通道阻滞药

维拉帕米（异搏定）

【药理作用】

阻滞心肌细胞膜 Ca^{2+} 通道，抑制 Ca^{2+} 内流，主要作用于窦房结和房室结的慢反应细胞，可降低自律性，减慢传导，延长 ERP，消除折返。

【临床应用】

可作为治疗阵发性室上性心动过速的首选药，也可用于减慢心房颤动或心房扑动的心室率。

【不良反应与注意事项】

不良反应较轻，常见胃肠道反应、头痛、瘙痒等。静脉注射给药可引起低血压，严重者或注射速度过快，可导致心动过缓、房室传导阻滞甚至心力衰竭。低血压、病窦综合征、Ⅱ度房室传导阻滞、Ⅲ度房室传导阻滞、心功能不全患者及心源性休克患者禁用。老年、肾功能不全者慎用。

地尔硫䓬（恬尔心）

电生理特性及临床用途与维拉帕米相似，但其扩张血管的作用较强，而减慢心率的作用较弱。主要用于室上性心律失常，如阵发性室上性心动过速及频发性房性期前收缩，对阵发性心房纤颤也有效。口服后，也有明显的首关效应。口服时，不良反应较小，可见头晕、乏力及胃肠道反应，偶有过敏反应。

技 能 实 训

抗心律失常药概述：

（1）知识要求：每组同学选择一例本课学习的药物，并以选择的药物为中心，叙述出本组同学对抗心律失常药的理解。

（2）形式要求：每组同学确定好自己汇报的主题，整理好讲稿，并做成 PPT，下次课进行汇报。

（王海霞）

任务四 抗心绞痛药

【知识目标】

（1）掌握硝酸甘油的药理作用、临床应用与不良反应。

（2）熟悉其他抗心绞痛药的作用特点。

【能力目标】

初步学会分析、解释涉及抗心绞痛药的处方合理性，具备提供用药咨询服务的能力。

心绞痛是缺血性心脏病的常见症状，是由于冠状动脉供血不足引起的心肌急性、暂时性的缺血缺氧综合征。其主要临床表现为胸骨后或左心前区的阵发性压榨性疼痛或闷痛，常放射至左上肢、颈部或下颌部。心绞痛持续发作如不及时治疗，则可发展为心肌梗死。心绞痛的治疗主要有两个目标：第一个是预防心肌梗死和猝死，第二个是减轻和缓解症状。

临床上，一般将心绞痛分为三类：稳定型心绞痛或称劳累性心绞痛，多在劳累或情绪激动时发作，休息或舌下含服硝酸甘油后迅速缓解。这种患者多数已有动脉粥样硬化斑块形成；变异型心绞痛，由冠状动脉痉挛所引起，常在安静时发作；不稳定型心绞痛，通常在活动减少的情况下发生，甚至在安静时达到高峰，被认为是稳定型心绞痛和心肌梗死之间的中间状态，可发展成为心肌梗死或猝死，也可恢复为稳定型心绞痛。

抗心绞痛药是一类能调节心肌需氧与供氧的平衡失调的药物，增加心肌供氧、降低心肌耗氧是其作用的基础。常用药物有硝酸酯类、β 受体阻断药和钙通道阻滞药。这些药物只能缓解症状，不能从根本上改变冠状动脉硬化所致心血管的病理变化。

一、硝酸酯类

本类药物有硝酸甘油、硝酸异山梨酯、单硝酸异山梨酯等。

硝 酸 甘 油

【体内过程】

脂溶性大，口服易吸收，但首关效应强，生物利用度仅为 10% 左右，普通片剂不宜口服给药，舌下含服易经口腔黏膜吸收，且可避免首关效应的影响。含服后 1 ~ 2min 起效，维持 20 ~ 30min，生物利用度达 80%，$t_{1/2}$ 为 2 ~ 4min。硝酸甘油主要在肝脏代谢，肾脏排泄。舌下含服为硝酸甘油最常用的给药方法。也可经皮肤吸收，将硝酸甘油软膏或贴膜剂涂抹或贴在皮肤上，作用持续时间较长。

【药理作用】

通过在血管平滑肌细胞内释放出血管活性物质一氧化氮（NO），松弛血管平滑肌，扩张血管，减轻心脏后负荷，使心脏的射血阻力降低，从而降低心肌耗氧量。

1. 扩张血管，降低心肌耗氧量

较小剂量硝酸甘油即可扩张静脉血管，减少回心血量，减轻心脏前负荷，使心脏容积缩小，心室壁张力下降，从而降低心肌耗氧量；较大剂量可扩张外周动脉血管，减轻心脏后负荷，左室内压减小，心室壁张力下降，从而降低心肌耗氧量。此为抗心绞痛的主要原因。

2. 扩张冠脉，增加缺血区血流量

心绞痛发作时，缺血区的阻力血管因缺血缺氧及酸性代谢产物堆积呈扩张状态，硝酸甘油选择性扩张较大的心外膜血管、冠脉输送血管及侧支血管（图7-6），而对非缺血区的阻力血管扩张作用较弱。非缺血区血流阻力大于缺血区，迫使血液从非缺血区流向缺血区，从而增加缺血区的血流量。

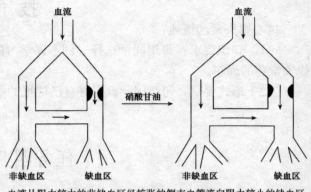

血液从阻力较大的非缺血区经扩张的侧支血管流向阻力较小的缺血区

图7-6 硝酸甘油对冠状动脉血流分布的影响

3. 增加心内膜供血供氧

心外膜冠脉垂直贯穿心室壁分布于心内膜，心绞痛发作时，室内压和室壁张力升高，心内膜受压，缺血最严重。硝酸甘油扩张静脉血管，减少回心血量，心室容积减小，心室舒张末期压力降低；扩张动脉血管，降低心室壁张力，从而增加了心外膜向心内膜的有效灌注压，从而增加心内膜缺血区的血流量，增加了心肌供氧。

【临床应用】

1. 心绞痛

缓解心绞痛最常用的药物，可用于缓解各种类型心绞痛急性发作和预防心绞痛发生。舌下含服、气雾吸入可迅速控制心绞痛症状，皮肤贴片等长效制剂可持续释放硝酸甘油，明显延长抗心绞痛的作用时间，用于预防心绞痛发生。硝酸甘油为稳定型心绞痛的首选药物。

2. 急性心肌梗死

早期静脉给药可降低心肌耗氧量，增加缺血区的血流量，同时抑制血小板聚集和黏附，防止血栓形成，缩小心肌梗死面积，降低梗死的病死率。但血压过低者不宜应用，且剂量不可过大，否则血压下降明显，导致冠状动脉的灌注压下降，加重心肌缺血，加重病情。

3. 心功能不全

扩张外周静脉血管和动脉血管，减轻心脏前、后负荷，可辅助治疗重度及难治性心功能不全。

【不良反应与注意事项】

1. 扩血管反应

面颊部血管扩张，引起皮肤潮红；颅内血管扩张，引起搏动性头痛或颅内压升高；眼内血管扩张，可升高眼内压。严重者出现体位性低血压或晕厥，应取坐位或半卧位含服，不宜站立服药。剂量过大使血管扩张明显，血压降低，反射性引起心脏兴奋，导致心肌耗氧量增加，加重心绞痛，可用 β 受体阻断药纠正。颅内压升高、颅脑损伤、颅内出血者及青光眼者禁用。

2. 高铁血红蛋白血症

长期大剂量使用可引起高铁血红蛋白血症，出现呕吐、口唇和指甲发绀、呼吸困难、意识丧失等，可注射亚甲蓝治疗。

3. 耐受性

连续服用长效制剂2～3周或连续静脉滴注数小时，可产生耐受性。停药1～2周后，可恢复。采用减少用药次数、小剂量以及间歇给药方法，可预防耐受性的产生。

硝酸异山梨酯

作用与硝酸甘油相似而较弱，但持续时间较长，属长效硝酸酯类。用于冠心病的长期治疗，心绞痛的预防，心肌梗死后持续心绞痛，与洋地黄、利尿剂联合用于慢性心力衰竭，肺动脉高压。用药个体差异大，剂量大时容易发生头痛、低血压等不良反应。

单硝酸异山梨酯

硝酸异山梨酯的活性代谢产物，作用与硝酸异山梨酯相似，口服吸收迅速，生物利用度近100%，作用持续近8h。用于冠心病的长期治疗、预防心绞痛发作及心肌梗死后的治疗。

二、β 受体阻断药

常用的有普萘洛尔、美托洛尔、阿替洛尔等。

普萘洛尔

【药理作用】

1. 降低心肌耗氧量

阻断心脏 $β_1$ 受体，使心率减慢，心肌收缩力减弱，心肌耗氧量减少。抑制心肌收缩力可能增加心室容积、心脏射血时间延长，导致心肌耗氧增加，但其总效应仍是心肌耗氧量降低。

2. 改善缺血区心肌供血供氧

阻断冠状动脉 $β_2$ 受体，使非缺血区冠脉阻力增高，促使血液流向缺血区。阻断 $β_1$ 受体使心率减慢，心室舒张期相对延长，冠脉灌注时间延长，有利于血液从心外膜流向易缺血的心内膜。此外，普萘洛尔通过促进氧合血红蛋白的解离，可增加心脏的供氧。

3. 改善心肌代谢

阻断 β 受体抑制脂肪分解酶活性，降低心肌游离脂肪酸含量，减少脂肪酸氧化代谢对氧的消耗量；同时减少缺血区心肌对葡萄糖的摄取和利用，改进糖代谢，减少心肌耗氧量；减轻心肌因缺血所致的 K^+ 外流，有利于保护缺血区心肌细胞。

【临床应用】

1. 稳定型心绞痛

主要用于对硝酸酯类不敏感或疗效差的患者，疗效肯定。常和硝酸酯类联合应用，减少用量，提高疗效。特别适用于伴有心率快和高血压的心绞痛患者。

2. 不稳定型心绞痛

其发病机制是冠状动脉器质性狭窄和痉挛，应用普萘洛尔可降低心肌耗氧量，增加缺血心肌血供，预防缺血复发和猝死。

【不良反应与注意事项】

与心脏有关的不良反应为心功能抑制，心率减慢，严重者可致心动过缓、房室传导阻滞、心功能不全。本类药物可诱发和加重支气管哮喘，支气管哮喘及慢性阻塞性肺部疾病者禁用。低血压者不宜应用。久用，应逐渐减量至停药。如果突然停用，可导致心绞痛加剧或诱发心肌梗死。

与硝酸酯类合用，可产生协同作用。β 受体阻断药能对抗硝酸酯类引起的反射性心率加快和心肌收缩力增强；硝酸酯类可纠正 β 受体阻断药所致的心室容积增大和冠脉血管收缩。但要注意合用时，应从小剂量开始逐渐增加剂量，以防血压过低导致冠脉血管灌注压降低，不利于缓解心绞痛。宜选用作用时间相近的药物，常用普萘洛尔和硝酸异山梨酯。

三、钙通道阻滞药

常用的有硝苯地平、维拉帕米、地尔硫䓬等。

【药理作用】

1. 降低心肌耗氧量

钙通道阻滞药抑制心肌收缩力，减慢心率；扩张外周血管，降低外周阻力，减轻心脏负荷，从而降低心肌耗氧量。

2. 增加缺血区血流量

扩张冠脉，对处于痉挛状态的血管有明显解痉作用，增加冠脉和侧支循环血流量，增加缺血区心肌的血流量。

3. 保护缺血心肌细胞

钙通道阻滞药抑制细胞外 Ca^{2+} 内流，减轻心肌缺血时由于 Ca^{2+} 超负荷导致的细胞损伤，保护缺血的心肌细胞。

4. 抑制血小板聚集

降低血小板内 Ca^{2+} 浓度，可抑制血小板黏附和聚集。

【临床应用】

可用于各型心绞痛，尤其对变异型心绞痛疗效最佳，也可用于稳定型和不稳定型心绞痛。不同的钙通道阻滞药对各型心绞痛疗效不同。硝苯地平扩张冠状动脉作用强，是治疗变异型心绞痛的首选药。维拉帕米对心脏抑制作用强，对血管的扩张作用弱，对劳累型心绞痛疗效好。

与硝酸酯类联合应用治疗心绞痛可产生协同作用，但应注意减量，因为两类药都有降压作用，剂量过大血压下降明显，冠状动脉的灌注压降低，心肌供氧减少，可加重心绞痛。硝苯地平与 β 受体拮抗药合用疗效增加，维拉帕米、地尔硫䓬不宜与 β 受体拮抗药合用，因两者均对心脏有较强的抑制作用。

钙通道阻滞药特别适用于伴有高血压、快速型心律失常、呼吸道阻塞性疾病及脑缺血的心绞痛患者。

技 能 实 训

抗心绞痛药概述：

（1）知识要求：每组同学选择一例本课学习的药物，并以选择的药物为中心，叙述出本组同学对抗心绞痛药的理解。

（2）形式要求：每组同学确定好自己汇报的主题，整理好讲稿，并做成PPT，下次课进行汇报。

（王海霞）

任务五 抗慢性心功能不全药

【知识目标】

（1）掌握强心苷类的药理作用、临床应用与不良反应。

（2）熟悉其他抗慢性心功能不全药的作用特点。

【能力目标】

初步学会分析、解释涉及抗慢性心功能不全药的处方合理性，具备提供用药咨询服务的能力。慢性心功能不全是由多种原因引起的心脏疾病的终末阶段，表现为心脏的泵血功能低下，在静息或一般体力活动状态下，心脏不能泵出足够的血液来满足全身组织细胞代谢需要。慢性心功能不全临床以体循环静脉瘀血或 /和肺循环静脉瘀血为主要症状，又称充血性心力衰竭（CHF）。

抗慢性心功能不全药的治疗目标主要是缓解症状，防止或逆转心肌肥厚，延长寿命，降低病死率和提高生活质量。

根据药物的作用及作用机制，治疗慢性心功能不全的药物可分为：增强心肌收缩功能药，包括强心苷类正性肌力药、非强心苷类正性肌力药；降低心脏负荷药，包括利尿药、血管紧张素转换酶抑制剂、血管紧张素Ⅱ受体阻断药、α 受体阻断药、钙通道阻滞药、其他扩血管药、β 受体阻断药。

一、强心苷类

强心苷是一类主要从洋地黄类植物中提取，选择性作用于心脏，具有增强心肌收缩力作用的药物。常用药有地高辛、洋地黄毒苷、毛花苷 C、毒毛花苷 K。

强心苷类在心力衰竭治疗中的意义在于改善症状，提高生活质量，但尚无提高存活率和 改善预后的有力证据。

【体内过程】

各类强心苷药的给药途径、口服吸收率、血浆蛋白结合率、肾排泄及其半衰期等有很大差异，见表 7-7。

表 7-7 各类强心苷的药动学特点

分类	药物	给药途径	口服吸收率 /%	肝肠循环 /%	血浆蛋白结合率 %	肾排泄 /%	半衰期
长效	洋地黄毒苷	口服	90～100	26	97	10	5～7d
中效	地高辛	口服	60～85	7	25	60～90	36h
速效	毒毛花苷 K	静注	2～5	少	5	100	19h
	毛花苷 C	静注	20～30	极少	5	90～100	23h

目前，强心苷类中使用最广的为地高辛。地高辛口服制剂是唯一经过安慰剂对照临床试验评估，也是唯一被美国 FDA 确认能有效治疗慢性心功能不全的正性肌力药。

【药理作用】

强心苷类药可与心肌细胞膜上的 Na^+-K^+-ATP 酶结合并抑制其活性。治疗量强心苷抑制心肌细胞膜上 Na^+-K^+-ATP 酶，使 Na^+-K^+ 交换减少，Na^+-Ca^{2+} 交换增加，从而 Ca^{2+} 内流增加，导致心肌细胞内 Ca^{2+} 增多，使心肌收缩力加强，见图 7-7。中毒量强心苷严重抑制 Na^+-K^+-ATP 酶，使细胞内失 K^+ 而使最大舒张电位负值变小，导致心肌细胞自律性增高，易引起心律失常。

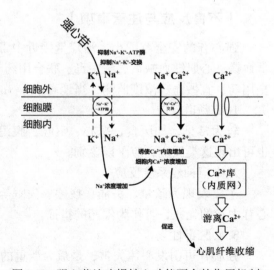

图 7-7 强心苷治疗慢性心功能不全的作用机制

1. 正性肌力作用

治疗量的强心苷在对人体其他组织器官无明显影响的情况下，对心脏具有高度选择性，能显著加强衰竭心脏的收缩力，增加每搏心输出量，对心功能不全的心脏作用更为显著。同时，心肌缩短速率提高，使心动周期收缩期缩短，舒张期相对延长，有利于静脉回流，进一步增加每搏输出量，从而消除心衰症状。

2. 负性频率作用

治疗量的强心苷对正常心率影响少，但可明显减慢 CHF 患者的心率，并降低心肌耗氧量。CHF 患者因心排血量减少机体反射性增加交感神经活性而加快心率，强心苷通过增强心肌收缩力，增加心排血量，反射性兴奋迷走神经而使心率减慢。心率减慢可延长舒张期，使衰竭心脏得到充分休息和增加冠状动脉供血。

3. 负性传导作用

治疗量强心苷通过兴奋迷走神经而使房室结和浦肯野纤维传导减慢，不应期延长，但心房的不应期缩短。中毒量时，强心苷可直接抑制窦房结、房室结和浦肯野纤维传导，使部分心房冲动不能到达心室。

4. 其他作用

强心苷对心功能不良患者有利尿作用。

【临床应用】

1. 慢性心功能不全

对多种原因引起的慢性心功能不全都有效，但在疗效上有差异。对心瓣膜病、先天性心脏病、高血压性心脏病、冠状动脉粥样硬化性心脏病等引起的慢性心功能不全疗效好，尤其是伴有房颤、心动过速者；对继发于贫血、甲亢、维生素 B_1 缺乏引起的慢性心功能不全，由于心肌的能量代谢已有障碍，疗效较差；对于肺源性心脏病、严重心肌损伤、活动性心肌炎引起的慢性心功能不全疗效差，且易发生中毒；对机械性阻塞如缩窄性心包炎、重度二尖瓣狭窄等引起的心功能不全，疗效很差或无效，应进行手术治疗。

对急性 CHF 的患者，宜选择作用迅速的毒毛花苷 K 或毛花苷 C 静脉注射，待病情稳定后改用口服地高辛维持。

2. 某些心律失常

（1）心房纤颤（房颤）。

强心苷是治疗心房纤颤的首选药。心房纤颤是指心房各部位发生紊乱而细弱的纤维性颤动，每分钟 400～600 次，且不规则。强心苷通过抑制房室传导，使较多冲动不能穿过房室结下达心室而隐匿在房室结中。强心苷并不能制止房颤，只是减慢房室传导，减慢心室频率。

（2）心房扑动（房扑）。

心房扑动是指快速而规则的心房异位节律，每分钟 250～300 次，易传入心室，心室率加快而难以控制。强心苷能缩短心房有不应期，使心房扑动转为颤动，然后再发挥治疗房颤的作用。

（3）阵发性室上性心动过速。

强心苷反射兴奋迷走神经，降低心房兴奋性而终止阵发性室上性心动过速。

【不良反应与注意事项】

强心苷的安全范围小，治疗量接近中毒量 60%，个体生物利用度和敏感性差异大，低血钾、高血钙、低血镁、心肌缺血缺氧、酸中毒、联合用药等都可影响强心苷的作用，诱发和加重强心苷中毒。为了保证安全用药，宜做血药浓度监测，当地高辛 > 3ng/mL. 洋地黄毒苷 > 45ng/mL，即可确认为中毒。

1. 胃肠道反应

较为常见，如厌食、恶心、呕吐、腹泻。但强心苷用量不足，心衰未被控制时，因胃肠道静脉瘀血，也可出现这类反应，应予以鉴别。

2. 中枢神经系统反应

主要表现为眩晕、头痛、疲倦、失眠等症状和黄视或绿视及视觉模糊等视觉障碍，视觉障碍常常是强心苷中毒的先兆，可作为停药的指征。

3. 心脏毒性

强心苷可引发心律失常，是最为严重的不良反应。最多见的是室性早搏，约占心脏反应的 1/3，其他如二联律、三联律、室性心动过速等；再次是可引起不同程度的房室传导阻滞，严重者可出现房室分离；还可降低窦房结自律性而发生窦性心动过缓，但窦性停搏少见，如心率低于 60 次 /min，应作为停药的指征之一。如出现频发性室性早搏、二联律、三联律、窦性心动过缓（心率低于 60 次 /min）、视觉异常等，都应及时停药；及时纠正诱发强心苷中毒的因素；苯妥英钠对强心苷中毒引起的快速型心律失常疗效较好，利多卡因用于强心苷中毒导致的重症室性心动过速和心室纤颤的解救，严重中毒者可应用地高辛抗体 Fab 片段；缓慢型心律失常可应用阿托品治疗。

二、非强心苷类正性肌力药

（一）磷酸二酯酶抑制药（PDEI）

本类药物能抑制磷酸二酯酶Ⅲ的活性，减少 cAMP 的降解，增加细胞内 cAMP 的水平。心肌细胞内的 cAMP 含量增加可产生正性肌力作用，血管平滑肌细胞内 cAMP 增加可松弛血管平滑肌，扩张血管。

氨 力 农

双吡啶类衍生物，是一种新型的非苷类、非儿茶酚胺类强心药，兼有正性肌力作用和血管扩张作用。增加心肌收缩力，增加心排血量，降低心脏前、后负荷，降低左室充盈压，改善左室功能，增加心脏指数，但对平均动脉压和心率无明显影响。

适用于洋地黄、利尿药、血管舒张药治疗无效或效果欠佳的各种原因引起的急性、慢性顽固性充血性心力衰竭的短期治疗。长期口服可使死亡率增加，现仅限于静脉注射用于其他药物治疗无效的心衰。

不良反应较严重，常见恶心、呕吐，心律失常发生率也较高，另可引起血小板减少和肝损害。

米 力 农

米力农为氨力农替代品，抑酶作用强度约为氨力农的 20 倍。米力农可明显改善心脏收缩功能和舒张功能，缓解症状，提高运动耐力。因其对病人的生存有不利影响，不主张长期用药，仅供短期静脉给药治疗严重 CHF 患者。

（二）拟交感神经药

多巴酚丁胺

多巴酚丁胺对心肌细胞 β_1 受体选择性高，能明显增强心肌收缩性，增强衰竭心脏的心脏指数，增加心输出量。

主要用于急性心肌梗死或心脏外科手术并发心功能不全及慢性难治性的心衰。血压明显下降者不宜使用。

异波帕明（异布帕胺）

通过激动多巴胺受体和 β 受体，舒张肾血管，增加肾血流量而产生明显利尿作用；正性肌力作用，增加心排血量；舒张外周血管，减轻心脏后负荷。用于缓解心力衰竭的症状，提高运动耐受力。

三、肾素－血管紧张素－醛固酮系统抑制药

血管紧张素转化酶抑制药（ACEI）、血管紧张素Ⅱ受体拮抗药（ARB）和醛固酮拮抗药具有逆转或延缓心肌重构作用，是目前治疗 CHF 的主要药物之一。

（一）ACEI

临床试验证明，ACEI 不仅能缓解 CHF 患者的症状，改善血流动力学变化及左室功能，提高运动耐力，提高患者生活质量，而且能降低 CHF 的发生率、再住院率、病死率并改善预后。基础研究也证实，ACEI 能逆转心室肥厚，在相当程度上延缓和逆转心室重构。临床用于 CHF 的 ACEI 有卡托普利、依那普利、雷米普利等。

（二）ARB

此类药物抗 CHF 的作用与 ACEI 相似。因其对缓激肽途径无影响，不引起咳嗽、血管神经性水肿等不良反应。常用的药物有氯沙坦、厄贝沙坦等。

（三）醛固酮拮抗药

螺 内 酯

螺内酯为保钾排钠的弱效利尿药，可拮抗醛固酮，阻断醛固酮在 CHF 过程中的不良影响，减轻或逆转 CHF 时的心血管重构，可降低 CHF 的发病率与死亡率。可与氢氯噻嗪、ACEI 或 ARB 等合用于 CHF 的治疗。

四、减轻心脏负荷药

（一）利尿药

利尿药能促进钠、水的排泄，减少血容量，降低心脏的前、后负荷，消除或缓解静脉充血及其所引发的肺水肿和外周水肿，是慢性心功能不全的主要治疗措施之一。轻度、中度心源性水肿选用噻嗪类利尿药疗效较好，常用氢氯噻嗪，也可与留钾利尿药合用。严重的 CHF 应选用高效利尿药，如呋塞米静脉注射。

（二）血管扩张药

血管扩张药通过扩张小静脉和／或小动脉而产生疗效，是治疗 CHF 的辅助药物，一般仅用于强心苷和利尿药治疗无效的 CHF 或顽固性 CHF 的治疗。某些扩血管药不仅能改善心衰症状，而且能降低病死率，提高患者的生存质量。

主要扩张小动脉药（如肼屈嗪、硝苯地平、氨氯地平等），通过扩张小动脉降低外周阻力，降低后负荷，进而改善心功能，增加心排血量，增加动脉供血，主要用于外周阻力高，心排血量明显减少的 CHF 患者。

主要扩张小静脉药（如硝酸酯类），通过扩张静脉，减少回心血量、降低前负荷，进而降低左室舒张末压，缓解肺瘀血症状。用药后，可明显减轻呼吸急促和呼吸困难。通常选用硝酸甘油，也可选用硝酸异山梨醇酯。

扩张小动脉和小静脉药（如硝普钠、哌唑嗪等），通过舒张动、静脉血管，降低心脏前后负荷，改善心功能。其中，硝普钠静脉滴注对急性心肌梗死及高血压所致 CHF 效果较好，哌唑嗪对缺血性心脏病所致的 CHF 效果较好。

五、β 受体拮抗药

常用药物有比索洛尔、美托洛尔、卡维地洛等。

阻断 β_1 受体，降低交感张力，抑制儿茶酚胺对心脏的毒性作用，使心率减慢，心脏负荷降低，心肌耗氧减少，心排血量增多；抑制肾素－血管紧张素－醛固酮系统，使心室重构逆转，心功能进一步改善；长期使用，可上调心肌的 β_1 受体，提高 β_1 受体对儿茶酚胺的敏感性，改善心肌收缩性能。

除非有禁忌证或治疗后出现不稳定状态，所有慢性收缩期心力衰竭患者、心功能 II 级患者均可使用。CHF 伴有支气管哮喘、房室传导阻滞者禁用。

技 能 实 训

抗慢性心功能不全药概述：

（1）知识要求：每组同学选择一例本课学习的药物，并以选择的药物为中心，叙述出本组同学对抗慢性心功能药的理解。

（2）形式要求：每组同学确定好自己汇报的主题，整理好讲稿，并做成 PPT，下次课进行汇报。

（王海霞）

项目八 影响血液系统的药物

血液是机体赖以生存的最为重要的物质之一。血液流动是否正常、血细胞数量和功能的稳定，以及血容量的维持是发挥血液正常生理功能的重要条件。一旦这些条件发生改变，则会出现血液系统疾病。血液流动性的改变，可导致血栓栓塞性疾病或出血性疾病。造血必需物质的缺乏或造血功能障碍，则出现贫血。而各种原因引起大量失血造成的血容量降低，可导致休克，危及生命。

任务一 抗凝血药、溶血栓药与止血药

【知识目标】

（1）掌握肝素、香豆素类、链激酶的药理作用、临床应用与不良反应。

（2）掌握维生素 K 的药理作用、临床应用与不良反应。

（3）熟悉其他抗凝血药、溶血栓药和止血药的作用特点。

【能力目标】

初步学会分析、解释涉及抗凝血药、溶血栓药和止血药的处方合理性，具备提供用药咨询服务的能力。

凝血系统和纤溶系统是机体内存在的两个对立统一的生理调节机制。在正常情况下，二者维持着动态平衡，既保持了血管内血流的畅通，又有效防止了出血。一旦凝血系统和纤溶系统之间的动态平衡受到某些病理因素的影响而遭到破坏，则会发生形成血栓或出血，此时应选用抗凝血药或促凝血药加以纠正，见图8-1。

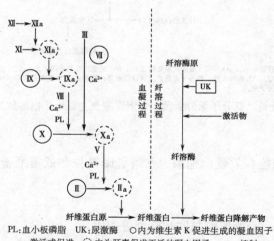

PL：血小板磷脂 UK：尿激酶 ○内为维生素 K 促进生成的凝血因子
← 激活或促进 ○内为肝素促进灭活的凝血因子 ×····· 抑制

图 8-1 血凝过程、纤溶过程及药物对其影响

一、抗凝血药

抗凝血药是指能通过影响凝血过程的不同环节而阻止血液凝固的药物，临床主要用于防治血栓栓塞性疾病。

（一）体内、体外抗凝血药

肝　素

肝素因首先从肝脏内发现而命名，现药用制剂主要是从猪小肠黏膜或牛肺脏中提取，带有大量负电荷。

【体内过程】

肝素是带大量负电荷的大分子物质，不易通过细胞膜，口服无效。肌内注射易引起血肿，皮下注射血药浓度低，故常采用静脉给药，主要在肝脏内经肝代谢为低抗凝活性的尿肝素，部分可经肾脏排泄。

【药理作用】

1. 抗凝作用

对凝血的各环节均有作用，包括抑制凝血酶原转变为凝血酶；抑制凝血酶活性，阻碍纤维蛋白原转变为纤维蛋白；防止血小板凝集和破坏。起效迅速，体内、外均有抗凝作用。静注 10min 起效，维持 3 ~ 4h。肝素是通过增强抗凝血酶Ⅲ（AT Ⅲ）的抗凝作用而发挥作用的，见图8-2。AT Ⅲ是体内作用缓慢的生理性抗凝物质，可使以丝氨酸为活性中心的凝血因子Ⅱa、Ⅸa、Ⅹa、Ⅺa和Ⅻa失去活性而呈现作用。肝素通过其酸性基团与 AT Ⅲ的碱性赖氨酸残基结合，生成肝素–AT Ⅲ复合物。随后，AT Ⅲ精氨酸反应中心构象发生变化，易与上述凝血因子活性中心丝氨酸残基结合，抗凝作用加速。肝素使这一反应加速达 4 倍以上。

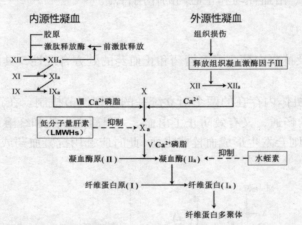

肝素与血浆中AT-Ⅲ（血浆抗凝血酶Ⅲ）结合，加速其对凝血因子Ⅱa、Ⅸa、Ⅹa、Ⅺa、Ⅻa等的灭活；低分子量肝素选择性抑制凝血因子Ⅹa；水蛭素直接抑制凝血因子Ⅱa

图 8-2　肝素、低分子量肝素及水蛭素在凝血与纤维蛋白溶解过程中的作用

2. 调血脂作用

肝素能够促进血管内皮细胞释放蛋白酯酶，水解乳糜微粒和低密度蛋白，增加高密度脂蛋白的含量，但停药后会引起"反跳"。

3. 其他作用

肝素还有抑制血小板聚集、降低血液黏度和抗炎等作用。

【临床应用】

1. 血栓栓塞性疾病

主要用于防治血栓的形成与扩大，如深静脉血栓、肺栓塞、脑梗死及急性心肌梗死等，尤其适用于急性动静脉血栓的形成，但对已形成的血栓无溶解作用。

2. 弥漫性血管内凝血（DIC）

对各种原因引起的 DIC 早期，静脉注射肝素能避免纤维蛋白原和凝血因子的耗竭，可防止继发性出血。

3. 体外抗凝

用于输血、心血管手术、体外循环、血液透析、心导管检查、器官移植、介入治疗等的抗凝，用于输血及血液标本体外实验的抗凝。

【不良反应与注意事项】

用药过量引起的自发性出血是最常见的不良反应，表现为各种黏膜出血、关节腔积血及伤口出血等，多见于静脉给药、60 岁以上患者或女性患者。对轻度的自发性出血，停药即可自行恢复，但严重出血需要缓慢静脉注射硫酸精蛋白对抗，1mg 鱼精蛋白可中和 100U 的肝素，但一次用量不能超过 50mg。偶见过敏反应，如哮喘、荨麻疹等。长期应用可致脱发、骨质疏松和自发骨折。少数可见血小板减少症。

肝素过敏者、肝肾功能不良、胃十二指肠溃疡、脑出血、严重高血压、先兆流产、血友病、亚急性细菌性心内膜炎、外科手术后患者，及妊娠初始 3 个月内妇女、哺乳妇女禁用。

低分子量肝素

低分子量肝素是肝素分子经化学或酶降解的片段，分子量比肝素小。作用可选择性拮抗凝血因子 X 的活性，对其他凝血因子影响较小，引起出血的危险性小。还可促进组织型纤溶酶原激活物的释放，加强组织型纤溶酶原激活剂等的纤溶作用。用于预防手术后血栓栓塞、深静脉血栓形成、肺栓塞，还可作为血液透析时体外循环的抗凝剂等，对不稳定心绞痛、急性心肌梗死也有效。

目前，临床常用的制剂有依诺肝素、替地肝素等。

（二）体内抗凝血药

香豆素类

本类药物口服有效，又称口服抗凝血药，包括华法林、双香豆素、醋硝香豆素等。

【体内过程】

华法林和醋硝香豆素吸收快而安全，双香豆素的吸收因受食物的影响慢而不规则；这 3 种药物的血浆蛋白结合率较高，双香豆素几乎全部与血浆蛋白结合，$t_{1/2}$ 为 10 ~ 60h，能通过胎盘屏障，双香豆素和醋硝香豆素也可见于母乳中；主要在肝脏代谢，经肾脏排泄，醋硝香豆素大部分以原形经肾脏排泄。

【药理作用】

维生素 K 的拮抗剂，药物结构与维生素 K 相似，为其竞争性拮抗药，可竞争性抑制肝脏的维生素 K 环氧还原酶，阻止氧醌型还原为氢醌型维生素 K，妨碍维生素 K 的循环再利用，从而使含有谷氨酸残基的凝血因子 Ⅱ、Ⅶ、Ⅸ、Ⅹ 的 γ - 羧化作用发生障碍，影响其活性，抑制血液凝固。本类药物只能阻止凝血因子前体的生成过程，对已活化的凝血因子无作用，需待血液循环中的凝血因子耗竭后才能出现疗效，因此显效慢。口服后至少需经 12 ~ 24h 才出现作用，1 ~ 3d 达高峰，维持 3 ~ 4d，体外无抗凝作用。

【临床应用】

用于防治血栓栓塞性疾病，如心房纤颤、心脏瓣膜病所致血栓栓塞，也可用于人工瓣膜置换术、髋关节固定术后防止静脉血栓发生。对于需要快速抗凝者，则应先用肝素发挥治疗作用后，再用香豆素类药物维持疗效。该类药与抗血小板药合用，可减少外科大手术、风湿性心脏病、人工瓣膜置换术的静脉血栓发生率。

【不良反应与注意事项】

过量易致自发性出血，常见鼻出血、牙龈出血、皮肤黏膜瘀斑及内脏出血，最严重者为颅内出血。因此用药期间，必须监测凝血酶原时间，应控制在 25 ~ 30s，并据此调整剂量。用量过大引起严重出血，应立刻停药并静脉注射维生素 K，同时输注新鲜血液，可以迅速恢复凝血因子的功能。

有出血倾向、血友病、血小板功能不全和血小板减少症、紫癜、严重高血压、肝肾功能不全、溃疡病、颅内出血、妊娠期妇女、先兆流产及产后、外伤及术后者禁用。

（三）体外抗凝药

枸橼酸钠

体内无抗凝作用。枸橼酸根与 Ca^{2+} 可形成难解离的可溶性络合物，导致血中 Ca^{2+} 浓度降低，使血液不易凝固。仅适用于体外抗凝血，如体外血液保存、输血、血液化验等。输入含有该药的血液过速或过量时，可引起低血钙，导致心功能不全的发生，必要时静注氯化钙纠正。

（四）凝血酶抑制剂

达比加群酯

与凝血酶的纤维蛋白特异位点结合，阻止纤维蛋白原裂解为纤维蛋白，从而阻止凝血反应及血栓形成。用于全膝关节置换术、预防静脉血栓和抗凝治疗、预防心房颤动者的脑卒中发作，有非瓣膜性心房颤动患者中减低卒中和全身栓塞的风险。常见的不良反应是出血，还可出现恶心和呕吐、便秘和发热、低血压、失眠和水肿、贫血、眩晕、腹泻、继发性血肿和心动过速等症状。有出血史、凝血功能异常、严重肝功能不全者，及妊娠、哺乳期妇女禁用。

水 蛭 素

多肽类化合物，是迄今为止最强的凝血酶特异性抑制药。水蛭素与凝血酶结合后，使凝血酶的蛋白水解功能受到抑制，从而抑制纤维蛋白的凝集，也抑制凝血酶引起的血小板聚集和分泌，使纤维蛋白和交联蛋白形成的血小板聚集物易于溶解，最终达到抗凝的目的。主要用于 DIC、心脑血管疾病，如急性冠状动脉综合征、血液透析等。主要不良反应是出血和血压降低。

（五）抗血小板药

抗血小板药可抑制血小板聚集，从而抑制血栓形成，是防治动脉血栓性疾病的重要药物，其作用环节见图 8-3。

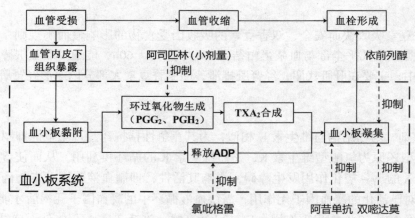

图 8-3　抗血小板药作用环节

阿 司 匹 林

小剂量（75 ~ 150mg/d）可抑制血小板中的前列腺素合成酶，使 TXA_2 合成减少，抑制血小板的聚集，防止血栓形成。用于不稳定型心绞痛、急性心肌梗死、急性脑卒中等心脑血管疾病，动脉血管手术、人工瓣膜手术，预防血栓形成。

氯 吡 格 雷

二磷酸腺苷 P_2Y_{12} 受体阻断剂，二磷酸腺苷（ADP）存在于血小板细胞内，当血小板发生凝聚反应时被释放，进一步加速血小板的凝聚过程。氯吡格雷对 ADP 诱导的血小板聚集有特异的强力抑制作用。口服起效快。用于心肌梗死、缺血性脑卒中、外周动脉性疾病、急性冠状动脉综合征，还可用于冠状动脉支架置入术后，预防支架内血栓形成。对阿司匹林过敏或不耐受的患者可替代阿司匹林，也可与阿司匹林联合应用。

双嘧达莫

磷酸二酯酶抑制剂，可抑制磷酸二酯酶对 cAMP 的降解作用，使血小板内 cAMP 浓度增高，抑制血小板的聚集，产生抗血小板作用。用于缺血性心脏病、血栓栓塞性疾病。单独应用作用较弱，一般与口服抗凝药合用。与华法林合用于修复心脏瓣膜时，抑制血栓形成；与阿司匹林合用，可延长血栓栓塞性疾病的血小板生存时间，增强阿司匹林的抗血小板聚集作用。不良反应有腹部不适、恶心、呕吐等胃肠道反应及头痛、眩晕等。

依前列醇（前列环素）

血小板腺苷酸环化酶刺激剂，可激活血小板腺苷酸环化酶活性，使血小板内 cAMP 增多，并抑制多种诱导剂诱导的血小板聚集与释放，具有较强的抗血小板聚集和松弛血管平滑肌的作用。临床可用于体外循环、血栓性血小板减少性紫癜及微血栓形成导致的出血倾向。

阿昔单抗

血小板整合素受体阻断剂（血小板膜糖蛋白Ⅱb/Ⅲa受体阻断剂），可特异性地阻断纤维蛋白原与血小板膜表面糖蛋白Ⅱb/Ⅲa受体的结合，抑制多种途径所诱导的血小板的聚集，发挥抗血栓作用。临床主要用于不稳定型心绞痛、急性心肌梗死，以及冠状动脉形成术后急性缺血性并发症的预防。不良反应主要有出血的危险，需严格把握剂量。

替罗非班

一种高选择性非肽类血小板膜糖蛋白Ⅱb/Ⅲa受体阻断剂。与肝素联用，用于不稳定型心绞痛或心肌梗死患者，预防心脏缺血事件；也用于冠脉缺血综合征患者进行冠脉血管成形术或冠脉内斑块切除术，预防与经治冠脉突然闭塞有关的心脏缺血并发症。

二、溶栓药

体内纤维蛋白溶解过程是一系列蛋白酶催化连锁反应，第一阶段为血浆或组织中激活剂的活化并转化为纤溶酶原激活剂，第二阶段为纤溶酶原转为纤溶酶，第三阶段为纤维蛋白或纤维蛋白原被分解。溶栓药是一类可使纤溶酶原（纤维蛋白溶解酶原）转变为纤溶酶（纤维蛋白溶解酶），后者迅速水解纤维蛋白和纤维蛋白原，导致血栓溶解的药物，其作用环节见图8-4。

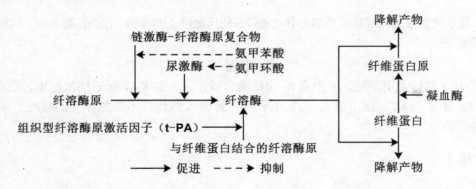

图 8-4 纤维蛋白溶解系统、激活因子及药物作用部位

链 激 酶

链激酶是从 β - 溶血性链球菌培养液中提取的一种蛋白质，近年来可用基因重组技术制备，称为重组链激酶（r-SK）。

【药理作用】

与内源性纤溶酶原结合成复合物，促使纤溶酶原转为纤溶酶，纤溶酶迅速水解血栓中纤维蛋白，导致血栓溶解。纤溶酶原除降解纤维蛋白凝块外，也降解纤维蛋白原和其他血浆蛋白，因此本药的溶栓作用无选择性。

【临床应用】

用于急性血栓栓塞性疾病。静脉注射治疗动、静脉内新鲜血栓形成和栓塞，如急性肺栓塞和深部静脉血栓等。现试用于心肌梗死早期治疗，可缩小梗死面积，使病变血管重建血流。需早期用药，以血栓形成不超过 6h 疗效最佳，对形成时间较久的血栓难以发挥作用。

【不良反应与注意事项】

不良反应主要是易引起出血，多为皮肤及黏膜出血，一般不需治疗，如严重出血可注射氨甲苯酸对抗，更严重者可补充全血。此外，链激酶具有抗原性，能引起过敏反应，出现寒战、发热、头痛等症状。出血性疾病、新创伤、伤口愈合中、消化道溃疡、严重高血压者禁用。

尿激酶

从人尿中分离得来的一种糖蛋白，也可由基因重组技术制备。尿激酶可直接激活纤溶酶原使之转变为纤溶酶，发挥溶解血栓作用，还能抑制血小板聚集。适应证、不良反应及禁忌证同链激酶。尿激酶没有抗原性，不引起链激酶样的过敏反应，因价格昂贵，主要用于对链激酶过敏或耐受的患者。

组织型纤溶酶原激活剂（t-PA）

基因重组药物。溶栓机制是激活内源性纤溶酶原使之转变为纤溶酶，从而溶解血栓。组织型纤溶酶原激活剂的溶栓作用较强，对血栓具有选择性，较少产生应用链激酶时常见的出血并发症，且对人无抗原性。用于肺栓塞和急性心肌梗死。

同类药物还有瑞替普酶。

瑞替普酶

基因重组药物，属于第三代溶栓药。溶栓作用迅速、完全和持久。用于急性心肌梗死、血流不稳定的急性大面积肺栓塞、急性缺血性脑卒中的溶栓治疗。常见不良反应有出血，有出血倾向者慎用。

三、止血药

止血药是指能加速血液凝固或降低毛细血管通透性，使出血停止的药物。包括促凝血药、抗纤维蛋白溶解药。

（一）促凝血药

维生素 K

维生素 K 的基本结构是甲萘醌。维生素 K_1 由植物合成，维生素 K_2 由肠道细菌产生，二者均为脂溶性，需胆汁协助吸收；维生素 K_3 和维生素 K_4 由人工合成，皆为水溶性，不需胆汁协助吸收。维生素 K 是促进凝血因子活性的药物。

【药理作用】

1. 促凝血作用

作为羧化酶的辅酶参与凝血因子 Ⅱ、Ⅶ、Ⅸ、Ⅹ 的生物合成，使这些凝血因子氨基末端谷氨酸磷酸化，促进凝血。当维生素 K 缺乏时，上述凝血因子只能形成前体物质，无抗凝活性，易发生出血。

2. 缓解平滑肌痉挛作用

维生素 K_1 或维生素 K_3 肌内注射有解痉作用。

【临床应用】

1. 维生素 K 缺乏引起的出血

如胆汁分泌不足、长期应用广谱抗生素以及早产儿、新生儿出血，也可用于其他原因引起的凝血酶原过低。

2. 抗凝药过量引起的出血

治疗香豆素类、水杨酸类等过量引起的出血。

3.缓解胃肠道平滑肌引起的疼痛

如胆石症、胆道蛔虫引起的绞痛。

【不良反应与注意事项】

该类药物毒性较低。维生素 K_1 不良反应最少，维生素 K_3、维生素 K_4 常致胃肠道反应，引起恶心、呕吐等。较大剂量维生素 K_3 可致新生儿、早产儿产生溶血性贫血、高胆红素血症及黄疸。对红细胞缺乏葡萄糖 –6– 磷酸脱氢酶（C–6–PD）的患者也可诱发急性溶血性贫血。有血栓病史、有血栓形成倾向、弥散性血管内凝血高凝期者禁用。

凝 血 酶

从牛、猪血提取和精制而成的凝血酶无菌生物制剂，可直接作用于血液中纤维蛋白原，使其转变为纤维蛋白，加速血液凝固而迅速发挥止血作用。此外还能促进上皮细胞的有丝分裂，加速外伤愈合，局部应用 1 ~ 2min 即可止血。

适用于结扎困难的小血管出血、毛细血管以及实质性脏器的出血；也用于外伤、手术、口腔、泌尿道以及消化道等部位的止血。局部止血时，用生理盐水溶解成 50 ~ 1 000U/mL 溶液喷雾或敷于创面，切忌进入血管内。因其具有抗原性，可产生过敏反应。消化道止血药口服或灌注，严禁注射给药，否则可导致血栓形成，引起局部坏死而危及生命。

凝血酶原复合物（人因子Ⅸ复合物）

由健康人静脉血分离和浓缩制得的含有凝血因子Ⅱ、Ⅶ、Ⅸ、Ⅹ等凝血因子的混合制剂。临床上主要用于乙型血友病（先天性凝血因子Ⅸ缺乏）、严重肝脏疾病、口服香豆素类抗凝剂过量和维生素 K 依赖性凝血因子（凝血因子Ⅱ、Ⅶ、Ⅸ、Ⅹ）缺乏等引起的出血。

抗血友病球蛋白（抗甲种血友病因子）

由新鲜冰冻健康人血浆或新鲜血浆制得，主要成分为凝血因子Ⅷ，主要用于甲型血友病（先天性凝血酶原Ⅷ缺乏症）的治疗，也可用于严重肝病、DIC（弥漫性血管内凝血）和系统性红斑狼疮等引起的获得性凝血因子Ⅷ缺乏症。

凝血酶、凝血酶原复合物、抗血友病球蛋白属于凝血因子制剂，是从健康人或动物血液中提取、分离、纯化、冻干而制得，内含各种凝血因子，主要用于凝血因子缺乏时的替代或补充疗法。

酚磺乙胺（止血敏）

能增强毛细血管抵抗力，降低毛细血管通透性，增强血小板聚集性和黏附性，促进血小板释放凝血活性物质，使血管收缩，出血和凝血时间缩短，达到止血效果。止血作用较弱，用于防治各种手术前后的出血、血小板功能不良、血管脆性增加而引起的出血，也可用于呕血、尿血等。可与其他类型止血药，如维生素 K、氨甲苯酸并用。

鱼 精 蛋 白

在体内能与强酸性肝素形成稳定的复合物，而使肝素失去抗凝作用。用于因注射肝素过量引起的出血和心脏手术后出血。

（二）抗纤维蛋白溶解药

药物通过抑制纤维蛋白溶解而产生止血作用，主要有氨甲苯酸和氨甲环酸。

氨甲苯酸（止血芳酸）

【药理作用与临床应用】

能竞争性抑制纤溶酶原激活物，使纤溶酶原不能被激活为纤溶酶，从而抑制纤维蛋白凝块的裂解，产生止血效果。

临床主要用于各种纤维蛋白溶解亢进所致的出血，如肺、肝、胰、前列腺、甲状腺、肾上腺等手术所致的出血，也可用于链激酶过量所引起的出血，但对癌症出血、创伤出血及非纤维蛋白溶解引起的出血无效。

【不良反应与注意事项】

不良反应较少，但用量过大可引起血栓形成，并可能诱发心肌梗死。有血栓形成倾向或有血管栓塞性病史者禁用。

氨甲环酸（止血环酸）

氨甲环酸作用及应用与氨甲苯酸相似，止血作用比氨甲苯酸强，但不良反应多。

技 能 实 训

1. 抗凝血药概述

（1）知识要求：每组同学选择一例本课学习的药物，并以选择的药物为中心，叙述出本组同学对抗凝血药的理解。

（2）形式要求：每组同学确定好自己汇报的主题，整理好讲稿，并做成 PPT，下次课进行汇报。

2. 溶血栓药概述

（1）知识要求：每组同学选择一例本课学习的药物，并以选择的药物为中心，叙述出本组同学对溶血栓药的理解。

（2）形式要求：每组同学确定好自己汇报的主题，整理好讲稿，并做成 PPT，下次课进行汇报。

（王世龙）

任务二　治疗血细胞减少与血容量减少的药物

【知识目标】

（1）掌握铁剂、叶酸、维生素 B_{12} 的药理作用、临床应用与不良反应。

（2）熟悉其他治疗血细胞减少与血容量减少的药物的作用特点。

【能力目标】

初步学会分析、解释涉及治疗血细胞减少与血容量减少的药物的处方合理性，具备提供用药咨询服务的能力。

一、抗贫血药

贫血是指单位体积循环血液中红细胞数或血红蛋白量低于正常值的一种病理现象。

根据病因和发病机制的不同，常见以下几种类型。

（1）缺铁性贫血。体内制造血红蛋白的铁缺乏而红细胞生成障碍造成的，在我国较多见。患者红细胞呈小细胞、低色素性，故又称小细胞低色素性贫血。

（2）巨幼红细胞贫血。叶酸和（或）维生素 B_{12} 缺乏引起 DNA 合成障碍所致的一类贫血。患者红细胞呈大细胞、高色素性，故又称大细胞高色素性贫血。其中，恶性贫血是因患者胃黏膜萎缩、内因子分泌缺乏导致维生素 B_{12} 吸收障碍所致。

（3）再生障碍性贫血。感染、药物、放疗等多种因素所致的骨髓造血功能障碍，临床以全血细胞减少为主要表现的综合征，较难治愈。

抗贫血药主要用于贫血的补充治疗，应遵循"缺什么，补什么"的原则，根据贫血的类型选择适宜的抗贫血药。

（一）铁剂

常用的口服铁剂有硫酸亚铁、枸橼酸铁铵、富马酸亚铁，注射铁剂有右旋糖酐铁和山梨醇铁。在铁剂选择上，以口服制剂为首选，以吸收较高的亚铁剂为首选。

【体内过程】

铁剂的吸收率与体内储存铁有关，正常为 10%。当发生缺铁性贫血时，可提高至 30%。食物中的铁和口服铁剂都以 Fe^{2+} 在十二指肠和空肠上段吸收。吸收进入肠黏膜后，一部分 Fe^{2+} 被氧化成 Fe^{3+}，与去铁蛋白结合成铁蛋白而贮存；另一部分吸收入血，被氧化为 Fe^{3+} 与血浆中的转铁蛋白结合成血浆铁，转运到肝、脾、骨髓等组织中贮存。骨髓中的铁可供网织红细胞合成血红蛋白。铁主要通过肠黏膜细胞的脱落排出体外，少部分经尿液、胆汁、汗液、乳汁等排出体外。影响铁吸收的因素很多，胃酸及维生素 C、果糖、半胱氨酸等还原性物质，有利于 Fe^{3+} 被还原成 Fe^{2+}，可促进铁吸收。胃酸缺乏、服用抗酸药、高钙和高磷酸盐食品及四环素类药物等，均可妨碍铁的吸收。食物肉类中的血红素铁吸收最佳，蔬菜中的铁吸收较差。

【药理作用】

铁是构成血红蛋白、肌红蛋白和某些组织酶的重要原料。吸收到骨髓后，进入骨髓幼红细胞，在线粒体内与原卟啉结合形成血红素，再与珠蛋白结合成为血红蛋白，进而促进红细胞的成熟。

在正常情况下，由于机体很少排泄或丧失铁，而代谢后释放出来的铁仍可被利用，故正常成年男子和绝经后的妇女，每日从食物中只需补偿每天所丧失铁（约 1mg）即可，但对生长发育期的婴儿、儿童、青少年和妊娠期妇女，铁的需要量将相对或绝对增加。

【临床应用】

铁制剂用于防治各种原因引起的缺铁性贫血，尤其对慢性失血（如月经过多、子宫肌瘤、痔疮出血等）、营养不良、儿童生长发育、妊娠等所引起的贫血疗效较好。用药后，一般症状迅速改善，网织红细胞数于治疗后 10 ~ 15d 达高峰，2 ~ 4 周血红蛋白明显升高，约 4 ~ 8 周接近正常。但体内贮存铁量要恢复正常，需要时间较长，故重度贫血患者最好连用 2 ~ 3 个月。

【不良反应与注意事项】

铁剂有收敛性，口服铁剂可刺激胃肠道引起恶心、呕吐、上腹部不适、腹泻等，Fe^{3+} 较 Fe^{2+} 多见，宜餐后服用。此外也可引起便秘，这可能是因 Fe^{2+} 与肠蠕动生理刺激物硫化氢结合后，减弱了肠蠕动所致。注射用铁剂可引起局部刺激及皮肤潮红、发热、荨麻疹等过敏反应，严重者可发生心悸、血压下降等。对铁剂过敏者及严重肝肾功能不全、铁负荷过高、非缺铁性贫血者禁用。

（二）叶酸与维生素 B_{12}

叶 酸

叶酸广泛存在于动、植物中，尤以酵母、肝及绿叶蔬菜中含量较多，动物细胞自身不能合成叶酸，人体必须从食物中获得叶酸。叶酸不耐热，食物烹调后可损失 50% 以上。成人每日摄入 200μg、妊娠及哺乳妇女每日摄入 300 ~ 400μg 叶酸，即可满足生理需要。

【药理作用】

叶酸在体内无活性，吸收后，在体内被通过二氢叶酸还原酶和四氢叶酸还原酶的催化还原为四氢叶酸，四氢叶酸类辅酶通过传递一碳单位，参与到体内嘌呤、嘧啶等核苷酸的合成中，见图 8-5。当叶酸缺乏时，其介导的一碳单位代谢障碍，影响了核苷酸的合成，导致细胞核中的 DNA 合成减少，细胞的分裂与增殖减少，血细胞发育停滞，停留在幼稚阶段，造成巨幼细胞性贫血。

导致引起叶酸缺乏的主要因素有需要量增加，如妊娠、婴儿期及溶血性贫血；营养不良、偏食、饮酒；应用叶酸拮抗药，如甲氨蝶呤、甲氧苄啶等；吸收不良、胃和小肠切除、胃肠功能紊乱等。

【临床应用】

可用于各种原因所致的巨幼红细胞性贫血，尤其对营养不良或婴儿期、妊娠期巨幼红细胞性贫血疗效较好，治疗时以叶酸为主，辅以维生素 B_{12}。对叶酸对抗剂甲氨蝶呤、乙氨嘧啶等引起的巨幼红细胞性贫血，因二氢叶酸还原酶被抑制，叶酸在体内不能转变为四氢叶酸，故需用甲酰四氢叶酸钙治疗。此外，对维生素 B_{12} 缺乏导致的"恶性贫血"，叶酸仅能纠正异常血象，而不能改善神经损害症状，治疗时应以维生素 B_{12} 为主，叶酸为辅。孕期补充叶酸可预防胎儿神经管畸形。

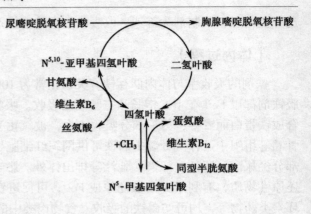

图 8-5 叶酸与维生素 B_{12} 作用

【不良反应与注意事项】

偶见过敏反应，长期服用时，有些患者可出现厌食、恶心、腹胀等胃肠道症状；大量服用时，可导致尿液呈黄色。

维生素 B_{12}

维生素 B_{12} 是一类含钴复合物，有氰钴胺、羟钴胺和甲钴胺等多种形式。动物性食品，如内脏、牛奶、蛋黄中含量丰富，而植物性食物中几乎不含。正常成人一日需要 $1 \sim 2 \mu g$，必须从外界摄取。药用者为氰钴胺和羟钴胺，化学性质稳定。

【体内过程】

食物中的维生素 B_{12} 必须与胃黏膜壁细胞分泌的糖蛋白 "内因子" 结合形成复合物，才能使其免受胃液的破坏，然后进入回肠吸收。口服后 $8 \sim 12h$，血药浓度达高峰；肌内注射 40min 时，约 50% 吸收入血液。维生素 B_{12} 进入血液后，由转钴蛋白 II 转运至肝脏，部分贮存在肝脏中，其余经胆汁排泄，形成肝肠循环。口服时，主要从肠道排出；注射时，则大部分从肾脏排泄。

【药理作用】

1. 促进四氢叶酸的循环利用

细胞内的 5- 甲基四氢叶酸在维生素 B_{12} 的参与下转化为四氢叶酸。维生素 B_{12} 缺乏时，该过程受阻，四氢叶酸的循环利用受到影响，患者出现与叶酸缺乏相似的巨幼细胞贫血，见图 8-5。维生素 B_{12} 缺乏和叶酸缺乏症的症状基本相同，除缺乏维生素 B_{12} 引起的神经症状外，两药可相互纠正"血象"的异常。

2. 维持有鞘神经纤维功能的完整性

维生素 B_{12} 可促进甲基丙二酰辅酶 A 转化为琥珀酰辅酶 A 参与三羧酸循环，有助于神经髓鞘脂蛋白的形成，从而保有髓神经纤维功能的完整性。维生素 B_{12} 缺乏时，有髓神经纤维功能发生紊乱，表现为感觉异常、运动失调等神经症状。

【临床应用】

主要用于恶性贫血，也可辅助治疗巨幼细胞贫血。某些疾病可致胃黏膜萎缩，内因子分泌减少，影响维生素 B_{12} 吸收，引起"恶性贫血"。用维生素 B_{12} 治疗此种贫血时，必须注射给药。还可用于神经炎、神经萎缩、三叉神经痛、坐骨神经痛等神经系统疾病的辅助治疗。

【不良反应与注意事项】

维生素 B_{12} 本身无毒，但少数患者可致过敏反应，甚至过敏性休克，故不应滥用。

（三）重组人红细胞生成素

促红细胞生成素（EPO）

人促红细胞生成素是人体中肾脏和肝脏分泌的一种激素样物质，是促进红细胞生成的体液性因子。药用品是基因技术生产的重组人促红细胞生成素。EPO 可与红系干细胞表面上的 EPO 受体结合，刺激红系干细胞的分化，促进红细胞成熟，使网织红细胞从骨髓中释放出来，并提高红细胞抗氧化功能，从而增加红细胞数量并提高血红蛋白含量。EPO 对多种贫血有效，特别是造血功能低下者疗效更佳。临床用于肾衰竭患者的贫血、非肾性贫血（如恶性肿瘤、免疫疾病、艾滋病）、早产儿伴随的贫血、外科手术前自体贮血等。

不良反应主要有血压升高。注射部位及血液透析后易致血栓形成，偶可诱发脑血管意外或癫痫发作，有致畸作用。难以控制的高血压者、过敏者及妊娠、哺乳期妇女禁用。本药增加运动员的训练耐力和训练负荷，属于国际奥委会规定的赛事禁用药物。

二、促白细胞增生药

许多疾病、药物，特别是肿瘤患者的放疗、化疗均可引起患者白细胞下降，产生白细胞减少症。治疗时，对于造血功能低下者，一般采用兴奋骨髓造血功能、促进白细胞增殖的药物；对于抗体形成而破坏中性粒细胞者，采用糖皮质激素类药物抑制抗体生成，减少白细胞破坏。

粒细胞集落刺激因子（ G-CSF，非格司亭）

由血管内皮细胞、单核细胞和成纤维细胞合成的糖蛋白，其主要作用是增加中性粒细胞的生成，也能增强中性粒细胞的趋化及吞噬等功能。现临床上应用的是由基因重组技术生产，又称重组人粒细胞集落刺激因子（rhG-CSF）。

G-CSF 可使某些骨髓发育不良和骨髓损伤患者中性粒细胞数目增加，对骨髓移植和高剂量化疗后的严重中性粒细胞减少有效。用于各种原因引起的白细胞或粒细胞减少症，如肿瘤放疗、化疗引起的骨髓抑制；用于骨髓发育不良综合征引起的中性粒细胞减少症、特发性中性粒细胞减少症、骨髓增生异常综合征伴中性粒细胞减少症、再生障碍性贫血等；也可用于促进骨髓移植后的中性粒细胞数升高。本品不能口服，仅能静脉注射或皮下注射给药。不良反应有胃肠道反应、肝功能损害和骨痛等。肝、肾、心功能严重障碍者及过敏者禁用。

粒细胞 – 巨噬细胞集落刺激因子（GM-CSF，沙格司亭）

由 T 淋巴细胞、单核细胞、成纤维细胞、血管肉皮细胞合成的糖蛋白。其具有广泛的活性，能刺激粒细胞、单核细胞、巨噬细胞和巨核细胞等多种细胞的集落形成和增生，对成熟中性粒细胞可增强其吞噬功能和细胞毒作用。

GM-CSF 临床主要用于预防恶性肿瘤放疗、化疗引起的白细胞减少以及并发感染等，也可用于获得性免疫缺陷综合征继发的白细胞减少。不良反应较少，有发热、皮疹、呼吸困难、骨及肌肉痛等，一般停药后消失。首次静脉滴注时，可出现潮红、低血压、呕吐等症状，应给予吸氧及输液处理。过敏者、自身免疫性血小板减少性紫癜及骨髓及外周血中存在过多未成熟细胞者禁用。

（二）其他促白细胞增生药

维生素 B_4（磷酸腺嘌呤）

维生素 B_4 参与 RNA 和 DNA 的合成，是核酸的前体物质，可促进白细胞的增生。用药后 2 ~ 3 周，一般可见白细胞数明显增加。用于各种原因所致的白细胞减少症，如肿瘤放射治疗、化学治疗、抗甲状腺药、氯霉素、解热镇痛药、苯中毒等。

鲨　肝　醇

鲨肝醇对肿瘤放射治疗、化学治疗引起的骨髓抑制有拮抗作用，对苯中毒引起的白细胞减少也有一定的疗效。可用于放射线及其他原因引起的白细胞减少。

利　可　君

利可君可增强造血系统代谢，临床上用于防治各种原因引起的白细胞减少、血小板减少和再生障碍性贫血。

肌苷（次黄嘌呤核苷）

人体的正常成分，参与体内核酸代谢、蛋白质合成和能量代谢，提高各种酶的活性，从而使细胞在缺氧状态下进行正常代谢，有助于受损细胞功能的恢复，为辅助用药，具有改善机体代谢的作用。用于各种原因所致的白细胞减少症、血小板减少症、肝炎等辅助治疗。

三、血容量扩充药

大量失血或失血浆会引起血容量降低，导致休克，迅速补足血容量是防治低血容量性休克的基本疗法。等渗葡萄糖盐水维持时间短暂，血液制品如全血、血浆等来源受限，而人工合成的血容量扩充剂（血浆代用品）则具有作用持久、无毒、无抗原性等优点。

右 旋 糖 酐

葡萄糖的高分子聚合物，根据其分子量的大小，可分为中分子右旋糖酐 70、低分子右旋糖酐 40、小分子右旋糖酐 10。

【药理作用与临床应用】

1. 扩充血容量

分子量较大，静滴后不易渗出血管，提高血浆渗透压，能保持血液中水分及将组织细胞外液中的水分吸收入血，迅速扩充血容量。作用强度随分子量的减小而降低，维持时间也随着变短。中分子、低分子右旋糖酐用于低血容量性休克，如急性失血、创伤和灼伤性休克。

2. 改善微循环

右旋糖酐分子可覆盖于红细胞表面，使红细胞膜外的负电荷增加，进而产生红细胞的互相排斥现象而使其不易聚集，又加之可增加血容量及血液稀释作用，故可改善微循环。临床上可用于感染性休克的治疗，低分子和小分子右旋糖酐的疗效较明显。

3. 抗凝血

右旋糖酐分子可覆盖于血小板表面，使之互相排斥而使其不易聚集，防止血栓形成。临床可用于血栓形成性疾病，如心肌梗死、脑血栓形成、视网膜动静脉血栓形成及弥漫性血管内凝血等。低分子和小分子右旋糖酐的抗凝效果较好。

4. 利尿作用

低分子和小分子右旋糖酐分子量较小，可快速由肾小球滤过，在肾小管内不被重吸收，发挥渗透性利尿作用。临床上用于防治急性肾衰竭。小分子右旋糖酐作用更强。

【不良反应与注意事项】

偶见过敏反应，如发热、荨麻疹等，极个别的有血压下降、呼吸困难等严重反应。用药前，取 0.1mL 做皮内试验。静滴开始宜缓慢，可扩充血容量，增加心脏负担，对心功能不全患者要慎用。血小板减少症及出血性疾病者禁用。

羟乙基淀粉

羟乙基淀粉为高分子胶体物质。静注后可扩充血容量，改善血流动力学，作用可维持 24h 或以上。用于各种原因引起的血容量不足。少数患者可出现过敏反应，表现为眼睑水肿、荨麻疹及哮喘等。

技 能 实 训

抗贫血药概述：

（1）知识要求：每组同学选择一例本课学习的药物，并以选择的药物为中心，叙述出本组同学对抗贫血药的理解。

（2）形式要求：每组同学确定好自己汇报的主题，整理好讲稿，并做成PPT，下次课进行汇报。（王世龙）

项目九 影响泌尿生殖系统的药物

任务一 利尿药与脱水药

【知识目标】

（1）掌握呋塞米、氢氯噻嗪、螺内酯的药理作用、临床应用与不良反应。

（2）掌握甘露醇的药理作用、临床应用与不良反应。

（3）熟悉其他利尿药和脱水药的作用特点。

【能力目标】

初步学会分析、解释涉及利尿药和脱水药的处方合理性，具备提供用药咨询服务的能力。

一、利尿药

利尿药是一类作用于肾脏，促进 Na^+、Cl^- 等电解质和水的排出，使尿量增加的药物。临床上主要用于各种原因引起的水肿，也可用于高血压、心功能不全等疾病的治疗及加速药物、毒物的排泄。

（一）利尿药作用的生理学基础

尿液的生成包括肾小球滤过、肾小管和集合管的重吸收与分泌。利尿药主要通过影响肾小管和集合管的重吸收与分泌功能而发挥利尿作用，见图 9-1。

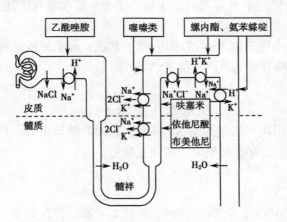

图 9-1 肾小管各段功能及利尿药作用部位

1. 肾小球滤过

血液流进肾小球，除蛋白质和血细胞外，其他成分均可滤过形成原尿。正常成人 24h 经肾小球滤过产生的原尿约为 180L，但排出的终尿只有 1～2L，这表明 99% 以上的滤液被肾小管和集合管重吸收，仅有滤过量的 1% 成为终尿排出体外。因此，仅增加肾小球滤过的药物，其利尿作用不十分明显。

2. 肾小管和集合管的重吸收与分泌

原尿经过近曲小管、髓袢、远曲小管和集合管后，99% 的钠和水被重吸收。如果肾小管和集合管的上皮细胞对钠和水重吸收的功能受到抑制，排出的钠和水则会明显增加。利尿药作用的强弱与其作用部位密切相关。

（1）近曲小管。

肾小球滤过到肾小管液中的 Na^+ 有 60% ~ 65% 在近曲小管起始段被重吸收，Na^+ 的重吸收有两种方式。Na^+ 通过上皮细胞 Na^+-K^+-ATP 酶（钠泵）主动重吸收，随着管腔内 Na^+ 的主动重吸收，Cl^- 通过静电吸引由管腔液进入细胞内，同时也促进了水的被动重吸收。Na^+ 通过 H^+-Na^+ 交换重吸收。H^+ 来自于皮细胞内 CO_2 和 H_2O 在碳酸酐酶（CA）催化下所生成的 H_2CO_3，然后 H_2CO_3 解离为 H^+ 和 HCO_3^-，H^+ 则由肾小管上皮细胞分泌到小管液，同时将小管液中的 Na^+ 交换进入细胞内，完成 H^+-Na^+ 交换。碳酸酐酶抑制剂能使 H^+ 生成减少，H^+-Na^+ 交换减少，Na^+ 排除增加产生利尿作用。但近曲小管对 Na^+ 的主动重吸收被抑制后所导致的管腔内 Na^+ 和 Cl^- 的增加，可引起远曲小管对 Na^+ 和 Cl^- 重吸收代偿性增加，所产生的利尿作用不明显，故该类药利尿作用较弱，加之易致代谢性酸中毒，现已少用。

（2）髓袢升支粗段。

髓袢升支粗段的功能与利尿药作用关系密切，也是高效利尿药的主要作用部位。原尿中 30% ~ 35% 的 Na^+ 在此部位被重吸收，但此段不伴有水的重吸收。髓袢升支粗段 NaCl 的重吸收受腔膜侧 $Na^+-K^+-2Cl^-$ 共同转运系统所控，见图 9-1。该转运系统可将 2 个 Cl^-，1 个 Na^+ 和 K^+ 同向转运到细胞内，Na^+ 再经钠泵及 Na^+-Cl^- 同向转运系统伴随 Cl^- 转入细胞间液，进入胞内的 Cl^- 通过间液侧离开细胞，K^+ 则沿着腔膜侧的钾通道分泌进入小管腔内，形成 K^+ 的再循环。

当尿液从肾乳头流向肾皮质时，管腔内液渗透压逐渐由高渗变为低渗，直至形成无溶质的净水，即为肾脏的稀释功能。同时由于 NaCl 重吸收至髓质组织间液，在尿素的共同作用下，形成肾髓质间质高渗区。低渗尿经过高渗髓质中的集合管时，在抗利尿激素（ADH）的作用下，水被重吸收，使尿液浓缩，此为肾脏的浓缩功能。

呋塞米等药物抑制髓袢升支粗段 $Na^+-K^+-2Cl^-$ 同向转运系统，降低尿液的稀释和浓缩功能，产生强大的利尿作用。

（3）远曲小管和集合管。

有 5% ~ 10% 的 Na^+ 在此段被重吸收。远曲小管可根据其功能分为近端和远端两部分。在远曲小管近端，Na^+ 的重吸收是通过 Na^+-Cl^- 同向转运系统实现的。此外，远曲小管和集合管还存在着 Na^+-H^+ 交换及在醛固酮调节下的 Na^+-K^+ 交换。

噻嗪类等利尿药可抑制远曲小管近端 Na^+-Cl^- 同向转运系统，降低尿液的稀释功能，产生中等强度利尿作用。螺内酯等通过抑制醛固酮调节功能，产生留 K^+ 利尿作用。

（二）常用利尿药

呋塞米（速尿）

呋塞米主要作用于髓袢升支粗段，通过抑制 $Na^+-K^+-2Cl^-$ 同向转运系统，产生强大的利尿作用。该类药物称高效利尿药，又称袢利尿药，还有布美他尼、依他尼酸等。

【体内过程】

口服易吸收，用药后 30min 起效，1 ~ 2h 达高峰，维持 4 ~ 6h。静注后 5 ~ 10min 显效，30min 达高峰，维持 2 ~ 3h。与血浆蛋白结合率为 95% ~ 99%。药物通过肾小球滤过及近曲小管有机酸分泌机制分泌后，以原形随尿排出。

【药理作用】

1. 利尿作用

抑制髓袢升支粗段 $Na^+-K^+-2Cl^-$ 同向转运系统，妨碍 NaCl 的重吸收，降低肾脏的浓缩与稀释功能，产生迅速强大的利尿作用。同时，也可抑制 Ca^{2+}、Mg^{2+}、K^+ 的重吸收，使得尿中 Na^+、Cl^-、Ca^{2+}、Mg^{2+}、K^+ 的排出增多，HCO_3^- 排出也增多。

2. 扩血管作用

可扩张肾血管，增加肾血流量，肾功能衰竭时尤为明显。扩张血管的机制可能与增加前列腺素合成和抑制前列腺素分解有关。

【临床应用】

1. 严重水肿

因利尿作用强大，易引起水和电解质的紊乱，对一般水肿不宜常规使用，主要用于其他利尿药无效的心、肝、肾性严重水肿。

2. 急性肺水肿和脑水肿

对于急性肺水肿，通过其强效利尿和扩张血管作用，减少回心血量，降低左心负荷，从而缓解左心衰竭引起的急性肺水肿。因其利尿作用，可使血液浓缩，血浆渗透压升高，脑组织脱水，从而降低颅内压，迅速减轻脑水肿。

3. 急性肾衰竭

对于少尿期患者，静注大量呋塞米，能降低肾血管阻力，增加肾血流量，改善肾脏缺血。强大的利尿作用，可使尿量增加，冲刷肾小管，从而防止肾小管的萎缩和坏死，起到保护肾脏的作用。用于急性肾衰早期的防治，也可用于甘露醇无效的少尿患者，但无尿的肾衰者禁用。

4. 加速毒物排出

用于巴比妥类、水杨酸类、氟化物、碘化物等经由肾脏排泄的药物及毒物中毒的解救。配合输液，可促进毒物从尿中排出。

5. 高血钙症

可通过抑制 Ca^{2+} 的重吸收，降低血钙。本药与静脉滴注大量生理盐水的联合应用，达到 Ca^{2+} 大量排除的效果，对迅速控制高血钙症具有一定的临床意义。

【不良反应与注意事项】

1. 水和电解质紊乱

用药过量或连续应用时，因过度利尿而引起低血容量、低血钾、低血钠及低血氯性碱中毒，长期应用还可导致低血镁。其中以低钾血症最为常见，应注意补充钾盐，加服留钾利尿药可避免或减轻低钾血症的发生。

2. 听力损害

可引起眩晕、耳鸣、听力减退或暂时性耳聋，呈剂量依赖性。肾功能减退者或与其他听力损伤药同时使用时，尤易发生。

3. 高尿酸血症

这与利尿后血容量降低、细胞外液容积减少、使尿酸经近曲小管的重吸收增加有关；同时，呋塞米与尿酸竞争有机酸分泌途径，使尿酸排除减少，导致高尿酸血症。痛风者慎用。

4. 其他

可引起胃肠道反应，如恶心、呕吐、上腹部不适等症状，重者可引起胃肠出血。少数患者可发生白细胞、血小板减少。亦可发生过敏反应，表现为皮疹、嗜酸性粒细胞增多，偶有间质性肾炎，停药后可恢复。

布美他尼

布美他尼是目前作用最强的利尿药。口服易吸收，用药后 $0.5 \sim 1.0h$ 起效，维持 $4 \sim 6h$。利尿作用机制与呋塞米相似，作用强度是呋塞米的 $20 \sim 60$ 倍，排钾作用相对较弱，耳毒性发生率较低。临床主要作为呋塞米的代用品，用于各类严重水肿和急性肺水肿。不良反应与呋塞米基本相同，偶见未婚男性遗精和阴茎勃起困难。大剂量可发生肌肉酸痛、胸痛。

氢氯噻嗪

氢氯噻嗪主要作用于髓袢升支粗段皮质部和远曲小管近端，通过抑制 Na^+-Cl^- 同向转运系统，产生中等强度的利尿作用。该类药物称中效利尿药，包括噻嗪类（苄氟噻嗪、环戊噻嗪、氯噻嗪）、氯胺酮、吲达帕胺等。

【体内过程】

脂溶性较高，口服可迅速吸收，1h 产生利尿作用，2h 达到高峰，作用维持 6 ~ 12h。服药后的 95% 以原形从肾脏排出，少量经胆汁分泌。

【药理作用】

1. 利尿作用

利尿作用温和持久。主要作用部位在远曲小管始段，抑制 Na^+–Cl^- 同向转运系统，减少 Na^+、Cl^- 重吸收，增加尿量。此外，也可轻度抑制碳酸酐酶，使 H^+ 分泌减少，减少 H^+–Na^+ 交换，促进 K^+–Na^+ 交换，K^+ 排出增多。同时尿中 Mg^{2+}、HCO_3^- 排出也增多。

2. 降压作用

早期应用，通过利尿，减少患者血容量而降压，长期用药则通过外周血管扩张产生降压作用。

3. 抗利尿作用

作用机制尚未完全阐明，可能与其促进 Na^+ 排泄，降低血浆渗透压，改善烦渴，减少饮水量有关。

【临床应用】

1. 水肿

可用于消除各种水肿。对轻、中度心源性水肿疗效较好，是轻、中度心性水肿的首选药；对肾源性水肿的疗效与肾功能损伤程度有关，严重肾功能不全者疗效较差；对慢性肝病引起的水肿疗效亦较差。

2. 高血压。

3. 尿崩症

对尿崩症患者有一定疗效，可使患者的尿量明显减少，临床上主要用于肾性尿崩症及用加压素无效的中枢性尿崩症。

【不良反应与注意事项】

1. 电解质紊乱

可引起低血钾、低血镁、低氯性碱血症等，其中以低钾血症最为常见，表现为恶心、呕吐、腹胀和肌无力等。用药时，应注意补钾或与保钾利尿药合用。

2. 高尿酸血症

可使尿酸排出减少而引起高尿酸血症，痛风患者应慎用。

3. 高血糖

可抑制胰岛素释放和葡萄糖的利用而使血糖升高，糖尿病者慎用。

4. 脂肪代谢紊乱

长期用药可引起血清总胆固醇、甘油三酯中度升高，低密度脂蛋白和极低密度脂蛋白升高，而降低高密度脂蛋白的水平。

此外，偶见过敏反应、胃肠道反应、粒细胞减少、血小板减少等。无尿及过敏者禁用。

螺 内 酯

螺内酯为醛固酮受体阻断剂，该类药物还有依普利酮、坎利酮等。

【体内过程】

口服吸收迅速，但起效较慢，维持时间较长。用药后 1d 起效，2 ~ 3d 达高峰，维持 5 ~ 6d。

【药理作用与临床应用】

化学结构与醛固酮相似，可与醛固酮竞争远曲小管远端和集合管细胞内的醛固酮受体，产生留钾排钠的利尿作用。其利尿作用与体内醛固酮水平有关。

用于与醛固酮升高有关的顽固性水肿，如充血性心力衰竭、肝硬化腹水及肾病综合征等，常与排钾利尿药合用，可增强利尿效果并预防排钾利尿药引起的低钾血症；也可用于高血压治疗的辅助药物；原亦可用于发性醛固酮增多症的诊断和治疗。

【不良反应与注意事项】

1. 电解质紊乱

高钾血症最为常见，以心律失常为首发表现。用药期间，必须密切注意血钾和心电图的变化。严重肾功能不全者禁用。

2. 内分泌紊乱

女性可致面部多毛、月经紊乱、乳房触痛、性功能下降等，男性可致乳房女性化、阳痿等，停药后可消失。

氨苯蝶啶（三氨蝶啶）

【药理作用与临床应用】

主要作用于远曲小管和集合管，阻碍钠通道，减少 Na^+ 的重吸收，抑制 Na^+-K^+ 交换，产生留钾排钠的利尿作用。用于顽固性水肿，单用疗效较差，常与排钾利尿药合用，对使用氢氯噻嗪或螺内酯无效患者有效；也可用于慢性心力衰竭、肝硬化腹水、肾病综合征、糖皮质激素治疗过程中发生的水钠潴留。

该类药物还有阿米洛利。

【不良反应与注意事项】

长期服用易致高钾血症，肾功能不全者慎用，高血钾者禁用。此外，可导致叶酸缺乏，尤其是肝硬化患者服用易致巨幼红细胞性贫血，严重肝病者禁用。无尿者、糖尿病、低钠血症、酸中毒、高尿酸血症或有痛风病史者慎用。

乙酰唑胺

碳酸酐酶抑制剂，主要通过抑制肾小管上皮细胞内的碳酸酐酶，使 H_2CO_3 生成减少，然后 H_2CO_3 解离为 H^+ 和 HCO_3^- 量减少，使 H^+ 分泌减少，H^+-Na^+ 交换受阻而产生较弱的利尿作用，现已不作利尿药使用。眼部组织（睫状体、视网膜、晶体）有碳酸酐酶的分布，患青光眼时，碳酸酐酶活性升高，眼压上升，本品可抑制碳酸酐酶活性，通过减少房水生成来使眼压降低。用于青光眼降低眼压，各种类型青光眼急性发作时的短期控制，也用于抗青光眼及某些内眼手术前降低眼压。本品还可减少脑脊液的生成和降低脑脊液及脑组织的 pH 值，提前 24h 使用可用于预防急性高山病。常见不良反应有嗜睡，面部和四肢麻木感。长期应用可发生低钾血症、代谢性酸中毒等。肾衰竭、肾结石、代谢性酸中毒和严重肝硬化者禁用。

螺内酯、氨苯蝶啶、阿米洛利、乙酰唑胺利尿作用较弱，称弱效利尿药。

二、脱水药

脱水药又称渗透性利尿药，是指能使组织脱水的药物。此类药物多在体内不被代谢，经肾小球滤过后不被肾小管重吸收的小分子化合物。主要用于脑水肿及防治肾功能衰竭。脱水药应具备如下特点：静脉给药后应迅速提高血浆渗透压；在体内不易被代谢；易经肾小球滤过，但不易被肾小管重吸收；不易从血管腔渗透到组织液中。主要药物有甘露醇、山梨醇、高渗葡萄糖等。

20% 甘露醇溶液

甘露醇是一种己六醇，临床常用其 20% 的高渗液。

【药理作用】

1. 脱水作用

甘露醇口服后基本不吸收，只产生泻下作用。静脉给药后能迅速升高血浆渗透压，使组织间水分向血浆转移，引起组织脱水，注射 100g 甘露醇可使 2 000mL 细胞内水转移至细胞外。用药后 30min 生效，2 ~ 3h 达高峰，维持 6h 左右。

2. 利尿作用

甘露醇通过渗透性脱水增加血容量，提高肾小球滤过率，药物从肾小球滤过后，不被肾小管重吸收，在肾小管腔内形成高渗，减少 Na^+ 和 H_2O 的重吸收，K^+ 排出也增加，从而产生渗透性利尿作用。

【临床应用】

1. 脑水肿及青光眼

静脉给药后通过其脱水作用可降低颅内压，是各种原因引起的脑水肿（脑瘤、颅脑外伤、缺氧等）的首选药。也可降低眼内压，用于青光眼手术前降眼压。

2. 急性肾功衰

急性肾衰早期及时应用甘露醇通过其脱水、利尿及增加肾血流量作用，可迅速消除水肿和加速有毒物质排出，从而防止肾小管萎缩、坏死及改善肾缺血等。

【不良反应与注意事项】

不良反应轻微。注射过快，可引起一过性头痛、头晕和视力模糊等。慢性心功能不全、活动性颅内出血者禁用。

技 能 实 训

1. 利尿药药概述

（1）知识要求：每组同学选择一例本课学习的药物，并以选择的药物为中心，叙述出本组同学对利尿药的理解。

（2）形式要求：每组同学确定好自己汇报的主题，整理好讲稿，并做成 PPT，下次课进行汇报。

2. 脱水药概述

（1）知识要求：每组同学选择一例本课学习的药物，并以选择的药物为中心，叙述出本组同学对脱水药的理解。

（2）形式要求：每组同学确定好自己汇报的主题，整理好讲稿，并做成 PPT，下次课进行汇报。

（王海霞）

任务二 性激素类药物

【知识目标】

（1）掌握雌二醇、黄体酮、雄性激素类的药理作用、临床应用与不良反应。

（2）熟悉其他性激素类药的作用特点。

【能力目标】

初步学会分析、解释涉及性激素类药的处方合理性，具备提供用药咨询服务的能力。

生殖系统由繁殖后代的一系列器官组成，其功能受到生殖腺分泌的性激素、下丘脑多肽和垂体前叶分泌的促性腺激素等影响。临床上使用相应药物后，可对生殖器官及性腺激素的分泌产生影响，从而调节生殖功能。

性激素类药包括天然性激素（雌激素、雄激素和孕激素）和具有类似性激素生物活性的化合物。本类药物能促进和维持第二性征的发育和成熟，维持正常生殖系统功能。

一、雌激素类药与抗雌激素类药

（一）雌激素类药

生理性的雌激素（主要指雌二醇）来主要源于卵泡内膜细胞和卵泡颗粒细胞，肾上腺皮质、胎盘和雄性动物睾丸也有分泌。雌激素具有广泛而重要的生理作用，不仅有促进和维持女性生殖器官和第二性征的生理作用，并对内分泌、心血管、代谢系统、骨骼的生长和成熟等各方面均有明显的影响。当发生生理性或病理性的雌激素水平降低后，会形成更年期综合征。临床常用雌二醇或其人工合成衍生物，如炔雌醇、炔雌醚、尼尔雌醇以及非甾体雌激素类药己烯雌酚等。

雌 二 醇

【体内过程】

口服后首关消除明显，需采用肌内注射或外用。血浆蛋白结合率为90%，在肝脏代谢，由肾脏排泄。

【生理作用与药理作用】

1. 促进女性性成熟

促进女性第二性征和性器官的发育成熟。对于成年女性，除保持第二性征外，还促进排卵，使子宫内膜转变为分泌期，形成月经周期；还可提高子宫平滑肌对缩宫素的敏感性。

2. 调节内分泌

小剂量雌激素促进乳腺导管及腺泡生长发育，但大剂量则抑制催乳素对乳腺的刺激作用，抑制乳汁分泌。此外尚有抗雄激素作用。

3. 对代谢的影响

能促进肾小管对水、钠的重吸收，有轻度水钠潴留作用，使血压升高；还可促进骨骼钙盐的沉积，预防骨质疏松。

【临床应用】

1. 卵巢功能不全和闭经

用雌激素替代内源性激素，可促进性器官和女性第二性征的发育。雌激素与孕激素合用，可产生人工月经周期。

2. 功能性子宫出血

用于因雌激素水平较低、子宫内膜创面修复不良所致的持续性小量出血。雌激素可促进子宫内膜增生，有助于修复出血创面而止血，也可适当合用孕激素以调整月经周期。

3. 绝经期综合征

雌激素替代治疗可抑制促性腺激素的分泌，从而使其症状减轻。对绝经期及老年性骨质疏松者，与雄激素合用，可防止骨折发生。

4. 乳房胀痛及退乳

妇女停止授乳后，乳汁继续分泌引起乳房胀痛。可用大剂量雌激素抑制乳汁分泌而退乳。

5. 前列腺癌及青春期痤疮

两者均与雄激素分泌过多有关，应用雌激素不仅能对抗雄激素的作用，且能抑制促性腺激素的分泌，从而使内源性雄激素分泌减少。

6. 治疗晚期乳腺癌

用于绝经5年以上的乳腺癌患者，缓解率可达40%。但不宜用于绝经期5年以内的患者，否则反而会促肿瘤生长。

【不良反应与注意事项】

不良反应常见厌食、恶心、呕吐及头昏等，从小剂量开始逐渐加量可减轻，偶见乳房触痛或增大、白带增多、不规则阴道出血，也会出现子宫内膜过度增生应用雌激素可引起高钙血症、水钠潴留、体重增加、三酰甘油升高、糖耐量下降等，并增加血栓性静脉炎和 / 或静脉血栓栓塞性疾病的风险，偶可引起胆汁淤积性黄疸。急慢性肝肾功能不全者、胆囊炎患者、血栓性静脉炎、血栓栓塞性疾病、充血性心力衰竭者及已知或可疑妊娠妇女、哺乳期妇女禁用。

（二）抗雌激素药

他 莫 昔 芬

雌激素的部分激动剂，具有雌激素样作用，但强度仅为雌二醇的 1/2。与雌二醇竞争雌激素受体，从而抑制肿瘤细胞生长。用于晚期乳腺癌和卵巢癌，绝经前和绝经后患者均可使用，对绝经后和 60 岁以上的人较绝经前和年轻患者的效果好。

氯米芬（克罗米酚）

能促进垂体分泌促性腺激素，诱发排卵。用于功能性不孕症、功能性子宫出血及长期应用避孕药后发生的闭经等。长期大量应用可引起卵巢肥大，卵巢囊肿者禁用。

二、孕激素类药

孕激素主要由卵巢的黄体细胞分泌，以孕酮（黄体酮）为主。临床常用天然孕激素黄体酮（孕酮）及其合成衍生物，如甲羟孕酮、炔孕酮、环丙孕酮。

黄体酮（孕酮）

【体内过程】

黄体酮口服后，在胃肠道及肝脏迅速被破坏失效，故采用肌内注射给药。

【生理作用与药理作用】

1. 对生殖系统的影响

孕激素是维持妊娠所必需的，在月经周期后期使子宫黏膜内腺体生长，子宫充血，内膜增厚，为受精卵植入做好准备。受精卵植入后则使之产生胎盘，并减少妊娠子宫的兴奋性，抑制其活动，使胎儿安全生长。与雌激素共同作用，促使乳房充分发育，为产乳作准备。大剂量时，通过对下丘脑的负反馈作用，抑制垂体促性腺激素的分泌，产生抑制排卵作用。

2. 对代谢的影响

通过拮抗醛固酮的作用，促进 Na^+、Cl^- 排泄而利尿。

3. 升温作用

黄体酮可轻度升高体温。

【临床应用】

1. 功能性子宫出血

黄体功能不足可引起子宫内膜出现不规则的成熟与脱落，导致子宫持续性出血。应用孕激素可治疗因孕激素不足，子宫内膜发育不良而导致的不规则脱落，或者因雌激素的持续刺激，子宫内膜过度增生所引起的出血。

2. 痛经和子宫内膜异位症

可减轻子宫平滑肌痉挛性收缩而止痛，也可使异位子宫内膜萎缩退化，治疗子宫内膜异位症。与雌激素合用可提高疗效。

3. 先兆流产和习惯性流产

对因黄体功能不足所致的先兆流产，补充黄体酮可起到安胎的作用。但黄体酮有时可引起胎儿生殖器畸形，需注意。对习惯性流产，治疗效果不确切。

4. 避孕

与雌激素配伍使用，抑制女性排卵，从而达到避孕作用。

5. 其他

对子宫内膜腺癌、前列腺肥大和前列腺癌等，也有一定的治疗作用。

【不良反应与注意事项】

不良反应偶见体重增加、血糖升高、高钙血症，罕见心悸、心肌梗死、心动过速、体液潴留、水肿，并可增加血栓栓塞性疾病的风险。肝功能不全、不明原因阴道出血、动脉疾患高危和乳腺癌者禁用。

三、雄激素类药和蛋白同化激素类药

（一）雄激素类药

天然雄激素主要是由睾丸间质细胞分泌的睾酮(睾丸素)。临床多用人工合成品，如十一酸睾酮、丙酸睾酮等。

十一酸睾酮

【生理作用与药理作用】

1. 生殖系统

促进男性性器官及第二性征的发育和成熟，改善性腺功能低下。大剂量能抑制腺垂体分泌促性腺激素，且有对抗雌激素的作用。

2. 同化作用

促进蛋白质合成（同化作用），减少蛋白质分解；使钙、磷潴留，促进骨质形成；促进水、钠的重吸收。

3. 刺激骨髓造血功能

骨髓功能低下时，大剂量雄激素可直接刺激骨髓造血，并能促进肾脏分泌 EPO，使红细胞生成增加。

4. 其他

促进免疫球蛋白合成，增强机体免疫等功能。

【临床应用】

1. 男性雄激素缺乏

用于无睾症及类无睾症（睾丸功能不足）、男子性功能低下等，可作替代治疗。

2. 功能性子宫出血

用于绝经期患者，可使子宫平滑肌与血管收缩、子宫内膜萎缩而止血，但停药后易出现撤退性出血。

3. 晚期乳腺癌

可缓解晚期乳腺癌的症状，其疗效与癌细胞中雌激素受体含量有关，含量高者，效果好。

4. 绝经期综合征和子宫肌瘤

能制止肌瘤的生长。

5. 再生障碍性贫血

可改善骨髓造血功能。

6. 虚弱

消耗性疾病、肌肉萎缩、生长迟缓、骨质疏松、损伤等，可使用小剂量治疗使患者食欲增加。

【不良反应与注意事项】

女性患者长期服用可致痤疮、多毛、声音变粗、乳腺退化等男性化现象，男性患者可见乳房痛、水钠潴留、阴茎异常勃起、精子减少、精液量减少等。肾炎、肾病综合征、高血压、糖尿病、前列腺癌患者及妊娠、哺乳期妇女禁用。

（二）蛋白同化激素类药

蛋白同化激素是一种能够促进细胞的生长与分化，使肌肉扩增的甾体激素，是由天然来源的雄性激素经结构改造，降低雄激素活性，提高蛋白同化活性而得到的半合成激素类药物。本类药物主要用于蛋白质吸收不足、蛋白质分解亢进或损失过多等情况，用药时应同时增加食物中的蛋白质成分。目前临床常用的蛋白同化激素有苯丙酸诺龙和司坦唑醇等。

司 坦 唑 醇

可促进蛋白质的生物合成、促进肌肉变大变壮、促进食欲、促进骨骼的生长、刺激骨髓，促进红细胞的产生。用于防治遗传性血管神经性水肿、慢性消耗性疾病、重病及术后体弱消瘦、年老体弱，骨质疏松症、儿童发育不良、再生障碍性贫血、白细胞减少症、血小板减少症、高脂血症等，也可用于防治长期使用皮质激素引起的肾上腺皮质功能减退症。不良反应常见高血压、胆固醇水平升高、皮肤痤疮、女性轻微男性化等。肾炎、前列腺增生、前列腺癌、乳腺癌者及妊娠期妇女禁用。卟啉症者慎用。

技 能 实 训

性激素类药概述：

（1）知识要求：每组同学选择一例本课学习的药物，并以选择的药物为中心，叙述出本组同学对性激素类药的理解。

（2）形式要求：每组同学确定好自己汇报的主题，整理好讲稿，并做成 PPT，下次课进行汇报。

（王海霞）

任务三　避孕药

【知识目标】

熟悉避孕药的作用特点。

【能力目标】

初步学会分析、解释涉及避孕药的处方合理性，具备提供用药咨询服务的能力。

生殖包括精子、卵子的形成和成熟，排卵、受精、孕卵着床及胚胎发育等多个环节，若阻断其中任何一个环节，即可达到避孕或中止妊娠的目的。避孕药是一类阻碍受孕或防止妊娠的药物，包括口服避孕药、注射用避孕药、外用避孕药和皮下埋植避孕药。现有的避孕药多为女用药物，通常是以不同剂量的孕激素和雌激素组成的复方制剂。

一、女性避孕药

女性避孕药应用较多，多为甾体类激素，通过抑制排卵、改变宫颈黏液或通过改变子宫和输卵管的活动方式，阻碍受精卵的运送等途径，达到避孕目的。

（一）主要抑制排卵的避孕药

为目前最常用的甾体激素避孕药。通常是以孕激素为主雌激素为辅的复方制剂，常用制剂见表9-1。停药后，生殖能力很快恢复正常。

表9-1 抑制排卵避孕药的分类、制剂及用法

分 类	制 剂	组分与剂量		用 法
		孕激素	雌激素	
短效口服避孕药	复方炔诺酮片（口服避孕药1号）	炔诺酮 0.6mg	炔雌醇 0.035mg	从月经周期第5d起，每晚1片，连服22d，不能间断，停药2～4d即发生撤退性出血。若有漏服，应在24h内补服1片。
	复方醋酸甲地孕酮片（口服避孕药2号）	甲地孕酮 1mg	炔雌醇 0.035mg	
长效口服避孕药	复方炔诺孕酮二号片	炔诺孕酮 10mg	炔雌醚 2mg	月经周期第5d口服1片，第25d服第2片，以后每隔28d服1片。
	复方炔雌醚片	氯地孕酮 12mg	炔雌醚 3mg	

目前，应用最广泛的是短效口服避孕药。其优点：避孕效果可靠，使用方便，停药后生育能力可在短期内恢复，月经正常且对月经周期有调节作用。

【药理作用】

1. 抑制排卵

大剂量外源性雌激素和孕激素进入体内后通过负反馈机制，抑制下丘脑－垂体系统功能，使促卵泡生成素和黄体生成素分泌减少，卵泡发育成熟过程受阻，从而抑制排卵。

2. 改变宫颈黏液性质

孕激素可使宫颈的黏液成分改变，使之变得黏稠，不利于精子进入宫腔。

3. 影响输卵管功能

避孕药改变了正常月经内雌激素和孕激素的水平，影响了输卵管平滑肌的正常收缩活动，从而改变了受精卵在输卵管的运行速度，以致受精卵不能适时地到达子宫而着床。

4. 抗着床作用

大剂量孕激素抑制子宫内膜正常增殖，不利于受精卵的着床。

【不良反应与注意事项】

1. 类早孕反应

少数妇女在用药初期可出现轻微的类早孕反应，如恶心、呕吐、乳房肿痛、头晕及择食等，一般坚持用药2～3个月后可减轻或消失。

2. 子宫不规则出血

少数人出现不规则出血，多因漏服药物所致，可加服炔雌醇。

3. 月经不调或闭经

原月经史不正常者较易发生。轻者无须治疗，如连续两个月闭经，应停药。

4. 凝血功能亢进

可能与用量过大有关，可诱发血栓性静脉炎、肺栓塞或脑栓塞等。

5. 其他

可使哺乳期妇女乳汁减少，也可引起痤疮、黄褐斑，血压升高。

急性肝炎、肾炎、心脏病、高血压、糖尿病、甲状腺功能亢进、子宫肌瘤、肺结核、有血栓形成倾向、不明原因阴道出血者，以及妊娠、哺乳期妇女禁用。

（二）抗着床避孕药

本类药物能使子宫内膜发生改变，阻碍孕卵着床而达到避孕的目的。它的特点是：不受月经周期的限制，使用灵活方便，任何一天开始服药，都能发挥良好的避孕效果，可作为紧急避孕措施。此类避孕药适用于分居两地的夫妇短期探亲时服用，又称探亲避孕药。

本类药物主要为大剂量的孕激素，常用的有甲地孕酮、炔诺酮及双炔失碳酯等，见表9-2。

表9-2　抗孕卵着床避孕药的制剂及用法

制　剂	组分与剂量	用　法
甲地孕酮片 （探亲避孕片1号）	甲地孕酮2mg	同居当天中午服1片，晚上加服1片，以后每晚1片
复方双炔失碳酯肠溶片 （53号探亲避孕片）	双炔失碳酯7.5mg 咖啡因20mg 维生素 B_6 30mg	同居后立即服1片，次晨加服1片，以后每晚1片
炔诺酮片 （探亲避孕片）	炔诺酮3mg	同居后立即服1片，每晚1片。同居10d之内，必须连服10片。同居半个月，必须连服14片。超过半个月，服完14片后，接着改服短效口服避孕药，直至探亲期结束

（三）外用避孕药

本类药物主要是通过降低精子表面张力，损害精子生物膜结构而杀死阴道内精子。孟苯醇醚等同时还可形成黏液，阻碍精子运动，增强避孕效果。一般于房事前5～10min放入阴道深处。其优点是使用方便、避孕效果好、无明显不良反应。

临床常用壬苯醇醚、孟苯醇醚、烷苯醇醚。

二、主要影响子宫和胎盘功能的药物

本类药物有米非司酮和前列腺素衍生物。

米 非 司 酮

其与孕酮竞争孕激素受体，但是米非司酮本身没有孕激素活性，但能达到拮抗孕酮的作用，因此具有终止早孕、抗着床、诱导月经及促进宫颈成熟等作用。用于抗早孕、紧急避孕。米非司酮片避孕效果好，在孕早期使用本类药物，其结果相当于一次正常月经。服药简单方便，且副作用少，易被育龄妇女紧急避孕时所接受，但是只能作为避孕失败后的一种补救措施，绝不能当作常规的避孕药。米非司酮作为终止妊娠的治疗时，极有可能导致大出血、感染，甚至造成终身不育等意外，应在医生指导下用药。

三、男性避孕药

棉 酚

棉花根、茎和种子中所含的一种黄色酚类物质，其作用可能通过棉酚负离子自由基及抑制NO合成，作用于睾丸细精管的生精上皮，使精子数量减少，直至无精子。停药后可逐渐恢复。Ⅰ期临床试验结果表明，每天20mg，连服两个月即可达节育标准，有效率达99%以上。不良反应有乏力、食欲减退、恶心、呕吐、心悸及肝功能改变等。此外，棉酚可引起低钾血症，并可引起不可逆性精子发生障碍，这限制了棉酚作为常规避孕药的使用。

技 能 实 训

避孕药概述：

（1）知识要求：每组同学选择一例本课学习的药物，并以选择的药物为中心，叙述出本组同学对避孕药的理解。

（2）形式要求：每组同学确定好自己汇报的主题，整理好讲稿，并做成PPT，下次课进行汇报。

（王海霞）

任务四　　子宫兴奋药与抑制药

【知识目标】

（1）掌握缩宫素、利托君的药理作用、临床应用与不良反应。

（2）熟悉其他子宫兴奋药与抑制药的作用特点。

【能力目标】

初步学会分析、解释涉及子宫兴奋药与抑制药的处方合理性，具备提供用药咨询服务的能力。

子宫是产生月经和孕育胎儿的器官，位于骨盆腔中央。影响子宫平滑肌的药物很多，按其作用方式，可分为子宫兴奋药和子宫抑制药。子宫兴奋药是一类可引起子宫节律性或强直性收缩，分别用于催生、引产、产后止血或产后子宫复原的药物。子宫抑制药是能够抑制子宫平滑肌收缩、防治早产和痛经的药物。

一、子宫兴奋药

（一）垂体后叶素类

缩宫素（催产素）

缩宫素是由脑垂体后叶分泌的一种9肽化合物。临床所用药物来源于猪或牛的垂体后叶的提取物，现也可人工合成。

【体内过程】

药物口服无效；可经口腔及鼻黏膜吸收，但吸收不完全，作用较弱；肌内注射吸收良好，3～5min内起效，持续20～30min。静脉注射起效更快，但药效维持时间短，故需要静脉滴注维持药效。大部分经肝代谢，少部分以原形经肾脏排泄。

【药理作用】

缩宫素选择性激动子宫平滑肌和乳腺的缩宫素受体，增加胞质中 Ca^{2+} 浓度，引起生理或药理效应。

1. 兴奋子宫平滑肌

直接兴奋子宫平滑肌，使子宫平滑肌收缩幅度加强、频率加快。对子宫的影响有以下三个主要特点：与用药剂量密切相关，小剂量使子宫产生节律性收缩，利于胎儿娩出，大剂量加强子宫平滑肌收缩，甚至出现强直性收缩；与子宫部位有关，小剂量缩宫素引起子宫体和子宫底节律性收缩，却使子宫颈松弛，以促胎儿顺利娩出；与雌激素及孕激素水平紧密相关，雌激素可提高子宫平滑肌对缩宫素的敏感性，孕激素却相反。妊娠早期，体内雌激素水平低，孕激素水平高，敏感性低，利于胎儿在子宫内正常发育；妊娠后期，体内雌激素水平升高，孕激素水平下降，敏感性增高，至临产时雌激素水平达高峰，此时的子宫对缩宫素敏感性最高。

2. 促进排乳

激动乳腺的缩宫素受体，使乳腺腺泡周围的肌上皮细胞收缩，可促进排乳，但不增加泌乳总量。

3. 其他作用

大剂量缩宫素短暂松弛血管平滑肌，引起短时血压降低，并有轻度抗利尿作用。

【临床应用】

1. 催生、引产

小剂量缩宫素加强子宫节律性收缩，用于胎位正常、产道无障碍而宫缩无力的难产患者。也用于因为死胎、过期妊娠，或妊娠合并肺结核、心脏病等严重疾病需要提前终止妊娠患者的引产。

2. 产后止血

产后出血时，应迅速皮下或肌内注射较大剂量缩宫素，利用其能使子宫产生强直性收缩的作用，压迫子宫肌层内血管而止血。但缩宫素作用时间短，临床上常应用作用快而持久的麦角新碱取而代之，或合用麦角制剂，以维持子宫收缩状态。

3. 催乳

在哺乳前 2 ~ 3min，枸橼酸缩宫素经鼻腔喷雾吸入或应用滴鼻剂滴鼻给药（3 滴 / 次），经咽部黏膜吸收后，也可用缩宫素肌内注射给药，有促进乳汁排出的作用。

【不良反应与注意事项】

偶见恶心、呕吐和心律失常、过敏反应、血压下降等。过量可引起子宫高频率甚至持续性强直收缩，可导致胎儿宫内窒息或子宫破裂，应严格掌握剂量。

缩宫素与麦角新碱有协同作用，二者合用使子宫肌张力过高而发生破裂的危险；钙通道阻滞药可降低缩宫素的疗效，应避免合用。

垂体后叶素

本品是从猪或牛的脑垂体后叶中提取的粗制剂，内含等量的缩宫素和加压素（抗利尿激素）。

【药理作用与临床应用】

所含缩宫素有催生、引产及产后止血作用，因垂体后叶素对子宫平滑肌的选择性不高，不良反应较多，故作为子宫兴奋药已被缩宫素所取代。其所含加压素具有以下作用及用途：抗利尿作用，与肾脏远曲小管和集合管上的加压素受体结合，加强集合管对水分的重吸收作用，使尿量明显减少，可用于尿崩症；收缩血管，对内脏小动脉和毛细血管收缩作用明显，用于肺咯血和上消化道出血。

【不良反应与注意事项】

主要有恶心、呕吐、出汗、心悸、胸闷、面色苍白、腹痛及过敏等反应等，出现这些不良反应时应立即停药。高血压、冠心病、肺心病、心功能不全、妊娠高血压综合征者禁用。

（二）麦角生物碱

麦角中含有多种生物碱，包括麦角新碱、麦角毒和麦角胺。

【药理作用】

1. 兴奋子宫平滑肌

麦角碱类均能选择性兴奋子宫平滑肌，其中麦角新碱作用最快最强。其特点为：作用强于缩宫素且时间持久，剂量稍大即可引起子宫强直性收缩；作用强度取决于子宫的功能状态，对妊娠子宫比未孕子宫作用强，对临产时和新产后的子宫最强；对子宫体和子宫颈的兴奋作用无明显差异，故不能用于催生和引产。

2. 收缩血管

麦角胺能直接作用于血管，无论对动脉还是静脉均有收缩作用，也能收缩脑血管，可降低脑动脉搏动幅度。

3. 阻断 α 受体

麦角毒的氢化物双氢麦角碱能阻断 α 受体，具有肾上腺素升压的翻转作用。

【临床应用】

1. 子宫出血

用于产后、刮宫术后、月经过多等引起的子宫出血。常肌内注射麦角新碱,必要时30min后重复给药1次。

2. 产后子宫复原

若复原缓慢易发生子宫出血或感染。利用麦角新碱兴奋子宫的作用,尤其是对新产后子宫敏感的特点,加速子宫收缩和复原。常应用麦角流浸膏。

3. 偏头痛

主要应用麦角胺,与咖啡因合用可产生协同作用,咖啡因也具有收缩脑血管的作用,并能促进麦角胺的吸收。治疗偏头痛不可大剂量久用,否则损伤血管内皮细胞,引起肢端坏死,服用 $2 \sim 4d$ 为限。

4. 人工冬眠

双氢麦角碱对中枢神经系统具有抑制作用,可与哌替啶、异丙嗪配制成冬眠合剂,用于人工冬眠。

【不良反应与注意事项】

麦角新碱注射给药可引起恶心、呕吐、头晕、血压升高。麦角胺和麦角毒应用过久或剂量过大均可损害血管内皮细胞。双氢麦角碱可引起体位性低血压,注射后宜卧床 2h 以上,低血压者禁用。引产及胎儿或胎盘娩出前均禁用麦角生物碱,防止子宫强直性收缩,引起子宫破裂、胎儿宫内窒息或胎盘滞留宫内。用药过程中偶有过敏反应,严重者可出现呼吸困难和血压下降。

麦角流浸膏中含有麦角胺和麦角毒,应用过久可损害血管内皮细胞,对有肝病和外周血管病患者损伤更重。

（三）前列腺素类

前列腺素（PGs）

前列腺素是一类广泛存在于人体体液和多种组织的不饱和脂肪酸,对心血管、呼吸、消化和生殖等系统具有广泛的生理和药理作用。目前,产科常用的药物有地诺前列酮(PGE_2 ,前列腺素 E_2)、地诺前列素(PCF_2 ,前列腺素 F_2)。

【药理作用】

1. 兴奋子宫

前列腺素对人体妊娠各期的子宫均有显著的兴奋作用,对妊娠早期和中期子宫的收缩作用远远强于缩宫素,对妊娠晚期子宫作用更强,对临产前的子宫最为敏感,可引起足似导致流产的高频率和大幅度子宫平滑肌收缩。PGE2 在增强子宫平滑肌节律性收缩的同时,还能使子宫颈松弛,即可使子宫产生与分娩时相似的阵挛。

2. 抗早孕

前列腺素能产生功能性溶解卵巢黄体作用,使黄体退化,促进其萎缩和溶解,减少黄体酮的产生和分泌,使血中黄体酮水平急剧下降,子宫内膜脱落形成月经。此外,还能影响输卵管活动,阻碍受精卵着床。

【临床应用】

1. 引产和流产

用于妊娠中期引产和足月妊娠引产,是一种安全有效的引产药,成功率高,并发症少。给药方式有静脉滴注、阴道内、羊膜腔内、宫腔内或子宫内羊膜腔外给药等多种途径。

2. 抗早孕

用于停经 49d 内的早孕者,催经止孕的成功率可达 96%,妨碍受精卵着床,也发挥抗早孕作用。

【不良反应与注意事项】

药物可兴奋胃肠平滑肌,应用大剂量引产时尤为明显,引起剧烈的恶心、呕吐、腹痛、腹泻等胃肠道反应。

静滴过量可引起子宫强直性收缩。还可引起头晕、头痛、胸闷、体温升高、心率加速、血压下降等症状，一般停药后即消失。支气管哮喘、青光眼、肝肾功能严重不全者禁用。

米非司酮

米非司酮具有较强的米非司酮作用。能兴奋子宫、软化宫颈、诱导月经和抗着床，与前列腺素合用可提高疗效。临床主要用于抗早孕、死胎引产。

不良反应有恶心、呕吐、腹痛腹泻等，用后可引起子宫大出血，有出血史者慎用。

二、子宫平滑肌抑制药

子宫平滑肌抑制药又称抗分娩药或抗早产药，是一类能松弛子宫平滑肌，减弱子宫收缩力，减慢收缩节律，用于预防早产、流产和痛经的药物。常用药物有 β_2 受体激动药、硫酸镁、钙通道阻滞药、环氧酶抑制药等。

（一）β_2 受体激动药

子宫平滑肌细胞膜上分布有 β_2 受体，当其激动时，子宫平滑肌松弛，抑制子宫收缩。

利 托 君

化学结构与异丙肾上腺素相似，用后激动子宫平滑肌 β_2 受体，增加细胞内的 cAMP 水平，继而降低细胞内钙水平，引起子宫平滑肌松弛，减少子宫活动而延长妊娠期，有利于胎儿在子宫内发育至足月。临床主要用于痛经和防治妊娠 20 ~ 37 周内的早产。因能兴奋 β_2 受体，可引起胎儿心率加快及妊娠期妇女血压升高、心悸、胸闷、心律失常和高血糖等。糖尿病者慎用。严重心血管疾病、重症高血压、支气管哮喘、肺动脉高压、未经控制的糖尿病者、妊娠小于 20 周的妊娠期妇女禁用。

同类药物还有特布他林、沙丁胺醇，海索那林等，可松弛子宫平滑肌，抑制子宫收缩，临床用于预防早产。本类药物禁忌证较多，使用时应严格掌握适应证，在具有抢救条件的医院并在医生的密切观察下使用。

（二）硫酸镁

硫酸镁分子中的 Mg^{2+} 通过拮抗 Ca^{2+} 作用，抑制运动神经 – 肌肉接头 ACh 的释放，使子宫平滑肌松弛，降低子宫对缩宫素的敏感性，从而抑制子宫的兴奋收缩。主要用于防治早产、妊娠高血压综合征、先兆子痫和子痫。

（三）其他

近年来发现钙通道阻滞药（如硝苯地平）可以松弛子宫平滑肌，拮抗催产素引起的子宫兴奋，可用于预防早产。

前列腺素合成酶（环氧酶）抑制药（如吲哚美辛）可抑制子宫平滑肌，用于早产。但可引起胎儿动脉导管提前关闭，导致肺动脉高压继而损害肾脏、羊水减少等，故药物仅在其他药物使用无效或使用受限时谨慎使用。

技 能 实 训

子宫兴奋药概述：

（1）知识要求：每组同学选择一例本课学习的药物，并以选择的药物为中心，叙述出本组同学对子宫兴奋药的理解。

（2）形式要求：每组同学确定好自己汇报的主题，整理好讲稿，并做成 PPT，下次课进行汇报。

（王海霞）

项目十　影响消化系统的药物

任务一　抗消化性溃疡药

【知识目标】

（1）掌握西咪替丁、奥美拉唑、枸橼酸铋钾的药理作用、临床应用与不良反应。

（2）熟悉其他抗消化性溃疡药的作用特点。

【能力目标】

初步学会分析、解释涉及抗消化性溃疡药的处方合理性，具备提供用药咨询服务的能力。

消化性溃疡是发生在胃和十二指肠的溃疡，是消化系统常见的慢性疾病，发病率约为10%，临床症状表现为反复发作的上腹疼痛、反酸、嗳气、恶心、呕吐等。消化性溃疡的发病机制尚未完全阐明，目前认为溃疡病的发生主要是黏膜局部损伤因素（胃酸、胃蛋白酶、幽门螺杆菌）和保护机制（胃黏膜屏障功能）之间平衡失调的结果。

抗消化性溃疡药的作用是减轻溃疡病症状，促进溃疡愈合，防止复发和减少并发症。目前常用的药物有抗酸药、胃酸分泌抑制药、胃黏膜保护药、抗幽门螺杆菌药等。

一、抗酸药

抗酸药又称胃酸中和药，是弱碱性无机化合物，口服后能中和过多的胃酸，升高胃内容物pH，降低胃内酸度和胃蛋白酶活性，解除胃酸和胃蛋白酶对胃黏膜及溃疡面的侵蚀和刺激，从而缓解疼痛，促进溃疡愈合。同时，因胃内酸度降低，还可促进血小板聚集而加速凝血，有利于止血和预防再出血。此外，有的抗酸药在中和胃酸的同时，可形成胶状物，覆盖于溃疡面上，起保护和收敛作用。但抗酸剂不能直接抑制胃酸分泌，通常用于对症治疗。

碳酸氢钠（小苏打）

口服易吸收，直接中和胃酸，作用强、显效快，但药效维持时间短。中和胃酸时易产生大量二氧化碳，增加胃内压力，引起腹胀、嗳气等反应，严重的溃疡病患者有引起胃肠穿孔的危险。不宜单独用于胃酸过多症的治疗，常与其他药配伍应用。

药物静脉滴注可碱化体液，用于代谢性酸中毒；口服或静脉滴注还可用于解救巴比妥类、阿司匹林等酸性药物中毒，碱化尿液以加速其排泄；配合氨基糖苷类抗生素治疗泌尿系感染，可加强其抗菌作用。

氢氧化铝

抗酸作用较强，起效缓慢而药效持久，无继发性胃酸分泌增多及产生二氧化碳等不良反应，可与胃液混合形成凝胶，覆盖在溃疡表面形成保护膜。用于胃酸过多、胃及十二指肠溃疡、胃食管反流病。中和胃酸后产生的氯化铝具有收敛和止血作用，故应用药物可引起便秘，与氢氧化镁合用可减轻。氢氧化铝片剂效果不及凝胶剂好，故常使用凝胶剂。阑尾炎、急腹症者及早产儿、婴幼儿禁用。

理想的抗酸药应该是作用迅速、持久、不吸收、不产气、不引起便秘或腹泻，且对溃疡面和黏膜有保护作用，单一抗酸药很难达到这些标准，为了增强抗酸作用，减少不良反应，临床现多用复方制剂，如复方氢氧化铝（胃舒平）片，是由氢氧化铝、三硅酸镁、颠茄流浸膏三种成分组成，兼有抗酸、保护溃疡面、解痉止痛作用，且使不良反应减轻。

二、胃酸分泌抑制药

（一）H₂ 受体阻断药

H₂ 受体阻断药可选择性阻断胃壁细胞膜上 H₂ 受体，减少胃酸分泌。目前常用的是有西咪替丁、雷尼替丁、法莫替丁等。

西咪替丁（甲氰咪胍）

【体内过程】

口服吸收良好，存在首关效应，生物利用度为 60% ~ 70%，1h 左右血药浓度达峰值，$t_{1/2}$ 为 2 ~ 3h，作用持续 5 ~ 6h。

【药理作用与临床应用】

高度选择性阻断 H₂ 受体，能显著抑制组胺引起的胃酸分泌，对胰岛素、五肽胃泌素、M 受体激动药、咖啡因等刺激引起的胃酸分泌也有抑制作用，尤其能有效地抑制夜间基础胃酸分泌，降低胃酸和胃蛋白酶的活性。还能促进胃黏液分泌，改善黏液凝胶附着物的质量，有促进溃疡愈合作用。另外还具有收缩血管作用，对皮肤黏膜血管的收缩作用更强。

用于消化性溃疡，反流性食管炎、应激性溃疡等引起的胃酸分泌增多，对十二指肠溃疡疗效优于胃溃疡，较大剂量用于卓 – 艾综合征（胃泌素瘤）。

【不良反应与注意事项】

不良反应较多，但均较轻，主要有头痛、乏力、失眠、口干、便秘或腹泻、腹胀、皮疹等。长时间大量服用，偶见转氨酶升高、严重肝损害。有抗雄激素作用，长时间大剂量服用还可引起内分泌紊乱，表现为男性乳腺发育、阳痿，女性溢乳等现象，停药后消失。妊娠、哺乳期妇女及急性胰腺炎者禁用。

雷尼替丁

雷尼替丁具有速效、高效、长效等特点，抑酸作用强度是西咪替丁的 4 ~ 10 倍，作用持续 12h。临床用途及不良反应与西咪替丁相似。远期疗效优于西咪替丁，且复发率低。治疗量不影响血清催乳素、雄激素浓度，不引起内分泌紊乱，无中枢神经系统不良反应。静注过快可减慢心率，抑制心肌收缩力，导致心动过缓。8 岁以下儿童、苯丙酮尿症者、急性间歇性血卟啉病者禁用，妊娠期妇女慎用。肝肾功能不全者 $t_{1/2}$ 明显延长。

（二）质子泵抑制药

质子泵抑制药（PPI）是抑制胃酸分泌和防治消化性溃疡的最有效药物。国内批准上市的质子泵抑制剂包括奥美拉唑、兰索拉唑、泮托拉唑、雷贝拉唑等。

奥美拉唑

【体内过程】

口服后迅速吸收，1 ~ 3h 血药浓度达高峰。食物可延缓其吸收。生物利用度与剂量和胃内 pH 有关，重复给药生物利用度可达 60% ~ 70%。血浆蛋白结合率为 95%。主要在肝脏代谢，大部分代谢产物经肾脏排泄。

【药理作用】

第一代质子泵抑制剂，呈弱碱性。口服后，可浓集于胃壁细胞分泌小管周围，选择性与 H^+–K^+–ATP 酶结合形成复合物，抑制其向胃腔转运 H^+ 的功能，达到抑制胃酸分泌的作用。对基础胃酸分泌和由组胺、胃泌素、食物等刺激引起的胃酸分泌均有强大的抑制作用。药物还能增加胃黏膜血流量，同时具有抑制胃蛋白酶分泌和抗幽门螺杆菌作用。

【临床应用】

用于胃、十二指肠溃疡、卓-艾综合征及反流性食管炎、消化性溃疡急性出血、急性胃黏膜病变出血，与抗菌药物联合用于幽门螺杆菌根除治疗。与 H_2 受体阻断药相比，药物疗效显著、治愈率高、复发率低，当 H_2 受体阻断药无效时，应用药物仍可取得较好效果。

【不良反应与注意事项】

不良反应较轻，主要有口干、恶心、腹胀、腹泻等胃肠道反应及头痛、头昏、嗜睡等神经系统症状，偶有皮疹、外周神经炎、男性乳房发育等。长期应用，可持续抑制胃酸分泌，使胃内亚硝基化合物增多及细菌过度繁殖，故临床用药不得超过 8 周。严重肾功能不全者、妊娠及哺乳期妇女、婴幼儿禁用。

兰索拉唑

第二代质子泵抑制药，抑制胃酸分泌及抗幽门螺杆菌作用均优于奥美拉唑，起效更快，用途及不良反应与奥美拉唑相似。

雷贝拉唑

第三代质子泵抑制药，抑制胃酸分泌的能力和缓解症状、治愈黏膜损害的疗效均优于前两代药物，且不良反应轻。

（三）M_1 受体阻断药

哌仑西平

口服吸收不完全，生物利用度为 25%，食物影响其吸收，宜餐前服用。对基础胃酸、胰岛素、五肽胃泌素引起的胃酸分泌抑制作用较强，同时有解除胃肠平滑肌痉挛的作用。临床主要用于胃及十二指肠溃疡，其疗效与西咪替丁相当，联合应用可产生协同作用。对心脏、平滑肌、唾液腺等部位的 M 受体亲和力低，不良反应较轻，仅有轻微的口干、视力调节障碍、心动过速等。

（四）胃泌素受体阻断药

丙谷胺（二丙谷酰胺）

化学结构与胃泌素相似，可竞争性阻断胃泌素受体，抑制胃酸和胃蛋白酶的分泌；同时还能使胃黏膜中己糖胺合成增多，对胃黏膜具有保护和促进愈合作用。用于消化性溃疡，其疗效与西咪替丁相似；也可用于慢性胃炎、应激性溃疡等。偶见口干、失眠、腹胀、食欲减退等不良反应。

三、胃黏膜保护药

胃黏膜保护药主要通过促进胃黏液和碳酸氢盐（HCO_3^-）分泌，促进胃黏膜细胞前列腺素的合成，增加胃黏膜血流量，从而发挥保护胃黏膜，促进组织修复和溃疡愈合的作用。有的药物还兼有一定的抗幽门螺杆菌和抗酸作用。

米索前列醇

前列腺素 E_2（PGE_2）的衍生物，口服吸收良好。药物能抑制基础胃酸和胃泌素、组胺、食物等引起的胃酸分泌；能增加胃黏液和 HCO_3^- 分泌，增加黏膜血流量，增强黏膜的屏障保护作用，能防御阿司匹林等前列腺素合成酶抑制药对胃黏膜的损伤，促进溃疡愈合。

用于消化性溃疡、应激性溃疡的治疗；预防非甾体抗炎药引起的溃疡及急性胃炎引起的消化道出血。不良反应为腹泻、头痛、眩晕、子宫收缩等。妊娠期妇女禁用。

硫糖铝（胃溃宁，素得）

蔗糖硫酸酯的碱式铝盐，口服后在胃酸环境下，可解离出八硫酸蔗糖复合离子，复合离子聚合成不溶性的带负电荷的胶体，能与溃疡或炎症处带正电荷的蛋白质渗出物相结合，形成一层保护膜，促进溃疡的愈合。同时吸附胃蛋白酶、表皮生长因子，中和胃酸、胆汁酸，并能促进内源性前列腺素 E 的合成，使之在溃疡或炎症处浓集，有利于黏膜再生。

用于胃、十二指肠溃疡，并对溃疡复发有较好疗效。还可用于预防上消化道出血、反流性食管炎等。药物在酸性条件下才有效，故不宜与抗酸药、胃酸分泌抑制药合用。不良反应较轻，偶有恶心、胃部不适、腹泻、皮疹等，久用可引起便秘。

枸橼酸铋钾

【药理作用】

1.增强黏膜防御功能

口服后，在酸性环境下与氨基酸及蛋白质发生络合反应而凝结，在溃疡表面和溃疡基底肉芽组织形成一种坚固的氧化铋胶体沉淀，作为保护性薄膜，增强胃黏膜的屏障功能，隔绝胃酸、酶、食物对溃疡黏膜的侵蚀，促进溃疡组织的修复和愈合。此外还能与胃蛋白酶发生络合反应，使蛋白酶失活，产生抗胃蛋白酶作用。

2.抑制幽门螺杆菌

与抗酸药合用产生协同作用。

【临床应用】

用于消化性溃疡、急慢性胃炎，疗效与H_2受体拮抗药相当，与抗菌药合用可提高幽门螺杆菌感染的根除率。

【不良反应与注意事项】

不良反应较少。服药期间，口中可能有氨味，可使口腔、舌及大便染黑，偶有恶心、呕吐，停药后可消失。抗酸药和牛奶可干扰其作用，降低其疗效；影响四环素的吸收，故不宜同服。肾功能不良者及妊娠期妇女禁用。

四、抗幽门螺杆菌药

幽门螺杆菌（Hp）为革兰阴性杆菌，寄生于胃和十二指肠的黏液层与黏膜细胞之间，可分泌酶和毒素，破坏胃黏膜。Hp感染已被公认是消化性溃疡和慢性胃炎发病的主要原因之一。根治Hp感染可明显提高溃疡愈合率，减少复发率。治疗药物主要有甲硝唑、阿莫西林、克拉霉素、呋喃唑酮等。单一用药疗效差，临床多采用联合用药，以提高Hp的根除率，降低溃疡复发率。

目前推荐的有效方案主要有以质子泵抑制药为基础的联合方案和以铋剂为基础的联合方案，如奥美拉唑＋阿莫西林＋克拉霉素、铋剂＋阿莫西林＋甲硝唑。

技 能 实 训

抗消化性溃疡药概述：

（1）知识要求：每组同学选择一例本课学习的药物，并以选择的药物为中心，叙述出本组同学对抗消化性溃疡药的理解。

（2）形式要求：每组同学确定好自己汇报的主题，整理好讲稿，并做成PPT，下次课进行汇报。

（滕 云）

任务二 止吐药与促胃动力药

【知识目标】

（1）掌握昂丹司琼、多潘立酮的药理作用、临床应用与不良反应。

（2）熟悉其他止吐药与促胃动力药的作用特点。

【能力目标】

初步学会分析、解释涉及止吐药与促胃动力药的处方合理性，具备提供用药咨询服务的能力。

一、止吐药

呕吐是一个复杂的反射过程，主要由前庭器官、胃、十二指肠等内脏及延髓化学催吐感受区（CTZ）等传入神经冲动作用于延髓呕吐中枢而引起。诱发呕吐的因素很多，常见的有胃肠疾病、晕动病、内耳眩晕症、恶性肿瘤化疗及放疗等。已知 CTZ 含有丰富的 D_2、H_1、M_1 和 $5-HT_3$ 受体，止吐药可通过阻断上述不同受体而缓解或防止呕吐的发生，见图 10-1。

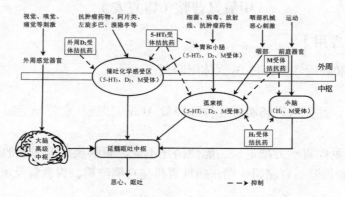

图 10-1　呕吐的生理调节和止吐药的作用原理

昂丹司琼

$5-HT_3$ 受体拮抗药，能选择性阻断中枢及迷走神经传入纤维中的 $5-HT_3$ 受体，产生强大止吐作用。主要用于恶性肿瘤化疗、放疗引起的恶心、呕吐。但对晕动病及阿扑吗啡引起的呕吐无效。不良反应较轻，可有头痛、疲倦、便秘、腹泻。哺乳期妇女禁用。

同类药物还有托烷司琼、掊拉司琼、雷莫司琼、阿扎司琼等。

H_1 受体拮抗药（苯海拉明、美克洛嗪）有中枢镇静作用和止吐作用，可用于和预防晕动病、内耳眩晕病等。

M_1 受体拮抗药（东莨菪碱）阻断 M 受体，降低迷路感受器的敏感性和抑制前庭小脑通路的传导，产生抗晕动病，预防恶心、呕吐的作用。

二、促胃肠动力药

胃肠动力异常时可能出现功能性消化不良、肠易激综合征、便秘等。胃肠推进性蠕动受神经及体液因素调节，其中 Ach、DA、5-HT 等神经递质起重要作用。拮抗 D_2、$5-HT_3$ 受体或激动 $5-HT_4$ 受体，均可促进 Ach 释放，激动肠道 M 受体，引起胃肠运动加强。促胃肠动力药可以通过增加胃肠推进性运动，增强胃肠道收缩，促进和刺激胃肠排空，同时减轻食物对胃窦部 G 细胞和壁细胞的刺激，抑制胃酸的分泌，改善功能性消化不良等症状。

多潘立酮（吗丁啉）

【药理作用】

外周多巴胺受体阻断剂，能选择性阻断外周多巴胺受体，对中枢多巴胺受体无明显影响，对胃肠选择性高，增强食管蠕动和食管下部括约肌的张力，防止胃-食管反流；加强胃及肠道上部蠕动，加强胃肠推动作用，防止十二指肠、胃反流，具有胃肠促动和高效止吐作用。

【临床应用】

（1）主要用于胃排空缓慢导致的功能性消化不良、反流性食管炎、慢性萎缩性胃炎、胆汁反流性胃炎以及胃轻瘫等。

（2）用于功能性、器质性、感染性疾病、肿瘤化疗或放疗及食物等因素引起的恶心、呕吐。

（3）食管镜、胃镜检查前用药，防止检查时发生恶心、呕吐。

【不良反应与注意事项】

偶见短暂的腹痛、腹泻、口干、皮疹、头痛、乏力等。无锥体外系副作用，可升高血清催乳素水平，停药后可自行恢复正常。注射给药可引起心律失常。妊娠期妇女及过敏者禁用，婴幼儿慎用。不宜与抗胆碱药合用，否则疗效降低。

甲氧氯普胺（胃复安）

【药理作用与临床应用】

甲氧氯普胺为中枢性和外周性多巴胺 D_2 受体阻断剂。

1. 胃肠促动作用

阻断胃肠多巴胺受体，并促进胃肠胆碱能神经释放 ACh，加强从食管至近段小肠平滑肌运动，发挥胃肠促动作用。

用于慢性胃炎、胃下垂伴胃动力减退、功能性消化不良、胆胰疾病等引起的腹胀、腹痛、嗳气、胃灼热及食欲减退等，迷走神经切除后胃潴留，糖尿病性胃排空功能障碍，胃食管反流病等。

2. 止吐作用

阻断延髓催吐化学感受区（CTZ）多巴胺（D_2）受体，产生较强的中枢性止吐作用。

用于肿瘤化疗或放疗、胃部疾病（胃炎、胃肠功能紊乱等）、脑部疾病（脑震荡、脑肿瘤等）、痛经、术后、药物（洋地黄、左旋多巴等）、妊娠等引起的恶心、呕吐。

3. 催乳作用

阻断下丘脑多巴胺受体，减少催乳素抑制因子的释放，进而升高血清催乳素水平，有一定的催乳作用。可用于产后少乳症。

【不良反应与注意事项】

常见头晕、嗜睡、乏力，偶见便秘、腹泻、皮疹。大剂量或久用可引起锥体外系反应，主要表现为帕金森综合征，可用苯海索等中枢性抗胆碱药对抗；也可引起高泌乳素血症。注射给药，可引起直立性低血压。易透过血脑屏障和胎盘屏障，妊娠期妇女慎用。

西沙必利

【药理作用与临床应用】

西沙必利为新型全胃肠动力药，通过激动胃肠道胆碱能中间神经元及肌间神经丛的 $5-HT_4$ 受体，刺激胃肠胆碱能神经末梢，促进 ACh 释放，进而促进食管、胃、肠平滑肌的协调运动，可增强食管下部括约肌张力，改善胃和十二指肠排空，促进食物在小肠和大肠中的转运，发挥胃肠促动作用，并可加速胆囊收缩与排空。其作用强于甲氧氯普胺 10 ～ 100 倍，且有增进食欲的作用。

用于反流性食管炎、慢性功能性及非溃疡性消化不良、胃轻瘫、慢性功能性便秘、假性肠梗阻及术后胃肠麻痹等。

【不良反应与注意事项】

不良反应有一过性肠鸣、腹痛、腹泻。偶见恶心、头痛、头晕及过敏反应。大剂量应用可使心电图 Q-T 间期延长或引起扭转型室性心动过速。妊娠期妇女、心律失常、机械性肠梗阻、胃肠出血或穿孔者禁用。肝、肾功能不全者慎用。

技 能 实 训

1. 止吐药概述

（1）知识要求：每组同学选择一例本课学习的药物，并以选择的药物为中心，叙述出本组同学对止吐药的理解。

（2）形式要求：每组同学确定好自己汇报的主题，整理好讲稿，并做成PPT，下次课进行汇报。

2. 促胃动力药概述

（1）知识要求：每组同学选择一例本课学习的药物，并以选择的药物为中心，叙述出本组同学对促胃动力药的理解。

（2）形式要求：每组同学确定好自己汇报的主题，整理好讲稿，并做成PPT，下次课进行汇报。

（滕 云）

任务三 泻药与止泻药

【知识目标】

熟悉临床常用泻药和止泻药的作用特点。

【能力目标】

初步学会分析、解释涉及泻药和止泻药的处方合理性，具备提供用药咨询服务的能力。

一、泻药

便秘是临床常见的复杂症状，发病率高、病因复杂，严重时会影响生活质量。腹泻也是一种常见症状，病因不同，床表现各异，严重可导致机体水、电解质紊乱。因此，便秘和腹泻的病因治疗和对症治疗都很重要。

泻药是一类能刺激肠蠕动或增加肠内水分，软化粪便，或润滑肠道而使排便通畅的药物，临床主要用于功能性便秘。本类药物按照作用机制可分为容积性泻药、接触性泻药和润滑性泻药。

（一）容积性泻药

临床应用的容积性泻药有硫酸镁、硫酸钠、乳果糖、山梨醇、甘露醇、食物纤维素等。

硫 酸 镁

口服不吸收，在肠腔内形成高渗而减少水分吸收，使肠内容积增大，刺激肠壁，导致肠道蠕动加快，引起导泻。镁盐还能引起十二指肠分泌缩胆囊素，进一步刺激肠液分泌和肠道蠕动。一般空腹应用，并大量饮水，1～3h即发生导泻作用，排出液体性粪便。因导泻作用强烈，用于外科手术前或结肠镜检前排空肠内容物，排除肠内毒物及辅助排出肠内寄生虫。此外，口服高浓度的硫酸镁或用导管将其直接导入十二指肠，可刺激肠黏膜，反射性引起胆总管括约肌松弛，胆囊收缩，产生利胆作用，用于阻塞性黄疸、慢性胆囊炎。由于硫酸镁导泻作用剧烈，可反射性引起盆腔充血和脱水，故急腹症、肠道失血、年老体弱者、月经及妊娠期妇女禁用

食 物 纤 维 素

食物纤维素包括多种天然、半合成、人工合成纤维素，如甲基纤维素、羧甲基纤维素等，具有较强亲水性，在肠内不被消化和吸收，可吸水膨胀成胶状，增加肠内容积，促进肠蠕动，排出软便，用于防治功能性便秘。多食富含纤维素的蔬菜和水果可产生相似的效果。

（二）接触性泻药

本类药物通过刺激肠道，加速肠蠕动；也能使肠黏膜的通透性发生改变，使电解质和水分向肠腔扩散，使肠腔水分增加，引起导泻作用，故又称为刺激性泻药。

酚　酞

口服后在肠道与碱性肠液形成可溶性钠盐，能促进结肠蠕动，同时能抑制钠和水吸收而产生缓泻作用。服药后 6 ~ 8h 排出软便，作用温和，适用于慢性便秘。偶有过敏反应如皮炎、肠炎及出血倾向等。主要经尿排出，可使碱性尿液显示红色，用药前应告知患者。少部分药经胆汁排泄，有肝肠循环。充血性心力衰竭和高血压、粪块阻塞者及婴儿、哺乳期妇女禁用，幼儿和妊娠期妇女慎用。该药不宜长期使用，以免损伤肠壁黏膜下神经丛。

吡沙可啶（联苯双酯）

药物与酚酞属同类药物。口服后在肠道被细菌的酶迅速转化为活性代谢物，产生较强的刺激作用，加速肠蠕动。一般口服 6h 后，直肠给药 15 ~ 60min 后排出软便。主要用于急慢性功能性便秘、腹部 X 线或肠镜检查及清除肠内容物。少数患者有腹胀感。药物有较强的刺激性，反复应用可致胃肠痉挛。妊娠期妇女慎用。

蒽　醌　类

大黄、番泻叶和芦荟等植物中含有蒽醌苷类物质，经口服后在肠道内被细菌分解出蒽醌，刺激结肠壁神经丛，加强结肠推进性蠕动，服药后 6 ~ 8h 排出软便或产生轻度腹泻，用于急、慢性便秘。本类药含有鞣酸成分，具有收敛作用，故久用易产生继发性便秘。

蓖　麻　油

口服后在十二指肠水解出有效成分蓖麻油酸，刺激肠蠕动而发挥导泻作用，服药后 2 ~ 3h 排出流质便。大剂量服用可产生恶心、呕吐等不良反应，妊娠期妇女及月经期女性禁用。

（三）润滑性泻药

通过润滑肠壁、软化粪便而发挥导泻作用。

液　状　石　蜡

药物为矿物油，口服后在肠内不被消化和吸收，产生润滑肠壁和软化粪便的作用，使粪便易于排出。适用于慢性便秘及体弱、高血压、动脉瘤、痔疮、腹部及肛门术后等患者的便秘，也用于老人及儿童的便秘。久用，可减少脂溶性维生素 A、维生素 D、维生素 K 及钙、磷的吸收。

开　塞　露

开塞露为 50% 甘油与硫酸镁或山梨醇组成的溶液，密封于特制塑料容器内，从肛门注入使用。注入肛门后，因高渗压刺激肠壁而引起排便反射，并润滑局部肠壁，几分钟内即可引起排便，导泻作用快捷、方便、安全、有效，适用于偶发的急性便秘、轻度便秘、老年及儿童便秘。

二、止泻药

腹泻是多种疾病的临床症状之一，有利于肠内毒物的排出，对机体有一定保护作用，但剧烈而持久的腹泻，可引起脱水和电解质紊乱。因此，在对因治疗的同时可适当给予止泻药。止泻药通过抑制肠蠕动或保护肠道免受刺激而发挥止泻作用。

（一）抗胃肠动力药

复方樟脑酊

含阿片的止泻药，能增强肠道平滑肌张力，减慢胃肠推进性蠕动，使水分吸收，粪便干燥而止泻。用于较严重的非细菌感染性腹泻。有成瘾性，应控制使用。

地芬诺酯（苯乙哌啶）

地芬诺酯为人工合成的哌替啶衍生物，作用于阿片受体，中枢作用弱，无镇痛作用，止泻作用类似于阿片类药物，能直接作用于肠道平滑肌，抑制肠黏膜感受器，减少肠蠕动，兼有收敛作用。用于急、慢性功能性腹泻和慢性肠炎。不良反应少，偶见口干、腹部不适、恶心、呕吐、烦躁等；长期大剂量服用，可产生依赖性。2 岁以下儿童、肠梗阻患者、应用广谱抗菌药物引起的假膜性肠炎者、细菌性小肠结肠炎患者禁用。妊娠期妇女、哺乳期女性及严重肝损害者慎用。

（二）收敛吸附剂类

药 用 炭

又名活性炭、白陶土，为不溶性粉末，颗粒小，总面积大，吸附性强，能吸附肠内毒物及气体，防止毒物吸收，减轻肠内容物对肠壁的刺激，使蠕动减少，从而止泻。用于腹泻、食物或药物中毒及胃肠胀气等。

双八面体蒙脱石

双八面体蒙脱石呈极细颗粒状，对消化道内的病毒、细菌及其产生的毒素有固定、抑制作用；对消化道黏膜有覆盖能力，并通过与黏液糖蛋白相互作用结合，从质和量两方面修复、提高黏膜屏障对攻击因子的防御功能；具有平衡正常菌群和局部止痛作用。药物不进入血液循环，连同所固定的攻击因子随消化道自身蠕动排出体外。用于急、慢性腹泻，对儿童急性腹泻疗效尤佳，还可用于食管、胃及十二指肠疾病引起的相关疼痛症状的辅助治疗。

（三）微生态制剂

微生态制剂亦称微生态调节剂，是根据微生态学原理，通过调整微生态失调，保持微生态平衡，提高宿主的健康水平，利用对宿主有益的正常微生物所制成的制剂。微生态制剂所含细菌为健康人肠道正常菌群，口服后直接寄生于肠道，成为肠道内正常的生理性细菌，可调整、重建肠道菌群间的微生态平衡，治疗由内源性或外源性微生物引起的感染。常用菌包括乳酸菌类的乳酸杆菌、双歧杆菌、粪肠球菌、枯草杆菌、地衣芽孢杆菌等。

微生态制剂主要作用有抑制肠内有害菌，维持人体微生态平衡，调节由于抗菌药物、化疗、放疗、手术、过敏性疾病等引起的人体正常菌群失调；维持正常肠蠕动，缓解便秘；形成生物膜屏障，阻止致病菌的入侵与定植；合成维生素，促进人体对营养物质的消化、吸收；增强机体抗感染能力和非特异性免疫功能；抑制肠内自由基及过氧化脂质，延缓体内主要器官及皮肤组织衰老；促进体内有毒物质的降解、排泄。

微生态制剂主要用于肠道菌群失调引起的腹泻，或由寒冷和各种刺激所致的激惹性腹泻。对由细菌或病毒引起的感染性腹泻早期应用无效；在应用抗感染药后期，可辅助用药以帮助恢复菌群的平衡。服用时偶见大便干燥、腹胀。过敏者禁用。

技 能 实 训

1.泻药概述：

（1）知识要求：每组同学选择一例本课学习的药物，并以选择的药物为中心，叙述出本组同学对泻药的理解。

（2）形式要求：每组同学确定好自己汇报的主题，整理好讲稿，并做成PPT，下次课进行汇报。

2.止泻药概述：

（1）知识要求：每组同学选择一例本课学习的药物，并以选择的药物为中心，叙述出本组同学对止泻药的理解。

（2）形式要求：每组同学确定好自己汇报的主题，整理好讲稿，并做成PPT，下次课进行汇报。

（滕 云）

任务四 助消化药

【知识目标】

熟悉助消化药的作用特点。

【能力目标】

初步学会分析、解释涉及止吐药与促胃动力药的处方合理性，具备提供用药咨询服务的能力。

腺体萎缩，胃黏膜屏障作用减退，胃酸或消化酶分泌减少，导致消化功能减退，出现消化不良或胃部不适的症状，可发生于任何年龄和性别。助消化药物是指能促进胃肠消化过程，用于消化道分泌功能不足的药物。大多数为消化液的组成成分或是促进消化液分泌的药物，主要用于消化道分泌功能减弱或消化不良等。

稀 盐 酸

10%的盐酸溶液，口服后使胃内酸度增加，胃蛋白酶活性增强。用于慢性胃炎、胃癌、发酵性消化不良等，可消除胃部不适、腹胀、嗳气等症状。

胃 蛋 白 酶

药物从动物胃黏膜提取，为蛋白水解酶。用于胃蛋白酶缺乏症及消化功能减退。遇碱易破坏失效，常与稀盐酸合用。

胰 酶

胰酶为多种酶的混合物，主要含胰蛋白酶、胰脂肪酶及胰淀粉酶。能消化蛋白质、脂肪及淀粉，用于消化不良、食欲不振及各种原因引起的胰腺外分泌功能不足的替代治疗。易被胃酸破坏，多制成肠溶片，口服时不宜嚼碎，以免被胃酸破坏或药物残留口腔引起溃疡。急性胰腺炎早期者、对蛋白制剂过敏者禁用。

乳 酶 生

乳酶生为干燥的乳酸杆菌活性制剂，可在肠内分解糖类，生成乳酸，使肠内酸度增高，从而抑制肠内腐败菌的繁殖，并能防止蛋白质发酵，减少肠内产气，促进消化和止泻。用于消化不良、腹胀气、肠炎及消化不良性腹泻。也可提高阴道酸度，用于菌群失调所致的细菌性阴道感染。应于餐前服用，不宜与抗菌药、吸附剂及碱性药物合用。

干 酵 母

啤酒酵母菌的干燥菌体。内含维生素 B_1、维生素 B_2、烟酸和烟酰胺，此外尚含有少量维生素 B_6、维生素 B_{12}、叶酸、肌醇等。用于消化不良、食欲减退、腹泻、胃肠胀气及营养不良、B族维生素缺乏症（如脚气病）、多发性神经炎、糙皮病等的防治。服用过量，可导致腹泻。

技 能 实 训

助消化药概述：

（1）知识要求：每组同学选择一例本课学习的药物，并以选择的药物为中心，叙述出本组同学对助消化药的理解。

（2）形式要求：每组同学确定好自己汇报的主题，整理好讲稿，并做成PPT，下次课进行汇报。

（滕 云）

项目十一 影响呼吸系统的药物

咳、痰、喘是呼吸系统疾病的常见症状，三者可单独出现，也可同时出现并可相互加重。所以，在治疗呼吸系统疾病时，除了针对病因的抗感染、抗炎、抗过敏等治疗外，还应配合使用平喘药、镇咳药或祛痰药，以缓解症状，防止病情发展，减轻患者的痛苦。

任务一 平喘药

【知识目标】

（1）掌握沙丁胺醇、氨茶碱的药理作用、临床应用与不良反应。
（2）熟悉其他平喘药的作用特点。

【能力目标】

初步学会分析、解释涉及平喘药的处方合理性，具备提供用药咨询服务的能力。

支气管哮喘（简称哮喘）是一种常见的呼吸道慢性炎症性疾病，多见于支气管哮喘和喘息性支气管炎。由于炎症细胞、介质与气道的组织和细胞间复杂的相互作用，导致支气管平滑肌痉挛性收缩，痰液积滞和呼吸道黏膜充血水肿，于是气道阻塞，使空气出入受到阻碍，以呼气尤为严重，呈现喘息性吸入困难。主要表现为突然的反复发作性喘息、呼吸困难、胸闷和咳嗽等，主要病变为炎症引起的支气管痉挛，伴有腺体分泌亢进、呼吸道黏膜充血水肿。除抗原外，寒冷、烟尘等非特异性刺激也可诱发喘息。抗炎和扩张支气管是哮喘治疗的根本。平喘药是能作用于哮喘发作的不同环节，松弛支气管平滑肌，缓解或预防哮喘发作的药物，见图11-1。

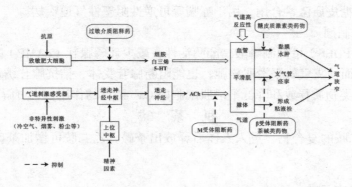

图 11-1 哮喘发作过程及各类平喘药作用示意图

一、支气管扩张药

（一）β₂ 肾上腺素受体激动药

β_2 肾上腺素受体激动剂可分为短效和长效两类。短效类包括沙丁胺醇、特布他林等，通常在数分钟内起效，是缓解轻度、中度急性哮喘症状的首选药。长效类包括班布特罗、沙美特罗等，用于需要长期用药的患者，一般不单独使用，须与吸入性糖皮质激素联合应用。

沙丁胺醇（舒喘灵）

【体内过程】

药物口服有效，服用后 15 ~ 30min 起效，作用维持 4 ~ 6h；气雾吸入的生物利用度约为 10%，吸入后 5 ~ 15min 起效，1h 作用达到高峰，疗效维持 2 ~ 4h。大部分经肝脏代谢，经肾排泄。

【药理作用与临床应用】

选择性激动支气管平滑肌 β_2 受体，对支气管平滑肌有迅速、强大而持久的松弛作用。口服 15 ~ 30min 起效，作用维持 4 ~ 6h；气雾吸入 5 ~ 15min 起效，疗效维持 2 ~ 4h。平喘作用强度与异丙肾上腺素相似或略强，但维持时间长。兴奋心脏作用较弱。

适用于防治支气管哮喘、喘息型支气管炎、肺气肿等伴支气管痉挛者，预防哮喘口服给药，控制急性发作多气雾吸入或静脉给药。近年来有缓释剂型和控释剂型，可延长作用时间，适用于预防哮喘夜间突然发作。注射给药易引起心悸，多用于其他药无效的严重哮喘。

【不良反应与注意事项】

常见手指震颤、恶心、头晕等。过量可致心律失常，久用使支气管平滑肌 β_2 受体密度降低，易产生耐受性，不仅疗效降低，且有加重哮喘的可能。用药后哮喘症状不缓解者，应及时就医，不得随意增加剂量和给药次数。哺乳期妇女、高血压、冠状动脉供血不足、糖尿病、心律失常、惊厥、甲状腺功能亢进者慎用。

特布他林（叔丁喘宁、间羟舒喘灵）

选择性较高的 β_2 受体激动药，平喘机制与沙丁胺醇相似。有口服、气雾吸入及静脉滴注等多种给药途径，是选择性激动 β_2 受体药物中唯一可以皮下注射的药物。口服 30min 起效，持续 5 ~ 8h。临床主要应用于支气管哮喘、慢性支气管炎、肺气肿和其他伴有支气管痉挛的肺部疾病。推荐短期、间断吸入使用，重症需静脉给药。药物过量可出现癫痫、咽痛、高血压或低血压、心悸、心动过速、心律不齐、低血钾等，长期应用有耐受性。有癫痫病史者，大剂量应用可发生酮症酸中毒。妊娠期妇女慎用。

沙 美 特 罗

吸入给药，10 ~ 20min 起效，持续 12h。用于防治支气管哮喘，包括夜间哮喘和运动引起的支气管痉挛；与支气管扩张剂和吸入性糖皮质激素合用，用于哮喘等可逆性阻塞性气道疾病。

（二）磷酸二酯酶抑制剂

磷酸二酯酶抑制剂（PDES）可抑制磷酸二酯酶活性，减少环磷腺苷（cAMP）降解，提高支气管平滑肌细胞内 cAMP 的浓度，从而使支气管平滑肌松弛；也能阻断腺苷受体，拮抗腺苷诱发的支气管平滑肌痉挛；兼有促进内源性儿茶酚胺类物质释放和降低平滑肌细胞内 Ca^{2+} 浓度的作用，也可解除呼吸道平滑肌痉挛。

氨 茶 碱

氨茶碱是茶碱和乙二胺的复合物，进入人体后释放出茶碱，乙二胺可增加茶碱的水溶性、生物利用度和作用强度。

【药理作用与临床应用】

1. 平喘作用

其强度约为异丙肾上腺素的 1/3。其平喘作用机制包括抑制磷酸二酯酶，阻断腺苷受体，促进内源性肾上腺素及去甲肾上腺素的释放，降低细胞内 Ca^{2+} 浓度，抗炎及免疫调节作用。

用于支气管哮喘、喘息型支气管炎、肺气肿及其他慢性阻塞性肺部疾病引起的支气管炎，对重症哮喘或哮喘持续状态可缓慢静脉给药；也可用于急性心功能不全和心源性哮喘。

2. 强心利尿作用

增强心肌收缩力，增加心输出量；增加肾血流量，提高肾小球滤过率，并抑制肾小管对 Na^+ 的重吸收，增加尿量。

用于心源性哮喘、心性水肿和肾性水肿的辅助治疗。

3. 松弛胆道平滑肌

能松弛胆管平滑肌，解除胆道痉挛，用于胆绞痛。

【不良反应与注意事项】

药物安全范围小，选择性低，被列为需要做血药浓度监测药物。

1. 局部刺激

口服可引起恶心、呕吐等，需饭后服用。

2. 中枢兴奋

可致烦躁不安、失眠等。必要时用镇静催眠药纠正。儿童对药物敏感性高，易致抽搐，需慎用。

3. 心脏毒性

静脉注射过快，会出现心悸、心律失常、血压骤降、兴奋不安、惊厥，甚至猝死，故须稀释后缓慢静脉注射，并严格掌握用药剂量，有条件的应进行血药浓度监测，及时调整剂量。

对茶碱不能耐受、癫痫、严重心功能不全、急性心肌梗死伴有低血压、活动性消化道溃疡、未经控制的惊厥性疾病者禁用

二羟丙茶碱（喘定）

茶碱和甘油的缩合物，平喘作用弱于氨茶碱，但不良反应较轻，对胃肠刺激性小，兴奋心脏作用较弱。临床主要用于支气管哮喘、喘息型支气管炎等伴有心动过速或不能耐受氨茶碱的患者。剂量过大时也有中枢兴奋作用。

（三）M 胆碱受体阻断药

M 胆碱受体阻断药可阻断节后迷走神经通路，降低迷走神经兴奋性，产生松弛支气管平滑肌作用，并减少痰液分泌。阿托品、东莨菪碱等虽然有平喘作用，但对 M 受体无选择性，对支气管作用弱，且全身不良反应多，故临床已不再使用。目前临床应用的有异丙托溴铵和噻托溴铵。

异丙托溴铵

【体内过程】

阿托品的衍生物，口服难吸收，常吸入给药。5 ~ 10min 起效，作用持续 3 ~ 6h。可在呼吸道内保持较高浓度，产生局部作用。

【药理作用】

通过选择性阻断支气管平滑肌上的 M 胆碱受体而发挥平喘作用。吸入极低剂量，对呼吸道即有局部作用，特异性很高。因黏膜对其吸收量很低，全身性不良反应小，可用于心血管疾病患者。

【临床应用】

用于防治喘息型支气管炎、支气管哮喘和慢性阻塞性肺病相关的支气管痉挛的维持治疗，尤其适用于合并心血管疾病患者，以及糖皮质激素疗效差或禁用 β 受体激动药的患者。长期应用不易产生耐受性，对老年患者的疗效较好，适宜有吸烟史的老年哮喘患者。与 β 受体激动剂、磷酸二酯酶抑制剂及吸入性糖皮质激素合用，可增强支气管扩张作用，并延长作用时间，尤其适合夜间哮喘及多痰患者。

【不良反应与注意事项】

药物不良反应少，大剂量应用，可有口干、干咳、喉部不适等反应。药物能增加尿道梗阻患者尿潴留的危险。青光眼及过敏者禁用。

二、过敏介质阻释药

本类药物能稳定肥大细胞膜，减少 Ca^{2+} 内流，阻止肥大细胞脱颗粒、释放过敏介质而呈现平喘作用。

色甘酸钠

主要用于预防和减少哮喘的发生。对外源性哮喘的预防作用更好，对正在发作的哮喘无效。此外在接触抗原前用药，对过敏性鼻炎、溃疡性结肠炎、消化道过敏性疾病和春季角膜炎等也有预防作用。不良反应较少，少数患者气雾吸入时，因粉尘刺激可出现咽痛、呛咳等气管刺激症状，甚至诱发哮喘，同时吸入少量异丙肾上腺素可预防。

酮替芬

强效肥大细胞膜稳定药。作用与色甘酸钠相似，疗效优于色甘酸钠。抑制过敏介质释放，并兼有较强的阻断 H_2 受体、抗 5-HT 及抑制磷酸二酯酶作用。主要用于预防各型支气管哮喘发作，对儿童效果尤佳，对正在发作的哮喘无效。此外，可用于过敏性鼻炎、过敏性眼炎、荨麻疹、接触性皮炎等。久用未见耐受性，不良反应少。用药初期，偶有疲倦、嗜睡、头晕等，继续用药可自行缓解，成人多见，儿童较少发生。妊娠早期及哺乳期女性禁用，长期用药需检查肝功能。

三、白三烯受体阻断剂

白三烯是哮喘发病机制中最重要的炎症介质之一。白三烯受体阻断剂通过拮抗半胱氨酸白三烯或多肽白三烯靶组织上的受体，预防白三烯引起的血管通透性增加、气道水肿和支气管平滑肌的收缩，抑制嗜酸性粒细胞、淋巴细胞和组织细胞的浸润，减少因肺泡巨噬细胞刺激所产生的过氧化物，减轻气道炎症，缓解哮喘症状。

常用药物有孟鲁司特和扎鲁司特。

孟鲁司特

用于 15 岁及 15 岁以上哮喘患者的预防和长期治疗，包括预防白天和夜间的哮喘症状，治疗对阿司匹林敏感的哮喘以及预防运动诱发的支气管哮喘，也用于减轻季节性过敏性鼻炎引起的症状，与吸入性糖皮质激素合用，可提高疗效，并可减少吸入性糖皮质激素用量。不良反应常见嗜酸性粒细胞增多、血管炎性皮疹、心肺系统异常和末梢神经异常。妊娠及哺乳期妇女慎用。

四、吸入性糖皮质激素

目前，哮喘的控制主要采用以糖皮质激素为主的长期综合治疗。糖皮质激素具有强大的抗炎功能，是当前控制气道炎症、控制哮喘症状、预防哮喘发作的最有效药物。吸入性糖皮质激素具有用量小、局部作用强、全身不良反应少的特点，已成为哮喘长期综合治疗的主要药物。

常用吸入性糖皮质激素有倍氯米松、布地奈德等。

倍氯米松

【药理作用与临床应用】

地塞米松衍生物，具有强大的局部抗炎作用。气雾吸入后，直接作用于呼吸道发挥抗炎平喘作用，同时避免了全身性不良反应。长时间应用，对肾上腺皮质功能无抑制作用。

用于需长期全身应用糖皮质激素或非激素类药物治疗无效的慢性支气管哮喘患者，也可用于常年性、季节性过敏性鼻炎和血管收缩性鼻炎。

【不良反应与注意事项】

吸入给药易在咽部残留药液，长期吸入者，少数患者发生声音嘶哑，口腔、咽部白念珠菌感染，气雾吸入后及时反复漱口，可明显降低发生率。对伴有皮肤细菌、病毒感染的湿疹、疱疹、水痘、皮肤结核、化脓性感染及皮炎者原则上禁用。儿童、妊娠期妇女、活动性肺结核者慎用。

布地奈德

局部应用的不含卤素的糖皮质激素，起效较快，局部抗炎作用强。用于支气管哮喘的症状的长期控制。吸入剂用于需使用糖皮质激素维持治疗的支气管哮喘、慢性阻塞性肺病。鼻喷雾剂用于季节性和常年性过敏性鼻炎、血管运动性鼻炎，也可用于预防鼻息肉切除术后鼻息肉的再生，对症治疗鼻息肉。2岁以下儿童应避免使用，活动性肺结核者慎用。

技 能 实 训

平喘药概述：

（1）知识要求：每组同学选择一例本课学习的药物，并以选择的药物为中心，叙述出本组同学对平喘药的理解。

（2）形式要求：每组同学确定好自己汇报的主题，整理好讲稿，并做成PPT，下次课进行汇报。

（滕 云）

任务二　镇咳药与祛痰药

【知识目标】

（1）掌握可待因、苯佐那酯、氯化铵、乙酰半胱氨酸的药理作用、临床应用与不良反应；

（2）熟悉其他镇咳药与祛痰药的作用特点。

【能力目标】

初步学会分析、解释涉及镇咳药与祛痰药的处方合理性，具备提供用药咨询服务的能力。

一、镇咳药

咳嗽是呼吸道受刺激后产生的一种保护性反射，可由多种原因引起，有利于痰液和呼吸道异物的排出，保持呼吸道的清洁和通畅。但剧烈频繁的咳嗽不仅影响患者休息，消耗体力，甚至会加重病情，引起并发症。所以在对因治疗的同时，有必要适当给予镇咳药辅助治疗，以减轻病情。对咳嗽伴有黏痰难以咳出者，则应使用祛痰药，慎用镇咳药，防止发生呼吸道阻塞，导致窒息。

镇咳药是一类能作用于咳嗽反射弧的不同环节，缓解或消除咳嗽的药物。根据作用部位不同，可分为中枢性镇咳药和外周性镇咳药两类。

（一）中枢性镇咳药

中枢性镇咳药是一类通过直接抑制延髓咳嗽中枢而发挥止咳作用的药物，镇咳作用强大。

可待因（甲基吗啡）

可待因为阿片生物碱之一，其作用与吗啡相似，但弱于吗啡。

【药理作用临床与应用】

1.镇咳作用

能选择性抑制延髓咳嗽中枢产生迅速而持久的镇咳作用，镇咳作用强大，镇咳强度是吗啡的1/4，治疗剂量无呼吸抑制作用。

2.镇痛作用

有一定的镇痛作用，镇痛强度是吗啡的1/10～1/7，强于一般解热镇痛抗炎药。临床主要用于各种原因引起的剧烈干咳和刺激性咳嗽，尤其适用胸膜炎伴有胸痛的患者，还可用于中度程度的疼痛患者。

【不良反应与注意事项】

不良反应较吗啡轻，常见恶心、呕吐、便秘等，大剂量可致兴奋、烦躁不安；连续应用可产生耐受性和依赖性，不宜长期应用。呼吸功能不良、痰多者和妊娠期妇女禁用，哺乳期女性慎用。

右美沙芬

人工合成的吗啡衍生物，通过抑制延髓咳嗽中枢而发挥中枢性镇咳作用，其镇咳强度与可待因相等或略强，但无镇痛作用，长期应用未见耐受性和成瘾性，治疗剂量不引起呼吸抑制。

目前，该药是临床应用最广的镇咳药，用于上呼吸道感染、急性或慢性支气管炎、支气管哮喘、支气管扩张症、肺炎、肺结核等引起的干咳，也可用于胸膜腔穿刺术、支气管造影术以及支气管镜检查时引起的咳嗽。除单独应用外，常用于多种复方制剂治疗感冒咳嗽。

不良反应少，偶有眩晕、轻度嗜睡、恶心、腹胀、便秘等症状。2岁以下儿童不宜使用，肝肾功能不全、哮喘、痰多者及过敏者慎用。用药期间，不宜饮酒。

喷托维林

【药理作用与临床应用】

人工合成的非成瘾性中枢性镇咳药，能选择性抑制延髓咳嗽中枢；兼有外周性镇咳作用，有微弱的阿托品样作用和局麻样作用，吸收后可轻度抑制支气管内感受器，减弱咳嗽反射，并可使痉挛的支气管平滑肌松弛，降低气道阻力。镇咳强度为可待因的1/3。用于急性、慢性支气管炎等上呼吸道感染引起的无痰干咳。

【不良反应与注意事项】

偶有轻度头痛、头晕、口干、恶心、呕吐、腹胀、便秘等。痰多、青光眼、心功能不全、呼吸功能不全、前列腺肥大者及哺乳期妇女禁用。

（二）外周性镇咳药

外周性镇咳药是通过降低咳嗽反射弧中感受器的敏感性、抑制传入神经或传出神经的传导而发挥镇咳作用的药物。本类药大多有局麻作用（口服时勿嚼碎，否则引起口腔麻木感）和松弛支气管平滑肌作用。

苯佐那酯

局麻药丁卡因的衍生物。吸收后分布于呼吸道，通过选择性抑制肺牵张感受器及感觉神经纤维，减少咳嗽冲动的传导而镇咳。镇咳作用略低于可待因，但不引起呼吸抑制。主要用于各种刺激性干咳、阵咳和支气管镜等检查或支气管造影前预防检查时出现咳嗽。

不良反应有嗜睡、眩晕、口干、胸闷、鼻塞等。由于有局麻作用，服用时不可嚼碎，以免引起口腔麻木。痰多者禁用。

苯丙哌林

非依赖性镇咳药，兼具中枢性和外周性双重镇咳作用，既能抑制咳嗽中枢，又有局麻作用，并能松弛支气管平滑肌。镇咳强度较可待因强2～4倍，无呼吸抑制作用，不引起便秘。适用于各种原因引起的刺激性干咳。

不良反应较轻，偶见口干、头痛、头晕、嗜睡、乏力、腹部不适和药疹等。有局麻作用，不可嚼碎。妊娠期妇女慎用。过敏者禁用。

二、祛痰药

痰是呼吸道炎症的产物，可刺激呼吸道黏膜引起咳嗽，并可加重感染。祛痰药能促进呼吸道分泌、使痰液变稀、裂解痰中黏性成分、降低痰液黏稠度而利于痰液咳出，或加速呼吸道黏膜纤毛运动、改善痰液排出功能。祛痰药可分为痰液稀释药和黏痰溶解药两类。

（一）痰液稀释药

痰液稀释药是可刺激消化道、引起轻度恶心、反射性增加呼吸道腺体分泌、使痰液稀释而易于咳出的药物。

氯 化 铵

【药理作用与临床应用】

1. 祛痰作用

口服后直按刺激胃黏膜，兴奋迷走神经，引起轻度恶心，反射性地引起呼吸道腺体分泌增加，使痰液稀释，利于咳出。此外，氯化铵口服吸收后，少量经呼吸道黏膜排出，由于盐类的高渗作用而带出水分，痰液进一步被稀释而易于咳出。临床常与其他药物配伍制成复方制剂，用于急性、慢性呼吸道炎症痰黏而不易咳出的患者。

2. 酸化血液和体液

药物口服吸收后可酸化体液和尿液，用于代谢性碱中毒和酸化尿液，促进碱性药物的排泄。

【不良反应与注意事项】

大剂量服用易引起恶心、呕吐、胃痛等，餐后服用可减轻反应，过量可引起酸中毒。消化性溃疡、代谢性酸血症及严重肝肾功能不全者禁用。

愈甘醚（愈创木酚甘油醚）

口服后可刺激胃黏膜，引起轻微的恶心，反射性促进呼吸道腺体分泌增加，使痰液稀释，易于咳出。还兼有轻度镇咳、消毒防腐及抗惊厥作用。临床主要用于多种原因（如慢性气管炎）引起的多痰咳嗽，多与其他镇咳平喘药合用或配成复方制剂使用。不良反应可见头晕、嗜睡、恶心、胃肠不适和过敏等。

（二）黏痰溶解药

黏痰溶解药是能分解痰液中的黏性成分、降低痰液黏稠性而使之易于咳出的药物，主要用于呼吸道炎症引起的黏痰不易咳出者。

乙酰半胱氨酸

乙酰半胱氨酸分子中所含的巯基（–SH），能使痰液中连接黏蛋白多肽链的二硫键（–S–S–）断裂，使黏蛋白降解为小分子的肽链，痰液的黏稠度降低而利于咳出；还能裂解脓痰中的 DNA 纤维，具有较强的黏痰溶解作用，使黏痰液化而易于排出，对白色黏痰和脓性痰均有效。用于手术后、急性和慢性支气管炎、支气管扩张、肺结核、肺炎、肺气肿等引起的黏稠分泌物过多阻塞气道引起呼吸困难的紧急情况，或因手术咳痰困难者。多采用气管滴入或注入给药；非紧急情况的痰液黏稠、咳痰困难者，可采用雾化吸入给药。

有特殊的蒜臭味，可引起恶心、呕吐、呛咳甚至支气管痉挛，与异丙肾上腺素交替应用或合用可减少不良反应，并提高疗效。支气管哮喘者禁用。药物直接注入或滴入气管，易阻塞气道，滴入前需做好吸引排痰准备，及时配合吸引排痰。

溴己新（必嗽平）

溴己新能裂解痰中酸性黏多糖纤维蛋白，并减少呼吸道黏液腺和杯状细胞合成酸性黏多糖，降低痰液黏稠度；口服后刺激胃黏膜，反射性引起呼吸道腺体分泌增加，稀释痰液；加快呼吸道纤毛运动，促进排痰。用于急慢性支气管炎、肺气肿、支气管扩张、哮喘等伴有黏痰不易咳出者，脓痰需加用抗菌药物。不良反应少，个别患者可发生较轻的头痛、头晕、恶心、呕吐、胃部不适、腹痛、腹泻等反应，严重有皮疹和遗尿。

氨 溴 索

氨溴索是溴己新在体内的活性代谢产物，祛痰作用强于溴己新。用于急慢性支气管炎及支气管哮喘、支气管扩张、肺气肿、肺结核、肺尘埃沉着病，以及手术后的咳痰困难等。不良反应较少，偶见恶心、呕吐、食欲缺乏、消化不良、腹痛、腹泻、便秘、胃部不适、胃痛等，极少发生过敏反应。

脱氧核糖核酸酶

脱氧核糖核酸酶是从哺乳动物胰腺或溶血性链球菌培养液中分离提取的酶制品。直接作用于脓性痰，分解脱氧核糖核酸，迅速降低痰的黏度；在脓痰中脱氧核糖核酸与蛋白结合，脱氧核糖核酸酶通过使痰中蛋白失去保护作用，产生继发的蛋白溶解作用。脱氧核糖核酸酶与抗生素合用，可使抗生素易于到达感染病灶，充分发挥其抗菌作用。用于呼吸系统感染有大量脓痰的患者。急性化脓性蜂窝织炎及有支气管胸膜瘘管的活动性结核者禁用。药物在室温或过度稀释可迅速灭活，溶液须新鲜配制。用药后发生咽部疼痛，应立即漱口。

技 能 实 训

1. 镇咳药概述

（1）知识要求：每组同学选择一例本课学习的药物，并以选择的药物为中心，叙述出本组同学对镇咳药的理解。

（2）形式要求：每组同学确定好自己汇报的主题，整理好讲稿，并做成 PPT，下次课进行汇报。

2. 祛痰药概述

（1）知识要求：每组同学选择一例本课学习的药物，并以选择的药物为中心，叙述出本组同学对祛痰药的理解。

（2）形式要求：每组同学确定好自己汇报的主题，整理好讲稿，并做成 PPT，下次课进行汇报。

（滕 云）

项目十二　影响内分泌系统的药物

内分泌系统是负责调控人体内各种生理功能正常运作的两大控制系统之一，由分泌激素的内分泌腺组成。激素是一种化学传导物质，自腺体分泌出来后，借由体液或进入血液经由循环系统运送到标的器官而产生作用。

内分泌系统疾病包括异常的激素分泌（垂体瘤）、对激素信号的异常反应（甲状腺功能减退）、缺乏特定腺体（1 型糖尿病），或是特定组织的结构性肿大（甲状腺毒性多结节性恶性肿瘤）。内分泌疾病常见糖尿病、甲状腺疾病等。

任务一　甲状腺激素与抗甲状腺药

【知识目标】

（1）掌握甲状腺激素、硫脲类的药理作用、临床应用与不良反应。

（2）熟悉其他抗甲状腺药的作用特点。

【能力目标】

初步学会分析、解释涉及甲状腺激素与抗甲状腺药的处方合理性，具备提供用药咨询服务的能力。

甲状腺是机体重要的内分泌腺之一。甲状腺合成、分泌的甲状腺激素，对维持机体正常的新陈代谢、促进生长发育具有重要的作用。甲状腺激素包括甲状腺素（T4，四碘甲状腺原氨酸）和三碘甲状腺原氨酸（T3）。其中 T3 是甲状腺激素的主要生理活性物质，能促进生长，提高糖类与氨基酸向细胞内转运，增强生物氧化，提高代谢率。T4 要转变为 T3 才能发挥作用，但 T4 的含量较高。

人体内甲状腺素水平低下会引起甲状腺功能减退症，简称甲减；甲状腺激素分泌过多将引起甲状腺功能亢进症，简称甲亢。可分别应用甲状腺激素药和抗甲状腺素药治疗。

一、甲状腺激素药

常用的甲状腺激素药有左甲状腺素、左旋三碘甲状腺原氨酸等。

左甲状腺素

左甲状腺素为人工合成的左旋四碘甲状腺原氨酸，常用其钠盐。

【药理作用】

1. 维持正常生长发育

甲状腺激素为人体正常生长发育所必需，特别是对神经系统和骨骼的发育尤为重要。婴幼儿甲状腺功能不足时，躯体与智力发育均受影响，表现为身材矮小、肢体粗短、智力迟钝；成人甲状腺功能不全时，可引起黏液性水肿。

2. 促进代谢

甲状腺激素能促进糖、脂肪、蛋白质和水盐代谢，能促进物质氧化，增加氧耗，提高基础代谢率，使产热增多。甲亢患者有怕热、多汗等症状。

3. 神经系统及心血管效应

甲状腺激素能提高机体对儿茶酚胺的敏感性，使交感神经系统兴奋提高，使心率加快、心肌收缩力增强等。

【临床应用】

用于甲状腺激素缺乏的替代治疗。

1. 呆小病（克汀病）

发病于胎儿或新生儿，确诊后应尽早使用，则发育仍可正常。若治疗过晚，即使躯体能正常发育，智力仍然低下。

2. 黏液性水肿

一般从小剂量开始服用，逐渐增加至生理替代剂量。

3. 单纯性甲状腺肿

治疗方法取决于病因。由缺碘导致者，以补碘为主；无明显原因者可给予适量左甲状腺素，以补充内源性激素的不足，并可抑制促甲状腺素过多分泌，以缓解甲状腺组织代偿性增生肥大。

【不良反应与注意事项】

过量时可出现类似甲状腺功能亢进的症状，如心悸、手震颤、多汗、神经过敏、失眠等不良反应，严重者可有腹泻、呕吐、体重减轻、发热，甚至有心绞痛、心力衰竭等。一旦出现上述症状，应立即停药，必要时用 β 受体阻断药对抗。非甲状腺功能减退性心力衰竭、快速型心律失常及过敏者禁用。心血管疾病包括心绞痛、动脉粥样硬化、冠心病、高血压、心肌梗死者慎用。伴有垂体功能减退或肾上腺皮质功能不全者应先用皮质类固醇，等肾上腺皮质功能恢复正常后再用本药。

二、抗甲状腺药

抗甲状腺药是一类通过干扰甲状腺激素合成和释放，阻断 β 受体，或破坏甲状腺组织，消除甲亢症状的药物。常用的药物分为硫脲类、碘及碘化物、放射性碘及 β 受体阻断药等四类。

（一）硫脲类

硫脲类是临床最常用的抗甲状腺药，可分为两大类：①硫氧嘧啶类，包括甲硫氧嘧啶和丙硫氧嘧啶；②咪唑类，包括甲巯咪唑和卡比马唑。

丙硫氧嘧啶

【药理作用】

通过抑制甲状腺过氧化物酶的活性，抑制甲状腺激素的合成。不能直接对抗甲状腺激素，需待已合成的甲状腺激素被耗竭后才能完全生效。作用较慢，一般用药 2 ~ 3 周甲亢症状开始减轻，1 ~ 3 个月基础代谢率才恢复正常。丙硫氧嘧啶在外周组织中还能抑制 T4 转为 T3，能迅速控制血中生物活性较强的 T3 水平。

此外，硫脲类还可抑制甲状腺球蛋白的合成，对甲亢有一定的病因性治疗作用。

甲巯咪唑作用较丙硫氧嘧啶强，且奏效快而代谢慢，维持时间较长。

【临床应用】

1. 甲亢的内科治疗

适用于轻症和儿童、青少年、年老体弱及术后复发等不宜手术或放射性 ^{131}I 治疗者。开始治疗给大剂量以对抗甲状腺激素合成，产生最大抑制作用。经 1 ~ 3 个月后症状明显减轻，当基础代谢率接近正常时，药量即可递减，直至维持量，继续用药 1 ~ 2 年。也可用于放射性碘治疗时的辅助治疗。

2. 甲亢的手术前准备

对需做甲状腺次全切除术的患者，手术前应先服用硫脲类药物，使甲状腺功能恢复或接近正常，减少麻醉和手术后的并发症，防止术后发生甲状腺危象。但用后 TSH 分泌增加，甲状腺增生充血，不利于手术，故应在术前两周加服大剂量碘剂，使腺体缩小变硬，减少出血，便于手术的进行。

3. 甲状腺危象的辅助治疗

感染、手术、外伤等应激诱因可使大量甲状腺激素突然释放入血，导致甲状腺危象，患者可出现高热、虚脱、心力衰竭、肺水肿、电解质紊乱等，严重者可致死亡。此时除主要应用大剂量碘剂和采取其他综合措施外，大剂量硫脲类可作为辅助治疗，以阻断甲状腺激素的合成。

【不良反应与注意事项】

常见的不良反应有瘙痒、药疹等过敏反应，多数情况下不需停药也可消失。严重不良反应有粒细胞缺乏症，故应定期检查血常规。妊娠期妇女应慎用，哺乳期妇女用药期间应停止哺乳，以免影响胎儿和乳儿。结节性甲状腺肿合并甲亢、甲状腺癌者禁用。

（二）碘及碘化物

常用药物有碘化钾、碘化钠、复方碘溶液等。

【药理作用】

1. 参与甲状腺激素合成

小剂量碘是合成甲状腺激素的原料，碘不足可导致甲状腺激素合成减少。

2. 产生抗甲状腺作用

大剂量碘主要是抑制蛋白水解酶，使 T3、T4 不能和甲状腺球蛋白解离而释放减少。此外，大剂量碘还可抑制过氧化物酶而影响甲状腺激素的合成。抗甲状腺作用快而强，用药 1～2d 起效，10～15d 达最大效应。此时若继续用药，反使碘的摄取受抑制、胞内碘离子浓度下降，因此失去抑制激素合成的效应，甲亢的症状又可复发，故大剂量碘剂不能用于甲亢的常规治疗。

【临床应用】

1. 防治单纯性甲状腺肿

补充小剂量碘，可使原来因垂体促甲状腺素分泌过多而肿大的甲状腺缩小。我国在食用碘盐后，有效地防止了该病的发生。

2. 甲亢的手术前准备

用硫脲类控制甲亢病情后，在术前两周加用复方碘溶液，以使甲状腺组织退化，腺体缩小变韧，血供减少，利于手术进行及减少出血。

3. 甲状腺危象的治疗

必须同时配合服用硫脲类药物，危象解除后应及时停用碘剂。

【不良反应与注意事项】

1. 急性反应

表现为血管神经性水肿，上呼吸道水肿及严重喉头水肿。

2. 慢性碘中毒

表现为口腔及咽喉烧灼感、唾液分泌增多，眼刺激症状等。

3. 甲状腺功能紊乱

长期服用碘剂可诱发甲亢。碘还可通过胎盘引起新生儿甲状腺肿，并能进入乳汁。妊娠期妇女及哺乳期妇女、婴幼儿、过敏者禁用。

（三）放射性碘

临床应用的放射性碘 ^{131}I，其 $t_{1/2}$ 为 8d，用药 1 个月后其放射性可消除 90% 以上，2 个月后几乎全部被消除。

【药理作用】

利用甲状腺高度摄碘能力，^{131}I 可被甲状腺摄取，并可产生 β 射线（占 99%）。β 射线在组织内的射程仅约 2mm，因此其辐射作用只限于甲状腺内，破坏甲状腺实质，而很少波及周围组织，可引起类似切除部分甲状腺的作用。^{131}I 还可产生 γ 射线（占 1%），可在体外测得，故可用作甲状腺摄碘功能的测定。

【临床应用】

1. 甲状腺功能亢进

^{131}I 适用于不宜手术或手术后复发及硫脲类无效或过敏者。

2. 甲状腺功能测定

甲状腺功能亢进症摄碘率高，摄碘高峰时间前移；反之，甲状腺功能减退症摄碘率低，摄碘高峰时间后延。

【不良反应与注意事项】

剂量过大易致甲状腺功能低下，故应严格掌握剂量和密切观察有无不良反应，一旦发生甲状腺功能低下应立即停药，并适当补充甲状腺激素。

（四）β 受体阻断药

甲状腺功能亢进时，由于组织内儿茶酚胺浓度增高和肾上腺素受体增多，会产生交感神经系统过度兴奋的症状；同时 β 受体被激动，又可增加甲状腺激素的分泌，加重甲亢症状。β 受体阻断药可通过阻断 β 受体的作用而改善甲亢患者的交感神经兴奋症状，又可适当减少甲状腺激素的分泌，此外还能抑制外周 T4 脱碘成为 T3，从而控制心悸、多汗、手震颤等甲亢症状。辅助治疗甲亢和甲状腺危象，用于控制症状，与硫脲类药物合用可提高疗效。用于甲状腺手术前准备，可使腺体不易撕裂，有利于手术。

技 能 实 训

1. 甲状腺激素概述

（1）知识要求：每组同学选择甲状腺激素为中心，叙述出本组同学对甲状腺激素的理解。

（2）形式要求：每组同学确定好自己汇报的主题，整理好讲稿，并做成 PPT，下次课进行汇报。

2. 抗甲状腺药概述

（1）知识要求：每组同学选择一例本课学习的药物，并以选择的药物为中心，叙述出本组同学对抗甲状腺药的理解。

（2）形式要求：每组同学确定好自己汇报的主题，整理好讲稿，并做成 PPT，下次课进行汇报。

（滕 云）

任务二 胰岛素与口服降糖药

【知识目标】

（1）掌握胰岛素、磺酰脲类、二甲双胍的药理作用、临床应用与不良反应。

（2）熟悉其他口服降糖药的作用特点。

【能力目标】

初步学会分析、解释涉及胰岛素与口服降糖药的处方合理性，具备提供用药咨询服务的能力。

糖尿病是以慢性血糖水平增高为主要症状群的代谢性疾病。常见症状有多饮、多尿、多食以及消瘦等。

糖尿病因长期糖、蛋白质及脂肪代谢紊乱，可引起多系统损害，导致重要器官如眼、肾、心血管及神经系统病变。目前尚无根治糖尿病的方法，合理应用药物可以在一定程度上控制血糖水平，减轻症状，预防并发症，提高生活质量。

按照 WHO 的分类标准，糖尿病可分为 1 型糖尿病和 2 型糖尿病。1 型糖尿病是由于胰岛 β 细胞严重或完全破坏，胰岛素分泌不足引起的，也称胰岛素依赖型糖尿病（IDDM）。2 型糖尿病主要是由于胰岛素相对缺乏和机体对胰岛素的敏感性下降即胰岛素抵抗引起的，也称非胰岛素依赖型糖尿病（NIDDM），其中 90% 以上患者属 2 型糖尿病。

糖尿病需终身治疗，治疗目标是使血糖正常化，防止或减少并发症，提高生活质量。需在控制饮食和适当运动的基础上，使用胰岛素和口服降血糖药进行正规综合治疗。

一、胰岛素

药用胰岛素一般多由猪、牛胰腺提取，也可通过重组 DNA 技术利用大肠埃希菌合成。此外，还可将猪胰岛素 B 链第 30 位的丙氨酸用苏氨酸代替而获得人胰岛素。

【体内过程】

口服无效，皮下注射吸收快，血浆蛋白结合率低，可迅速被组织摄取利用，$t_{1/2}$ 约为 9 ~ 10min，但作用可维持数小时。主要在肝、肾灭活，严重肝肾功能不良者能影响其灭活。在胰岛素制剂中加入碱性蛋白质或锌，可使等电点接近体液 pH 值，增加稳定性，延缓吸收，延长作用时间，可制成中、长效制剂，见表 12-1。

表 12-1 胰岛素制剂分类及特点

| 分类 | 药物 | 注射途径 | 作用时间 /h | | | 用药时间 |
			起效	高峰	维持	
速效	门冬胰岛素	皮下	0.15 ~ 0.3	1 ~ 3	3 ~ 5	餐前 5 ~ 10min
	赖脯胰岛素	皮下	约 0.25	0.5 ~ 1	2 ~ 5	餐前 10 ~ 15min
短效	普通胰岛素	静脉	立即	0.5	2	酮症昏迷急救时
		皮下	0.5 ~ 1	2 ~ 4	6 ~ 8	餐前 30min，剂量视病情而定
中效	低精蛋白锌胰岛素	皮下	2 ~ 4	8 ~ 12	18 ~ 24	早餐前 30min 注射 1 次，必要时晚餐加 1 次，剂量视病情而定
	珠蛋白锌胰岛素	皮下	3 ~ 4	6 ~ 10	12 ~ 18	
长效	精蛋白锌胰岛素	皮下	4 ~ 6	16 ~ 18	24 ~ 36	早餐或晚餐前 1h

【药理作用】

1. 糖代谢

加速葡萄糖的氧化和酵解，增加葡萄糖的利用，促进糖原的合成和贮存，从而增加血糖的去路；抑制糖原分解和异生，减少血糖的来源，降低血糖。

2. 脂肪代谢

促进脂肪合成并抑制其分解，减少游离脂肪酸和酮体的生成。

3. 蛋白质代谢

促进蛋白质的合成（包括 mRNA 的转录及翻译），同时又抑制蛋白质的分解，对人体生长有促进作用。

4. 促进 K^+ 转运

促进 K^+ 进入细胞内，增加细胞内 K^+ 浓度。

【临床应用】

1. 糖尿病

用于各型糖尿病，尤其对胰岛素依赖型糖尿病（IDDM），仍是唯一药物。主要用于下列情况：1 型糖尿病；2 型糖尿病经饮食调节和口服降血糖药未能控制者；糖尿病发生各种急性或严重并发症者，如酮症酸中毒及非酮症性高渗性昏迷；合并重度感染、消耗性疾病、视网膜病变、肾病变、高热、妊娠、创伤以及手术的各型糖尿病。

低精蛋白锌胰岛素、精蛋白锌胰岛素等，一般与短效胰岛素配合使用，提供胰岛素的基础用量。

2. 纠正细胞内缺钾

与葡萄糖、氯化钾组成极化液，促进 K^+ 进入细胞内，用于防止心肌梗死时的心律失常。

【不良反应与注意事项】

1. 过敏反应

多数为动物来源的胰岛素所致，一般反应轻微而短暂，如皮疹、血管神经性水肿，偶可引起过敏性休克。症状轻者可用抗组胺药，重者须使用糖皮质激素治疗。

2. 低血糖症

多为胰岛素过量所致。其症状因制剂类型而异，普通胰岛素能迅速降低血糖，出现饥饿感、出汗、心悸、焦虑、震颤等症状，严重者可引起昏迷、惊厥及休克，甚至脑损伤及死亡。长效胰岛素降血糖作用较慢，一般不出现上述症状，而以头痛和情绪紊乱、运动障碍为主要表现。一般症状轻者可饮糖水，严重者应立即静脉注射 50% 葡萄糖。

3. 胰岛素抵抗

急性抵抗常由感染、创伤、手术、情绪激动等应激状态所致，此时血中抗胰岛素物质增多，需短时间内增加胰岛素用量，诱因消除后可恢复常规治疗量。慢性抵抗原因较为复杂，可能是体内产生了胰岛素抗体，也可能是胰岛素受体数量的变化，此时换用其他胰岛素或改用高纯度胰岛素，并适当调整剂量常可有效。

4. 脂肪萎缩

注射部位皮下脂肪萎缩，女性多于男性，见于多次注射部位，故应经常更换注射部位。低血糖及过敏者禁用。

二、口服降血糖药

口服降血糖药使用较胰岛素方便，但降血糖作用慢而弱，仅适用于轻度、中度糖尿病。常用的口服降血糖药有磺酰脲类、双胍类、α-葡萄糖苷酶抑制剂和胰岛素增敏剂等。

（一）磺酰脲类

磺酰脲类药属于促胰岛素分泌剂，有甲苯磺丁脲、氯磺丙脲、格列本脲、格列齐特等。

【体内过程】

磺酰脲类药物在胃肠道吸收迅速而完全，血浆蛋白结合率高达 90% 以上，起效慢，作用维持时间长。多数药物在肝脏氧化成羟基化合物，并迅速从肾脏排泄，见表 12-2。

表 12-2 磺酰脲类药物作用比较

药物	降糖作用	血药达峰时间 /h	作用持续时间 /h	$t_{1/2}$	消除方式
甲苯磺丁脲	+	4～6	6～12	4～6	肝内代谢后由肾排出
氯磺丙脲	+++	10	40～72	25～40	原形由肾排出
格列本脲	++++	1.5	16～24	10～16	肝内代谢后由肾、胆汁排出
格列齐特	++++	2～6	20～24	10～12	肝内代谢

【药理作用】

1. 降血糖

通过刺激胰岛 β 细胞释放胰岛素发挥降血糖作用，长期应用还可抑制胰高血糖素的分泌及提高靶细胞对胰岛素的敏感性。对正常人和胰岛功能尚存的糖尿病患者均有降血糖作用，但对 1 型糖尿病患者及切除胰腺者无作用，对严重糖尿病患者疗效差。

2. 抗利尿

氯磺丙脲能促进抗利尿激素的分泌并增强其作用，减少水的排泄，产生抗利尿作用。

【临床应用】

1. 糖尿病

主要用于单用饮食不能控制的胰岛功能尚存的 2 型糖尿病患者。对胰岛素产生耐受的患者，用药后可刺激内源性胰岛素的分泌，因而与胰岛素合用可减少胰岛素的用量。

2. 尿崩症

氯磺丙脲可用于尿崩症，合用噻嗪类可提高疗效。

【不良反应与注意事项】

常见胃肠不适、恶心、腹痛、腹泻等。少数患者可出现粒细胞减少、血小板减少、胆汁淤积性黄疸及肝损害，故需定期检查血常规和肝功能。较严重的不良反应为持久性的低血糖症，常因药物过量所致，尤以氯磺丙脲为甚，老人及肝、肾功能不良者较易发生。大剂量可引起中枢神经系统症状，如精神错乱、嗜睡、眩晕、共济失调等。过敏者、严重烧伤、感染或外伤、大手术、1 型糖尿病、糖尿病低血糖昏迷、酮症酸中毒、严重的肾或肝功能不全、白细胞减少者及妊娠、哺乳期妇女禁用。

（二）双胍类

双胍类药物可增加基础状态下糖的无氧酵解，抑制肠道内葡萄糖的吸收，增加葡萄糖的外周利用，减少糖原生成和减少肝糖输出，增加胰岛素受体的结合和受体后作用，改善对胰岛素的敏感性。常用药物有二甲双胍。

二甲双胍

二甲双胍口服后吸收率仅 50%。达峰时间约为 2h，在血浆中不与血浆蛋白结合，几乎全部由尿排泄，降糖作用可持续 8h。

【药理作用与临床应用】

可显著降低糖尿病患者血糖，但对正常人无降血糖作用。首选用于单纯饮食控制及体育锻炼治疗无效的 2 型糖尿病，特别是肥胖的 2 型糖尿病。对磺酰脲类疗效较差的糖尿病患者，可与磺酰脲类合用。

【不良反应与注意事项】

主要不良反应为口苦、口内金属味、食欲下降、恶心、腹部不适、腹泻等。长期使用易致乳酸血症。有乳酸酸中毒史者慎用。2 型糖尿病伴有酮症酸中毒、肝肾功能不全、心力衰竭、急性心肌梗死、严重感染或外伤、重大手术、糖尿病合并严重的慢性并发症者及过敏者禁用。

（三）α-葡萄糖苷酶抑制药

α-葡萄糖苷酶抑制药通过竞争性抑制双糖类水解酶-α-葡萄糖苷酶的活性，而减慢淀粉等多糖分解为双糖（如蔗糖）和单糖（如葡萄糖）的速度，延缓单糖的吸收，降低餐后血糖峰值。常用药物有阿卡波糖、伏格列波糖和米格列醇。

阿卡波糖

在缓解糖尿病患者餐后高血糖方面优于磺酰脲类药，使血糖高峰与低谷间距缩短，使餐后的血糖水平上升被延迟或减弱，拉平昼夜的血糖曲线，长期应用也可降低空腹血糖。用于 2 型糖尿病，尤其适用于空腹血糖正常而餐后血糖升高的患者，特别适合中国及亚洲人群的饮食习惯。主要不良反应为肠胀气、腹痛、腹泻等，个别患者亦可出现低血糖反应。单用本品或与其他降糖药合用出现低血糖时，应给予葡萄糖（单糖）

进行治疗，不能用蔗糖等双糖类。过敏者、18 岁以下、有明显的消化和吸收障碍的慢性胃肠功能紊乱、肠梗阻、溃疡者，以及妊娠、哺乳期妇女禁用。

（四）胰岛素增敏药

胰岛素增敏药又称为噻唑烷二酮类药（TZD），通过增加骨骼肌、肝脏、脂肪组织对胰岛素的敏感性，提高细胞对葡萄糖的利用而发挥降低血糖的疗效，可明显降低空腹血糖水平，对餐后血糖和胰岛素亦有降低作用。用于其他降血糖药疗效不佳的 2 型糖尿病患者，尤其是有胰岛素抵抗的糖尿病患者。常用药物有吡格列酮、罗格列酮、环格列酮、恩格列酮等。

吡 格 列 酮

可单用于 2 型糖尿病，也可与磺酰脲类或双胍类药合用治疗单用时血糖控制不佳者。药物具有良好的安全性和耐受性，不良反应主要有贫血、嗜睡、肌肉和骨骼痛、头痛、消化道症状等，低血糖发生率低。18 岁以下、过敏者及妊娠、哺乳期妇女禁用。

（五）餐时血糖调节药

非磺酰脲类的促胰岛素分泌剂，作用与磺酰脲类相似，主要是通过快速促进胰岛素早期分泌而起作用。与磺酰脲类相比，具有吸收快、起效快和作用时间短的特点，需要在每餐前即刻服用，降低 2 型糖尿病者的餐后血糖，并能预防糖尿病的心血管并发症。常用药物有瑞格列奈、那格列奈和米格列奈。

瑞 格 列 奈

能促胰岛素分泌，口服后能够促进贮存的胰岛素有效地模拟胰岛素的生理性分泌，既可降低空腹血糖，又可降低餐后血糖，并对功能受损的胰岛细胞起到保护作用。用于 2 型糖尿病、老年糖尿病及糖尿病肾病患者，与二甲双胍合用协同作用更好。不适用于磺酰脲类降糖药治疗不理想的 2 型糖尿病患者。可增加体重，低血糖发生率较磺酰脲类低，且多在白天发生。12 岁以下、1 型糖尿病、糖尿病酮症酸中毒、严重肝、肾功能不全者及妊娠、哺乳期妇女禁用。

（六）其他新型降血糖药

1. 二肽基肽酶 -4（DPP-4）抑制药

当进食后血糖高时，人体的胃肠分泌细胞分泌两种肠促胰岛素，即胰高糖素样肽 -1（GLP -1）和葡萄糖依赖性促胰岛素释放多肽（GIP），两种肽均可促进分泌胰岛素，从而控制血糖的升高，但两种肽均可迅速被二肽基肽酶 -4（DPP-4）降解。DPP-4 抑制药通过选择性抑制 DPP-4，可以升高内源性 GLP-1 和 GIP 水平，增加胰岛素分泌，抑制胰高血糖素分泌。目前，在我国上市的 DPP-4 抑制剂有西格列汀、沙格列汀和维格列汀等。

西 格 列 汀

用于经生活方式干预无法达标的 2 型糖尿病患者。可采用单药治疗或与其他口服降糖药联合治疗，能与双胍类、磺酰脲类、非磺酰脲类、噻唑烷二酮类、胰岛素类药任意搭配。不良反应常见咽炎、鼻炎、上呼吸道感染、泌尿道感染等。1 型糖尿病、糖尿病酮症酸中毒者及过敏者禁用。妊娠及哺乳期妇女慎用。

2. 胰高血糖素样肽 -1（GLP-1）受体激动药

CLP-1 是一种肠促胰岛素，由肠道细胞分泌。CLP-1 以葡萄糖浓度依赖的方式增强胰岛素分泌、抑制胰高血糖素分泌，并能延缓胃排空，通过中枢性的食欲抑制来减少进食量。GLP -1 受体激动药与 CLP-1 受体结合发挥降血糖作用。目前，在我国上市的 GLP-1 受体激动剂有艾塞那肽和利拉鲁肽，均需皮下注射。

艾 塞 那 肽

用于 2 型糖尿病患者的单药治疗或服用二甲双胍、磺酰脲类、噻唑烷二酮类、二甲双胍和磺酰脲类联用、二甲双胍和噻唑烷二酮类联用不能有效控制血糖的 2 型糖尿病患者的辅助治疗。常见不良反应为胃肠道不适、呕吐、消化不良、腹泻、胰腺炎、体重减轻和过敏。1 型糖尿病、糖尿病酮症酸中毒、胰腺炎者及过敏者禁用。肾移植者慎用。

3. 钠 - 葡萄糖协同转运蛋白 2（SGLT2）抑制药

人体内 SGLT2 的生物活性是在肾小管近曲小管处重吸收原尿中 90% 的葡萄糖，SGLT2 抑制药通过抑制肾小管对葡萄糖的重吸收而使葡萄糖从尿液排出，从而降低血糖水平。其降血糖作用与胰岛素无关，除降糖作用外还能减少体重和降低血压。目前临床用药有达格列净、坎格列净等。用于经饮食和锻炼血糖控制不佳的 2 型糖尿病患者。无低血糖反应，偶会出现头晕、低血压、多尿等反应。

4.胰淀素类似物

胰淀素（胰淀粉样多肽）是胰淀粉样蛋白的主要组成成分，作为胰岛 β 细胞分泌的一种具有生理活性的激素，广泛参与机体的物质代谢过程，对维持血糖的稳态起着重要作用。胰淀素类似物可以延缓葡萄糖的吸收，抑制胰高血糖素的分泌，减少肝糖原的生成，从而降低糖尿病患者的血糖。目前，临床用药有普兰林肽。用于单用胰岛素及联合应用磺酰脲类或双胍类无效的糖尿病患者。不良反应有低血糖反应、消化道反应、关节痛、头痛、头晕、疲劳。

技 能 实 训

胰岛素与口服降糖药概述：

（1）知识要求：每组同学选择一例本课学习的药物，并以选择的药物为中心，叙述出本组同学对口服降糖药的理解。

（2）形式要求：每组同学确定好自己汇报的主题，整理好讲稿，并做成PPT，下次课进行汇报。

（滕 云）

任务三　肾上腺皮质激素类药物

【知识目标】

（1）掌握糖皮质激素的药理作用、临床应用与不良反应。

（2）熟悉盐皮质激素、促皮质激素与皮质激素抑制药的作用特点。

【能力目标】

初步学会分析、解释涉及肾上腺皮质激素类药物的处方合理性，具备提供用药咨询服务的能力。

肾上腺皮质激素是肾上腺皮质所分泌激素的总称，其基本结构为甾核，属于甾体化合物。肾上腺皮质由内向外分为 3 层：内层为网状带，主要合成和分泌性激素；中间层为束状带，主要合成和分泌糖皮质激素，包括氢化可的松和可的松，主要调节糖、蛋白质及脂肪的代谢；外层为球状带，主要合成和分泌盐皮质激素，包括醛固酮、去氧皮质酮及皮质酮，主要调节机体的水盐代谢。临床常用的肾上腺皮质激素主要指糖皮质激素。

一、糖皮质激素

糖皮质激素作用广泛而复杂，且随剂量不同而异。在生理情况下所分泌的糖皮质激素主要影响正常物质代谢过程，超生理剂量的糖皮质激素则可有抗炎、抗免疫、抗毒素、抗休克等广泛的药理作用。其临床应用广泛，但长期大剂量应用可引起多种不良反应，甚至危及生命。

【体内过程】

糖皮质激素口服或注射均可吸收。可的松或氢化可的松口服后 1 ~ 2h 血药浓度达峰值。氢化可的松进入血液后约 90% 与血浆蛋白结合，游离型药物约占 10%。肝、肾疾病时，血浆蛋白含量减少，从而使游离型药物增加，作用增强。本类药主要在肝脏代谢，其中可的松和泼尼松需在肝脏分别转化成氢化可的松和泼尼松龙才有活性，故严重肝功能不全的患者宜选用氢化可的松或泼尼松龙。根据半衰期的长短，可将糖皮质激素分为短效、中效及长效三类，见表 12-3。

表 12-3 糖皮质激素类药物作用比较

分类	药物	水盐代谢(比值)	糖代谢(比值)	抗炎作用(比值)	半衰期 /h	等效剂量 /mg	维持时间 /h
短效类	氢化可的松	1	1	1	1.5～2.0	20	8～12
	可的松	0.8	0.8	0.8	2.5～3.0	25	8～12
中效类	泼尼松	0.8	3.5	3.5	3.6	5	12～36
	泼尼松龙	0.8	4.0	4.0	2.1～4.0	5	12～36
长效类	地塞米松	0.1	20.0	30.0	＞5.0	0.75	36～72
	氟轻松	150	10.0	40.0			8～12

【生理作用】

1. 糖代谢

促进糖原异生，抑制葡萄糖的分解和减少机体组织对葡萄糖的利用，使血糖升高。

2. 蛋白质代谢

促进蛋白质分解，并抑制蛋白质合成。长期大剂量使用糖皮质激素可致生长减慢、肌肉消瘦、皮肤变薄和伤口愈合延缓等现象。

3. 脂肪代谢

促进脂肪分解，抑制脂肪合成。长期大剂量使用糖皮质激素能增高血胆固醇含量，并激活四肢皮下的脂酶，使四肢脂肪分解，重新分布于面部、胸、背及臀部，形成向心性肥胖。

4. 水和电解质代谢

有较弱的盐皮质激素样作用，具有保钠排钾作用，可导致高血压与水肿。大量应用时还可引起低血钙，长期应用可致骨质脱钙。

【药理作用】

1. 抗炎作用

药理剂量时能抑制感染性和非感染性炎症,减轻充血、降低毛细血管的通透性,抑制炎症细胞(淋巴细胞、粒细胞、巨噬细胞等)向炎症部位移动，阻止炎症介质如激肽类、组胺、慢反应物质等发生反应，抑制吞噬细胞的功能，稳定溶酶体膜，阻止补体参与炎症反应，抑制炎症后组织损伤的修复等。对各种原因（物理性，如烧伤、射线；化学性，如酸、碱损害；生物性，如细菌、病毒；免疫性，如过敏反应等）引起的炎症都有强大的对抗作用。在炎症早期，可缓解红、肿、热、痛等局部症状；在炎症后期，可抑制毛细血管和成纤维细胞增生，抑制肉芽组织生长，防止粘连及瘢痕形成。但糖皮质激素在抗炎的同时降低了机体的防御功能，可引起感染扩散和伤口愈合迟缓。

2. 免疫抑制作用

药理剂量可影响免疫反应的多个环节，包括可抑制巨噬细胞吞噬功能，降低网状内皮系统消除颗粒或细胞的作用，可使淋巴细胞溶解，以致淋巴结、脾及胸腺中淋巴细胞耗竭。此作用对 T 细胞较明显，其中辅助性 T 细胞减少更显著，更大剂量还可降低自身免疫性抗体水平。

3. 抗毒作用

通过改善机体的物质代谢和增强组织活动能力等作用，提高机体对有害刺激的应激能力，减轻细菌内毒素对机体的损害，缓解毒血症症状，也能减少内热原的释放，对感染毒血症的高热有退热作用，从而缓解中毒症状。但不能中和、破坏细菌内毒素，也无对抗细菌外毒素的作用。

4. 抗休克作用

大剂量可增强心肌收缩力，增加心输出量；解除小动脉痉挛，改善微循环；并且具有抗炎、抗免疫及抗内毒素的综合效应。对中毒性休克、低血容量性休克、心源性休克等各种休克都有对抗作用。

5. 其他

（1）对血液与造血系统的影响。

能刺激骨髓造血功能，增加血液中红细胞、血小板数目及血红蛋白、纤维蛋白原含量，缩短凝血时间；中性粒细胞数目增加，但其游走、吞噬、消化等功能降低；还能使淋巴细胞和嗜酸性粒细胞减少。

（2）退热作用。

可稳定溶酶体膜，减少内热原的释放，抑制 PGE 的生成及抑制下丘脑体温调节中枢对内热原的敏感性，具有较强的退热作用。

（3）中枢神经系统作用。

能提高中枢的兴奋性，引起欣快、激动、失眠等。

（4）对代谢的影响。

能增加肝糖原、肌糖原含量，能促进糖原异生，减少机体组织对葡萄糖的利用，升高血糖；能促进淋巴、胸腺、肌肉、骨骼和皮肤等组织的蛋白质分解，并抑制其合成；能促进脂肪分解，抑制其合成；大量应用时还可引起低血钙，长期应用可致骨质脱钙。

【临床应用】

1. 替代疗法

生理剂量用于急性、慢性肾上腺皮质功能减退症、脑垂体功能减退症和肾上腺次全切除术后的补充。

2. 严重感染

主要用于中毒性感染或同时伴有休克者，如中毒性痢疾、中毒性肺炎、暴发性流行性脑膜炎、重症伤寒、急性粟粒型肺结核等。在应用足量、有效的抗菌药的同时，大剂量应用糖皮质激素，因其能增加机体对有害刺激的耐受性，减轻中毒症状，使机体度过危险期。病毒感染一般不宜应用，但对于严重的病毒感染，主张短期大量应用糖皮质激素，如重症肝炎、乙型脑炎、麻疹、流行性腮腺炎、艾滋病患者并发卡氏肺囊虫病肺炎时，有缓解症状的作用。

3. 防止某些炎症的后遗症。

某些组织器官炎症后期的粘连及瘢痕形成，严重影响器官的功能，如结核性脑膜炎、胸膜炎、腹膜炎、心包炎、损伤性关节炎、睾丸炎等，早期应用糖皮质激素能防止后遗症的产生；对角膜炎、巩膜炎、视网膜炎、视神经炎等非特异性眼炎，应用糖皮质激素可消炎止痛、防止角膜混浊和瘢痕粘连的发生。

4. 过敏性疾病和自身免疫性疾病

（1）过敏性疾病。

如荨麻疹、血清病、支气管哮喘等，应用肾上腺素受体激动药和抗组胺药治疗，病情严重或治疗无效时，也可用本类激素作辅助治疗。吸入型糖皮质激素防治支气管哮喘效果较好且安全可靠，副作用少。

（2）自身免疫性疾病。

如风湿热、风湿性及类风湿性关节炎、系统性红斑狼疮、重症肌无力和肾病综合征等，应用糖皮质激素可缓解症状，但不能根治。

（3）器官移植。

如肾移植、骨髓移植等，常与其他免疫抑制药合用，可防治异体器官移植所致的排斥反应。

5. 抗休克

治疗糖皮质激素可用于各种休克，有助于患者度过危险期。感染性中毒性休克必须及早期、大剂量、短时间内突击使用糖皮质激素，并合用足量有效的抗菌药物；过敏性休克应首选肾上腺素，对病情较重者，可合用糖皮质激素；低血容量性休克在补充血容量或输血后效果不佳时，可合用大量糖皮质激素；亦可作为其他休克的辅助治疗。

6. 血液病

可用于急性淋巴细胞性白血病、淋巴瘤、再生障碍性贫血、粒细胞减少症、血小板减少症和过敏性紫癜等，作用不持久，停药后易复发。

7. 局部外用

对某些皮肤病，如接触性皮炎、湿疹、牛皮癣等可选氢化可的松或氟轻松等软膏作局部外用，对剥脱性皮炎等严重病例仍需全身用药。

【不良反应与注意事项】

1. 长期大剂量应用引起的不良反应

（1）医源性肾上腺皮质功能亢进症（库欣综合征）。

长期大剂量应用可导致脂质代谢和水盐代谢的紊乱，表现为满月脸、水牛背、向心性肥胖、皮肤变薄、肌肉萎缩、骨质疏松、痤疮、多毛、低血钾、高血压、糖尿病等。停药后，症状可自行消退。必要时也可加用抗高血压药、降血糖药治疗，并采用低盐、低糖、高蛋白饮食及补钾等措施。

（2）诱发或加重感染。

可降低机体防御能力，长期应用可诱发感染或使潜在病灶扩散、恶化，特别是原有疾病已使抵抗力降低者，如白血病、再生障碍性贫血、结核病等。

（3）诱发或加重溃疡。

可刺激胃酸与胃蛋白酶分泌，抑制胃黏液生成，阻碍组织修复或减弱前列腺素对胃壁的保护功能，故可诱发或加重胃、十二指肠溃疡，甚至造成消化道出血或穿孔。

（4）其他不良反应。

如兴奋中枢，引起欣快、易激动、失眠，偶致精神失常或诱发癫痫发作。延缓伤口愈合，影响儿童生长发育。妊娠前3个月应用，偶可导致胎儿畸形等。对少数患者，可诱发胰腺炎和脂肪肝。

2. 停药反应

（1）医源性肾上腺皮质功能不全症。

长期应用，可反馈性抑制垂体－肾上腺皮质轴，导致内源性肾上腺皮质功能减退，甚至肾上腺皮质萎缩。如突然停药可表现为全身不适、肌无力、低血糖、低血压和休克等，应及时抢救。对长期用药的患者，停药时须逐渐减量至停药，并适时辅以促皮质激素；停药后一年内如遇应激情况（如手术等），应及时给予足量的糖皮质激素。

（2）反跳现象。

发生原因可能是患者对激素产生了依赖性或病情尚未完全控制，突然停药或减量过快而导致原发疾病复发或恶化。常需加大剂量再行治疗，待症状缓解后再缓慢减量至停药。

抗菌药不能控制的感染、肾上腺皮质功能亢进症、活动性消化性溃疡、新近胃肠吻合术、严重高血压、糖尿病、骨折或创伤恢复期、严重的精神病和癫痫者及妊娠期妇女禁用。

【糖皮质激素的使用方法】

一般说来，糖皮质激素的用法应该根据患者、病情、药物的作用和不良反应特点确定制剂、剂量、用药方法及疗程。

1. 大剂量冲击疗法

适用于急性、重度、危及生命的疾病抢救。一般连续用药 3 ~ 5d，在治疗目的达到后立即撤药。大剂量应用时，宜并用氢氧化铝凝胶等，以防止急性消化道出血。

2. 一般剂量长期疗法

适用于结缔组织病、肾病综合征、顽固性支气管哮喘、各种恶性淋巴瘤、淋巴细胞性白血病等。最小维持量应比生理上分泌的皮质激素量稍高。

3. 小剂量替代疗法

适用于肾上腺皮质功能不全症（包括肾上腺危象和艾迪生病）、腺垂体功能减退症及肾上腺次全切除术后，用一般维持量。

4.隔日疗法

为了减少医源性肾上腺皮质功能不全的发生，多采用隔日疗法。隔日疗法是根据糖皮质激素的昼夜分泌节律，将48h的总药量在早晨7—8时1次服用。因人体糖皮质激素在早晨8时为分泌高峰，此时给药，对下丘脑、垂体、肾上腺皮质的抑制较轻，不良反应少且可减少医源性肾上腺皮质功能不全的发生。

二、盐皮质激素

盐皮质激素主要包括醛固酮和去氧皮质酮。

【生理作用】

促进远曲小管及集合管的 Na^+-K^+ 及 Na^+-H^+ 交换，保钠、潴水、排钾。盐皮质激素分泌主要受血浆电解质组成及肾素、血管紧张素、醛固酮系统的调节。

【临床应用】

治疗慢性肾上腺皮质功能减退症。可治疗原发性慢性肾上腺皮质功能不全症，纠正水–电解质紊乱，恢复水–电解质平衡。

【不良反应与注意事项】

过量引起水钠潴留，水肿、高血压、低钾血症。

技 能 实 训

糖皮质激素类药概述：

（1）知识要求：每组同学选择一例本课学习的药物，并以选择的药物为中心，叙述出本组同学糖皮质激素类药的理解。

（2）形式要求：每组同学确定好自己汇报的主题，整理好讲稿，并做成PPT，下次课进行汇报。

（滕　云）

项目十三　抗菌药物

　　病原微生物包括细菌、真菌、病毒、衣原体、支原体、立克次体、螺旋体等。由病原微生物所致的感染性疾病遍布临床各科，其中细菌性感染最为常见，因此抗菌药物也就成为临床应用最广泛的药物之一。抗菌药物包括抗生素和人工合成的抗菌药，是抗病原微生物药物中发展最快，上市品种最多的一类药物。抗菌药物是把双刃剑，它的应用治愈并挽救了许多患者的生命，但与此同时也出现了由于不合理应用导致的不良后果，如不良反应增多、细菌耐药性增加以及药源性疾病等，给患者健康乃至生命造成重大影响。所以，有效掌握此类药物知识，对指导临床合理用药具有重要意义。

　　化学治疗是应用化学药物对病原微生物、寄生虫及肿瘤细胞所致疾病进行预防或治疗，简称化疗。用于化疗的药物称化疗药物，包括抗病原微生物药、抗寄生虫病药和抗肿瘤药。理想的化疗药物应对病原体的抑制或杀灭作用强，对宿主的不良反应小。应用各类化疗药物治疗疾病时，必须注意机体、病原体和药物三者间的相互关系，见图 13-1。

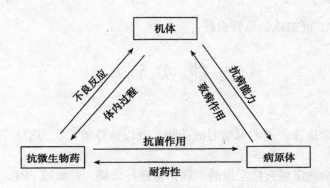

图 13-1　化疗药物、机体与病原体三者之间相互关系

任务一　抗菌药物概述

【知识目标】

（1）掌握抗菌药物常用术语。

（2）熟悉抗菌药物作用机制。

（3）了解细菌耐药机制与抗菌药物的合理用药。

【能力目标】

　　初步学会分析、解释涉及药物的处方合理性，具备提供用药咨询服务的能力。

　　抗病原微生物药物是指能抑制或杀灭病原微生物的药物，是防治感染性疾病的一类重要药物，包括抗菌药、抗病毒药和抗真菌药等。

　　病原微生物是致病的关键因素，对疾病的发生起着重要的作用，但并不能决定疾病的全过程。机体的防御功能和免疫状态对疾病的发生和发展也至关重要。药物对病原体有抑制或杀灭作用，是控制或制止疾病发展的重要手段。因此，重视三者间的辩证关系，一方面合理虚用药物，充分发挥其抗病原体作用，同时调动机体抗病能力以战胜病原体；另一方面，应避免和减少药物对机体产生的不良反应的产生，危害机体健康；而病原微生物在与药物的接触中也会产生耐药性，使药物治疗失败，因此合理使用抗病原微生物药物具有非常重要的意义。

一、常用术语

1. 抗菌药

抗菌药指对细菌具有抑制或杀灭作用的药物，包括抗生素和人工合成抗菌药。

2. 抗生素

抗生素指某些微生物（如细菌、真菌、放线菌等）产生的具有抗病原体作用和其他活性的一类物质。

3. 抗菌谱

抗菌谱指药物抑制或杀灭病原菌的范围，分为窄谱和广谱。窄谱指仅对单一菌种或单一菌属有抗菌作用，如青霉素类、异烟肼等。广谱指不仅对多数革兰阳性和革兰阴性细菌有抗菌作用，还对某些衣原体、支原体、立克次体、螺旋体及原虫等也有抑制作用，如四环素类、氯霉素等。

4. 抗菌活性

抗菌活性指抗菌药物抑制或杀灭病原菌的能力。临床上常用最低抑菌浓度（MIC，能抑制培养基内细菌生长的最低浓度）和最低杀菌浓度（MBC，能够杀灭培养基内细菌的最低浓度）评价抗菌药物的抗菌活性。

（1）抑菌药。

仅能抑制病原菌生长繁殖而无杀灭作用的药物，如大环内酯类、氯霉素、四环素及磺胺类药等。

（2）杀菌药。

不仅能抑制且能杀灭病原菌的药物，如青霉素类、头孢菌素类及氨基糖苷类抗生素等。

5. 化疗指数（CI）

化疗指数是评价化疗药物安全性的重要指标。通常用药物半数致死量（$LD50$）与半数有效量（$ED50$）的比值来表示。

$$CI = \frac{LD50}{ED50} \tag{13-1}$$

化疗指数越大，表明疗效越高，毒性越低，用药越安全。但并非绝对，如青霉素类，几乎无毒性，却有可能引起过敏性休克的危险。

6. 抗菌后效应（PAE）

抗菌后效应也称抗生素后效应，是指细菌与抗菌药物短暂接触后，虽然抗菌药物血清浓度降至最低抑菌浓度以下或已消失，细菌的生长繁殖仍受到持续抑制的现象。PAE 是评价抗菌药物活性的重要指标之一，几乎所有的抗菌药物都有不同程度的 PAE。

二、抗菌药物的作用机制

细菌维持其生长繁殖，有赖于完整的结构和正常的代谢功能。根据抗菌药物对病原菌结构与功能的干扰环节不同，将抗菌药物的作用机制分为以下几类，见图 13-2。

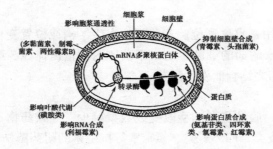

图 13-2 抗菌药物作用部位示意图

1. 抑制细菌细胞壁合成

细菌细胞壁位于细菌的最外层，厚而坚韧，革兰阳性菌细胞壁主要结构成分是黏肽。细菌细胞壁不但能保持细菌的外形，还能抵抗菌体内外强大的渗透压差，具有保护和维持细菌正常形态的功能。青霉素类、头孢菌素类、万古霉素等抗生素通过影响黏肽合成的不同环节而影响细菌细胞壁的合成，造成新生细菌细胞壁缺损，由于菌体内渗透压较高，使水分渗入，加上自溶酶的作用，致使细菌膨胀、变形、破裂、溶解而死亡。

2. 增加胞浆膜的通透性

细菌胞浆膜是由类脂质和蛋白质分子构成的一种半透膜，具有渗透屏障和运输物质的功能。多黏菌素类和两性霉素 B 等抗生素能选择性地与病原菌胞浆膜中的磷脂或类固醇类物质结合，使胞浆膜通透性增高，导致菌体内的蛋白质、核苷酸、无机盐离子等重要营养物质外漏，造成细菌死亡。

3. 抑制细菌蛋白质合成

抑制蛋白质合成的抗生素主要有氨基糖苷类、四环素类、大环内酯类和氯霉素等。大环内酯类、氯霉素、林可霉素与细菌核蛋白体 50S 亚基结合，四环素与核蛋白体 30S 亚基结合，使肽链的形成和延伸受阻，从而抑制蛋白质的合成；氨基糖苷类与细菌核蛋白体 30S 亚基结合，影响蛋白质合成的全过程而呈杀菌作用。抗菌药物对细菌的核蛋白体有高度的选择性，一般不影响哺乳动物蛋白质合成。

4. 抑制细菌核酸代谢

喹诺酮类药物抑制细菌 DNA 回旋酶而影响细菌 DNA 的合成。利福平抑制以 DNA 为模板的 RNA 多聚酶，妨碍细菌细胞的生长繁殖，从而呈现抗菌作用。

5. 影响细菌叶酸代谢

磺胺类及甲氧苄啶可分别通过抑制细菌二氢叶酸合成酶与二氢叶酸还原酶，妨碍细菌叶酸代谢，最终影响细菌核酸合成，从而抑制细菌生长繁殖。

三、细菌耐药性及其产生机制

（一）耐药性

耐药性又称抗药性，是指病原体对抗菌药物的敏感性降低甚至消失，需要增加剂量才能达到原来的药效。

1. 固有耐药性

固有耐药性又称为天然耐药性，是由细菌染色体基因决定而代代相传的耐药性，其与抗菌药物的使用与否无关，如肠道杆菌对青霉素类的耐药。

2. 获得耐药性

获得耐药性是细菌与药物反复接触后对药物的敏感性降低或消失，大多由质粒介导，亦可由染色体介导。细菌对抗菌药物的耐药大多数属于此种。

（二）耐药性产生的机制

1. 产生灭活酶

灭活酶有两种：水解酶，如 β - 内酰胺酶，可水解青霉素类和头孢菌素类的 β - 内酰胺环，药物因结构破坏而失去药效；合成酶（钝化酶），如乙酰化酶、磷酸化酶、核苷化酶等，可催化某些化学基团结合到药物分子上，使药物失活。氨基糖苷类抗生素的化学结构就易被乙酰化酶改变从而失去抗菌活性。

2. 改变药物作用的靶位

抗菌药物对细菌的原始作用靶点称靶位。若此部位发生结构或位置变化，则药物不能与靶位结合，细菌即可产生耐药性。如对链霉素耐药的细菌，是由于菌体内核蛋白体 30S 亚基上链霉素作用靶点 P10 蛋白发生构象变化，使链霉素不能与之结合而发生耐药。

3. 降低细胞膜的通透性

细菌细胞膜结构发生改变，膜孔蛋白构型改变或数量减少，导致药物不易渗透至菌体内，而使药物难以发挥抗菌作用。如 β - 内酰胺类、四环素类、氯霉素等抗生素的耐药菌株即可通过此途径产生耐药。

4. 加强主动外排系统作用

有些耐药的细菌具有主动转运泵，可将进入细菌体内的药物泵出菌体外，使药物在菌体内浓度降低而耐药。

5. 细菌改变代谢途径

细菌对磺胺类抗菌药的耐药性可能与细菌改变叶酸代谢途径，通过产生大量的对氨基苯甲酸（PABA），或直接利用外源性叶酸生成二氢叶酸有关。

（张晓旭）

任务二　β-内酰胺类抗生素

【知识目标】

（1）掌握青霉素类、头孢菌素类抗生素的药理作用、临床应用与不良反应；
（2）熟悉其他 β-内酰胺类抗生素的作用特点。

【能力目标】

初步学会分析、解释涉及抗生素的处方合理性，具备提供用药咨询服务的能力。

抗生素是由微生物（包括细菌、真菌、放线菌等）产生的一种具有抑制或杀灭其他微生物作用的代谢产物。抗生素主要分为天然品和人工合成品，前者由微生物产生，后者是对天然抗生素进行结构改造获得的部分合成产品。抗生素还包括极少数全合成抗生素。

β-内酰胺类抗生素是指化学结构中具 β-内酰胺环的一大类抗生素，包括青霉素类、头孢菌素类以及其他非典型 β-内酰胺类抗生素等。β-内酰胺类抗生素大多为繁殖期杀菌药，通过抑制细菌细胞壁的合成，导致细菌细胞壁缺损，而发挥抗菌作用。本类抗生素具有抗菌活性强、毒性低、品种多、适应证广及临床疗效好的特点，是临床最常用的一类抗菌药物。

一、青霉素类

按照来源可将青霉素类分为天然青霉素类、半合成青霉素类两个大类。青霉素类的基本结构是由母核6-氨基青霉烷酸（6-APA）和侧链（-CO-R）组成。母核由噻唑环和 β-内酰胺环联结而成，β-内酰胺环为抗菌活性重要部分，破坏后抗菌活性即消失。侧链上的 R 基团经化学结构改造，可得到各种半合成青霉素类，见图 13-3。

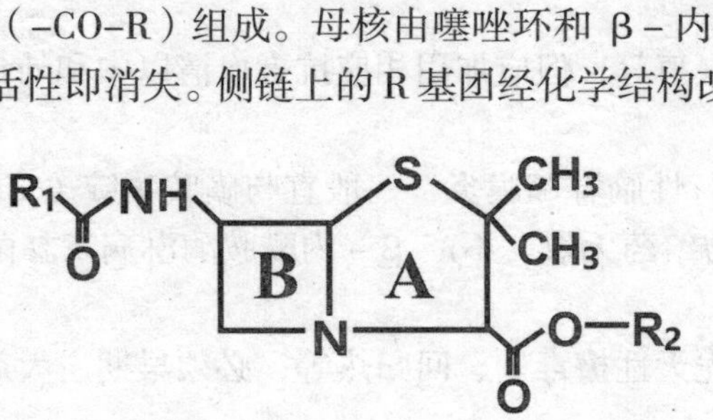

图 13-3　青霉素类的基本结构

（一）天然青霉素

青霉素 G（苄青霉素）

最早应用于临床的抗生素。药物为有机酸，常用其钠盐或钾盐。干燥粉末在室温中保存数年仍有抗菌活性，溶于水后，性质极不稳定，易被酸、碱、醇、氧化剂、金属离子分解破坏。不耐热，在室温中放置

24h，大部分降解失效，产生具有抗原性的青霉烯酸和青霉噻唑，易引起过敏反应，故临床应现用现配。

【体内过程】

口服易被胃酸及消化酶破坏，吸收少且不规则，故不宜口服。肌内注射吸收迅速且完全，注射后约 0.5h 血药浓度达峰值。由于青霉素脂溶性低，主要分布于细胞外液，并能广泛分布于全身各组织、肝、胆、肾、肠道、精液、关节液及淋巴液中均有大量分布。脑脊液中浓度较低，但炎症时血脑屏障的通透性增加，青霉素进入脑脊液的量略增加，可达有效浓度。绝大部分以原形迅速经肾排泄，约 10% 经肾小球滤过排出，90% 经肾小管分泌排出，丙磺舒与青霉素 G 竞争肾小管分泌，可减慢青霉素 G 的排泄，延长其作用时间。$t_{1/2}$ 为 0.5 ~ 1.0h。

【抗菌作用】

能够与细菌细胞内膜上的青霉素结合蛋白（PBPs）结合并抑制 PBPs，由于 PBPs 是细菌细胞壁合成过程中起重要作用的蛋白质，因此青霉素 G 干扰敏感细菌细胞壁黏肽的合成，干扰细菌细胞壁合成，使细菌细胞壁缺损，菌体失去渗透保护屏障导致细菌肿胀、变形，在自溶酶的激活下，细菌破裂溶解而死亡，最终达到杀灭细菌的作用。青霉素类具有共同的作用机制。青霉素类对处于繁殖期正大量合成细胞壁的细菌作用强，而对已合成细胞壁、处于静止期者作用弱；对革兰阳性菌作用强，对革兰阴性菌作用弱；由于哺乳动物的细胞无细胞壁，对人和动物毒性很小。

青霉素 G 对繁殖期敏感菌有强大的杀菌作用，属窄谱抗生素。可杀灭下列敏感菌：革兰阳性球菌，青霉素 G 对大多数革兰阳性球菌如链球菌、肺炎球菌、敏感的葡萄球菌等作用强；革兰阳性杆菌，如白喉杆菌、破伤风杆菌、炭疽杆菌、产气夹膜杆菌、乳酸杆菌等均对青霉素 G 敏感；革兰阴性球菌，如脑膜炎奈瑟菌、淋病奈瑟菌等对青霉素高度敏感，但淋病奈瑟菌对青霉素耐药已相当普遍；螺旋体，如梅毒、钩端螺旋体等对青霉素高度敏感；放线菌对青霉素也敏感。青霉素 G 对大多数的革兰阴性杆菌不敏感，对立克次体、支原体、真菌、病毒无效。

青霉素 G 对 β – 内酰胺酶不稳定，金黄色葡萄球菌等易对青霉素类耐药。

【临床应用】

具有高效、低毒、价格便宜等优点，故用于敏感菌所致各种感染的首选药。

1. 革兰阳性球菌感染

不产 β – 内酰胺酶的葡萄球菌感染：溶血性链球菌感染引起的咽炎、扁桃体炎、丹毒、猩红热、蜂窝织炎等；草绿色链球菌感染引起的心内膜炎；肺炎球菌感染引起的大叶性肺炎、脓胸、中耳炎等。

2. 革兰阳性杆菌感染

白喉、破伤风、气性坏疽、炭疽等，但应加用相应抗毒血清以中和外毒素。

3. 革兰阴性球菌感染

脑膜炎奈瑟菌感染引起的流行性脑脊髓膜炎，一般宜与磺胺嘧啶（SD）合用，但青霉素 G 不能清除脑膜炎奈瑟菌的携带状态，所以预防给药无效。不产 β – 内酰胺酶淋病奈瑟菌感染引起的淋病。

4. 螺旋体感染

钩端螺旋体病、梅毒（包括先天性梅毒）、回归热等，必须早期、大剂量治疗。

5. 放线菌病

局部肉芽肿样炎症、脓肿、多发性瘘管及肺部感染等，需要大剂量、长疗程用药。

【不良反应与注意事项】

1. 过敏反应

青霉素 G 最主要的不良反应。过敏反应的类型有多种，按出现频率渐减的次序排列如下：斑丘疹 > 荨麻疹 > 发热 > 支气管痉挛 > 血清病 > 剥脱性皮炎 > 过敏性休克，其中最严重的为过敏性休克，发生率

5 ~ 10/10 万。表现为喉头水肿、支气管痉挛、胸闷、心悸、呼吸困难、血压下降、循环衰竭、意识丧失、昏迷等，抢救不及时可致死亡。过敏反应主要是由青霉素 G 的降解产物以及青霉素 G 与 6-APA 高分子聚合物等致敏原所致。多数过敏者在接触药物后立即发生，少数人亦可在数日后发生。有青霉素类药物过敏史或青霉素皮肤试验阳性患者禁用。

为了预防过敏性休克的发生，使用青霉素类时应注意以下预防措施：用药前应详细询问过敏史，对青霉素类过敏者禁用，有其他药物过敏史者应慎用；用药之前必须对青霉素类药物进行皮肤过敏试验，阳性反应者禁用，皮试阴性者注射青霉素后仍有可能发生过敏性休克，故注射后须观察 30min 方可离去。治疗过程中，如更换批号或停药 3d 以上者应重做皮试；避免患者饥饿时注射及局部用药；现用现配；作好急救准备。一旦出现过敏性休克，立即给患者皮下注射或肌内注射 0.5 ~ 1.0mg 肾上腺素，严重者静脉注射，可加用糖皮质激素类药物和抗组胺药物，必要时采取人工呼吸、给氧等。

2. 青霉素脑病

全身大剂量应用青霉素，可引起头痛、肌肉震颤、惊厥、昏迷等中枢神经系统反应，此种反应多见于婴儿、老年人和肾功能不全患者。

3. 赫氏反应

青霉素 G 治疗梅毒或钩端螺旋体病时，可出现症状加剧现象，一般发生于治疗开始后 6 ~ 8h，表现为全身不适、寒战、发热、咽痛、头痛及心动过速等症状，严重者可危及生命，可能与螺旋体抗原与相应抗体形成免疫复合物或螺旋体被杀灭裂解后释放内毒素有关。

4. 其他

肌内注射青霉素钾盐可产生局部疼痛、硬结或周围神经炎；大剂量青霉素钾盐或钠盐静脉给药易致高血钾、高血钠症；鞘内注射可引起脑膜或神经刺激症状，产生肌肉痉挛性抽搐、昏迷等症状。

（二）半合成青霉素

青霉素对敏感菌杀菌力强，毒性很小，使用方便，价格低廉，这些优点使其至今仍然是敏感细菌感染的首选治疗药。但由于天然青霉素存在抗菌谱窄、不耐酸、不耐酶等缺点，因此，通过改变天然青霉素 G 的侧链可获得一系列的半合成青霉素类药物。

根据特点半合成青霉素可分为五类：耐酸青霉素类、耐酶青霉素类、广谱青霉素类、抗铜绿假单胞菌青霉素类、抗革兰阴性菌青霉素类等。半合成青霉素类药物的抗菌机制、不良反应与青霉素 G 相似，抗菌活性均不及天然青霉素 G，并与青霉素 G 存在交叉过敏反应。本类药物分类和作用特点，见表 13-1。

表 13-1 半合成青霉素分类、主要药物与作用特点

分类	主要药物	作用特点
耐酸青霉素类	青霉素 V 非奈西林	抗菌谱同青霉素 G，作用较弱。优点是耐酸，口服吸收好。主要用于革兰阳性球菌引起的轻度感染
耐酶青霉素类	甲氧西林 苯唑西林 氯唑西林 双氯西林 氟氯西林	抗菌谱同青霉素 G，作用较弱。显著特点是耐青霉素酶。主要用于耐青霉素的金黄色葡萄球菌感染。但对 MRSA 感染无效
广谱青霉素类	氨苄西林（氨苄青霉素）	可口服、抗菌谱较广。对革兰阴性杆菌有较强的抗菌作用，对铜绿假单胞菌无效。临床用于敏感菌所致的呼吸道感染、尿路感染、脑膜炎、沙门菌属感染等，与舒巴坦联合应用可扩大抗菌谱，提高抗菌效果，严重感染需注射给药
广谱青霉素类	阿莫西林（羟氨苄青霉素）	口服吸收迅速且完全。抗菌谱及抗菌活性与氨苄西林相似，主要用于敏感菌所致的呼吸道、尿路、胆道等感染及伤寒治疗。对幽门螺杆菌作用较强，可联合其他药物用于慢性活动性胃炎、消化性溃疡的治疗
广谱青霉素类	匹氨西林	口服吸收好。为氨苄西林的双酯化合物，在体内水解为氨苄西林。临床应用、不良反应与氨苄西林相似

续 表

分类	主要药物	作用特点
抗铜绿假单胞菌广谱青霉素类	羧苄西林	不耐酸，不耐酶，需注射给药。抗菌谱与氨苄西林相似，对铜绿假单胞菌有特效。常用于烧伤继发铜绿假单胞菌感染。也用于敏感菌引起的尿路感染。与庆大霉素有协同作用，但不可混合，以防药效下降
	哌拉西林	低毒、抗菌谱广、抗菌作用强。脑中药物浓度较高。不耐酶。对铜绿假单胞菌有很强作用，较羧苄西林强
	替卡西林	抗菌谱与羧苄西林相似，但抗铜绿假单胞菌作用较其强2-4倍
	美洛西林	抗菌谱与羧苄西林相似，但抗菌活性更强，对耐羧苄西林和庆大霉素的铜绿假单胞菌有较强的抗菌作用
	磺苄西林	抗菌谱与羧苄西林相似，抗菌活性较强。口服无效，尿中药物浓度尤高，主要用于泌尿道及呼吸道感染
抗革兰阴性杆菌的青霉素类	美西林	口服吸收差，需注射给药。对革兰阴性杆菌作用强，对革兰阳性菌作用弱，对铜绿假单胞菌无效。主要用于大肠埃希菌和某些敏感菌所致的尿路感染
	匹美西林	口服吸收完全，为美西林的双酯化合物，在体内水解成美西林，主要对部分肠道革兰阴性菌有效，对大肠埃希菌的作用是氨苄西林的数十倍
	替莫西林	口服吸收差，需注射给药。对耐 β - 内酰胺酶类抗生素的多种肠杆菌科细菌仍有作用，对革兰阳性菌作用弱，对铜绿假单胞菌无效

二、头孢菌素类

头孢菌素类是一类半合成抗生素，其母核为7- 氨基头孢烷酸（7-ACA），加上不同侧链制成的一系列半合成抗生素，见图13-4。头孢菌素类抗生素化学结构中含有与青霉素类相同的 β - 内酰胺环，作用机制与青霉素类相似，也能与细菌细胞膜上的不同PBPs结合，干扰细菌细胞壁合成，为杀菌药。具有抗菌谱广、抗菌作用强、对 β - 内酰胺酶较稳定、临床疗效高、过敏反应较青霉素类少见等优点。

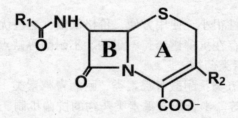

图 13-4 头孢菌素类的基本结构

【体内过程】

多数品种需注射给药，口服品种（头孢氨苄、头孢噻啶、头孢羟氨苄、头孢克洛）胃肠吸收好。吸收后能透入各种组织，且易透过胎盘。在滑囊液、心包积液中可达较高浓度。第三代头孢菌素能分布至房水和胆汁中，头孢呋辛、头孢噻肟、头孢曲松可透过血脑屏障，在脑脊液中达到有效浓度。主要通过肾脏排泄，肾功能不全患者应调整剂量。头孢哌酮主要经胆汁排泄。多数头孢菌素的 $t_{1/2}$ 较短（0.5 ~ 2.0h），但头孢曲松的 $t_{1/2}$ 可达 8h。

【抗菌作用与临床应用】

抗菌作用机制与青霉素类相似，与PBPs结合，抑制细菌细胞壁黏肽的合成，导致细菌细胞壁合成障碍，细菌溶菌死亡。头孢菌素类为繁殖期杀菌药，与氨基糖苷类抗生素之间有协同作用，与青霉素类之间有部分交叉耐药性。

根据头孢菌素类抗生素的抗菌谱、对 β - 内酰胺酶的稳定性及对肾毒性的不同等特点，将其分为四代。

1. 第一代头孢菌素类

主要品种有头孢噻吩（先锋霉素Ⅰ）、头孢唑林（先锋霉素Ⅴ）、头孢氨苄（先锋霉素Ⅳ）、头孢羟氨苄、头孢拉定、头孢硫脒等。其特点：对革兰阳性菌包括耐药金黄色葡萄球菌的抗菌作用强于第二至第四代；对革兰阴性菌作用弱，对铜绿假单胞菌、厌氧菌无效；对金黄色葡萄球菌产生的 β-内酰胺酶稳定性高，但稳定性远比二至四代头孢菌素类药物差；组织穿透力差，脑脊液浓度低；对肾脏有一定的毒性。用于耐药金黄色葡萄球菌及敏感菌所致的轻、中度感染，如呼吸道、尿路感染及皮肤、软组织感染等。

2. 第二代头孢菌素类

主要品种有头孢孟多、头孢呋辛、头孢呋辛酯、头孢尼西、头孢克洛等。其特点：对革兰阳性菌作用比第一代稍弱；对革兰阴性菌作用比第一代明显增强，对铜绿假单胞菌无效，对部分厌氧菌有效；对多种 β-内酰胺酶比较稳定；肾脏毒性较第一代小。用于敏感菌，尤其是产酶耐药的革兰阴性菌所致的呼吸道感染、胆道感染、骨关节感染及皮肤软组织感染、泌尿道感染、妇产科感染及耐青霉素类淋病奈瑟菌感染等。

3. 第三代头孢菌素类

主要品种有头孢噻肟、头孢唑肟、头孢曲松、头孢他啶、头孢哌酮、头孢克肟等。其特点：对革兰阳性菌作用不及一、二代；对革兰阴性杆菌作用明显超过一、二代，对铜绿假单胞菌及厌氧菌均有较强作用；对各种 β-内酰胺酶稳定；体内分布广，组织穿透力强，在脑脊液中能达到有效浓度；对肾脏基本无毒性。用于耐药革兰阴性杆菌引起的严重感染如严重肺炎、败血症、脑膜炎及铜绿假单胞菌感染等。

4. 第四代头孢菌素类

主要品种有头孢吡肟、头孢匹罗等。其特点：对革兰阳性菌的作用比第三代增强；对革兰阴性菌的抗菌作用与第三代相似或略强，对铜绿假单胞菌作用强，对厌氧菌有抗菌活性，抗菌谱更为广泛；对 β-内酰胺酶高度稳定；无肾脏毒性。用于对第三代头孢菌素类耐药的细菌引起的感染，特别是威胁生命的严重革兰阴性杆菌感染。

【不良反应与注意事项】

1. 过敏反应

多见皮疹和药热等，严重者可发生过敏性休克。对青霉素类过敏者约有5%~10%对头孢菌素类也过敏。对头孢菌素类药过敏者、有青霉素过敏性休克或即刻反应史者禁用。

2. 肾毒性

第一代头孢菌素大剂量使用时有一定的肾毒性，表现为蛋白尿、血尿、血中尿素氮升高等。氨基糖苷类和第一代头孢菌素注射剂合用可加重肾毒性，应注意监测肾功能。第二代肾毒性小，第三代几乎无肾损害。

3. 胃肠道反应

口服可引起恶心、呕吐、腹痛、腹泻、食欲缺乏等反应。

4. 双硫仑样反应

服药期间饮酒或饮用含酒精的饮料可出现此反应，表现为面部潮红、头痛、恶心、呕吐、视物模糊、精神恍惚、血压下降、心跳加快、胸闷、呼吸困难等症状。

5. 凝血障碍

头孢孟多、头孢哌酮大剂量应用可能出现低凝血酶原血症或血小板减少，严重者可导致出血。

三、新型 β-内酰胺类

本类药物具有 β-内酰胺环和另一杂环（头霉素类除外），而仅有 β-内酰胺环的化合物则称为单环类。

1. 头霉素类

化学结构与头孢菌素类相似，抗菌作用机制与青霉素类、头孢菌素类相似，对大多数超广谱 β-内酰胺酶稳定且抗厌氧菌作用强。已用于临床的有头孢西丁、头孢替坦、头孢美唑及头孢米诺，目前广泛使用的是头孢西丁。其抗菌谱广，对革兰阳性菌和革兰阴性菌均有较强的杀菌作用，对革兰阴性杆菌尤其是肠杆菌科细菌作用强，对各种厌氧菌有良好作用，但对铜绿假单胞菌无效。用于盆腔、腹腔和妇科的需氧和厌氧菌的混合感染。

2. 碳青霉烯类

抗菌谱最广的 β–内酰胺类药物，对革兰阳性菌、革兰阴性菌、需氧菌、厌氧菌均有很强的抗菌活性，代表药物有亚胺培南（亚胺硫霉素）和美罗培南。

亚胺培南主要用于多重耐药菌引起的严重感染及严重需氧菌和厌氧菌所致的混合感染。其在体内易被肾脏脱氢肽酶水解，故常与肾脏脱氢肽酶抑制剂西司他丁合用。西司他丁本身无抗菌作用和 β–内酰胺酶抑制作用，它可通过抑制肾脱氢肽酶活性，减少亚胺培南降解，并能减轻亚胺培南代谢产生的毒性。临床使用的是亚胺培南与西司他丁按 1:1 组成的复方制剂亚胺培南 / 西司他丁（泰能）。

3. 氧头孢烯类

主要包括拉氧头孢和氟氧头孢，拉氧头孢抗菌谱与抗菌活性与第三代头孢菌素类相似，对多种革兰阴性杆菌及厌氧菌作用强，耐 β–内酰胺酶。对厌氧菌尤其是脆弱拟杆菌的作用甚至超过第三代头孢菌素，用于尿路、呼吸道、妇科、胆道感染及脑膜炎等。

4. 单环 β–内酰胺类

已用于临床的有氨曲南与卡芦莫南。氨曲南通过与敏感需氧革兰阴性菌细胞膜上 PBP3 的高度亲和而发挥杀菌作用，对需氧革兰阴性菌有强大的抗菌作用，但对革兰阳性菌和厌氧菌作用差，属于窄谱抗菌药。其还有低毒、耐酶、与青霉素类和头孢菌素类无交叉过敏性等优点。用于对青霉素类严重过敏的患者，治疗革兰阴性菌所致的下呼吸道、腹腔、尿路、盆腔感染和淋病等，由于其抗菌谱与氨基糖苷类相似而无氨基糖苷类的肾毒性，可作为氨基糖苷类替代药选用。

5. β–内酰胺酶抑制剂

本身仅有很弱的抗菌作用，但与其他 β–内酰胺类抗菌药物联合应用可保护 β–内酰胺类抗菌药物免受 β–内酰胺酶的水解而增强抗菌作用。

克拉维酸（棒酸）

广谱 β–内酰胺酶抑制剂，抗菌活性很弱，与多种 β–内酰胺类抗生素合用可增强抗菌作用。已上市的复方制剂有克拉维酸 / 阿莫西林（奥格门汀）、替门汀（克拉维酸 / 替卡西林）。用于耐药金黄色葡萄球菌引起的感染。

舒巴坦（青霉烷砜）

半合成 β–内酰胺酶抑制剂，已上市的复方注射制剂有舒巴坦 / 氨苄西林（优立新），口服有舒巴坦 / 氨苄西林（舒他西林），另外还有舒巴坦 / 头孢哌酮复方制剂（1:1）。用于混合性腹内和盆腔感染。

技 能 实 训

β–内酰胺类抗生素概述：

（1）知识要求：每组同学选择一例本课学习的药物，并以选择的药物为中心，叙述出本组同学对 β–内酰胺类抗生素的理解。

（2）形式要求：每组同学确定好自己汇报的主题，整理好讲稿，并做成 PPT，下次课进行汇报。

（张晓旭）

任务三　大环内酯类、林可霉素类与万古霉素类抗生素

【知识目标】

（1）掌握大环内酯类抗生素的药理作用、临床应用与不良反应。

（2）熟悉林可霉素类、万古霉素类抗生素的作用特点。

【能力目标】

初步学会分析、解释涉及抗生素的处方合理性，具备提供用药咨询服务的能力。

一、大环内酯类

大环内酯类因分子中含有一个大内酯环结构而得名，按内酯环上碳原子数量可分 14、15 和 16 元环类。自 20 世纪 50 年代初红霉素临床应用以来，大环内酯类已广泛应用于呼吸道、皮肤软组织等感染。目前大环内酯类抗生素根据化学结构分为：14 元环抗生素，包括红霉素、克拉霉素、罗红霉素、地红霉素等；15 元环抗生素，包括阿奇霉素；16 元环抗生素，包括麦迪霉素、吉他霉素、乙酰吉他霉素、螺旋霉素、乙酰螺旋霉素、罗他霉素等。其中红霉素、麦迪霉素、螺旋霉素等为天然品，克拉霉素、罗红霉素、阿奇霉素等为半合成品。

红　霉　素

由链霉菌培养液中提取获得，为十四元大环内酯类抗生素，在中性水溶液中稳定，在酸性（pH 值 < 5.0）溶液中不稳定，易降解，在碱性条件下抗菌作用增强。

【体内过程】

不耐酸，口服为肠溶片制剂或酯化物，常用的有红霉素肠溶片、硬脂酸红霉素、琥乙红霉素、依托红霉素（无味红霉素）。供静脉滴注的制剂为乳糖酸红霉素。可广泛分布于各组织和体液中，不易透过血脑屏障。主要在肝脏代谢，胆汁中浓度高，$t_{1/2}$ 约为 2h。

【抗菌作用】

以红霉素为代表的大环内酯类抗生素的作用机制是与敏感菌核糖体的 50S 亚基结合，抑制肽酰基转移酶，阻断了肽链延伸过程中的肽基转移作用与和 mRNA 移位作用，从而终止了蛋白质的合成。大环内酯类属于速效抑菌剂，在低浓度时为抑菌剂，高浓度时可有杀菌作用。

红霉素抗菌谱与青霉素 G 略广，对大多数革兰阳性球菌如金黄色葡萄球菌（包括耐药菌）、表皮葡萄球菌、链球菌和革兰阳性杆菌等均有强大的抗菌活性；对部分革兰阴性菌如脑膜炎奈瑟菌、淋病奈瑟菌、流感嗜血杆菌、百日咳鲍特菌、布鲁斯菌、军团菌等高度敏感；对弯曲杆菌、厌氧菌、螺旋体、肺炎支原体、衣原体、立克次体也有较强抑制作用。

细菌对红霉素易产生耐药性，停药数月后可恢复其敏感性。本类药物之间存在不完全交叉耐药性，与其他常用抗生素之间无交叉耐药性。对红霉素耐药的菌珠对其他天然品仍敏感，对天然品耐药的菌株，半合成品有效。

【临床应用】

（1）治疗肺炎支原体肺炎、军团病、白喉、百日咳的首选药。

（2）常用于耐青霉素的金黄色葡萄球菌感染及其他敏感菌所致的呼吸道、软组织、泌尿道等感染。

（3）青霉素过敏患者治疗下列感染的替代药物，溶血性链球菌、肺炎链球菌所致的呼吸道感染，溶血性链球菌所致的猩红热、蜂窝织炎，气性坏疽、炭疽、破伤风，放线菌病，梅毒，李斯特菌病等。

【不良反应与注意事项】

1. 刺激反应

药物刺激性大，口服可引起胃肠道反应，如恶心、呕吐、上腹部不适及腹泻等；静脉给药可引起血栓性静脉炎，药物浓度不应超过 1mg/mL。

2. 肝损害

大剂量或长期应用最严重的不良反应是肝损害，出现转氨酶升高、肝大及胆汁淤积性黄疸等，及时停药可恢复。妊娠期妇女及肝功能不全者不宜应用，婴幼儿慎用。

3. 少数患者可出现过敏性药疹、药热、耳鸣、暂时性耳聋等。

药物与林可霉素和氯霉素合用，因竞争核蛋白体 50S 亚基，使抗菌作用减弱；可抑制茶碱代谢，使茶碱血药浓度升高，引起中毒；与氯霉素、盐酸四环素混合于 5% 葡萄糖液中，能产生沉淀，属于配伍禁忌。

罗红霉素

抗菌谱和抗菌作用与红霉素相近。因对胃酸较稳定，故具良好的药动学特性，空腹服用吸收良好，血与组织中的药物浓度均明显高于其他大环内酯类，$t_{1/2}$ 长达 12 ～ 14h，因此可减少用量及用药次数。老年人的药动学性质无特殊改变，不需调整剂量。用于敏感菌所致的呼吸道、泌尿道、皮肤和软组织、耳鼻咽喉等部位感染，支原体肺炎、沙眼衣原体感染及军团病等。不良反应以胃肠道反应为主。

克拉霉素（甲红霉素）

【体内过程】

第二代大环内酯类药物，对酸稳定，口服易吸收，且不受进食影响，但首关效应明显，生物利用度仅有 55%，广泛分布于各组织中，且扁桃体、皮肤、鼻黏膜以及肺的浓度明显高于血中浓度，主要经肾排泄。克拉霉素的不同剂量 $t_{1/2}$ 有差异，老年人及肾功能不全患者肾清除率明显降低，$t_{1/2}$ 延长。

【抗菌作用与临床应用】

对需氧革兰阳性球菌与嗜肺军团菌抗菌活性最强，对革兰阴性杆菌也有很强的抗菌活性。对肺炎支原体的体外抗菌作用强于红霉素、罗红霉素及阿奇霉素。

用于敏感菌引起的泌尿生殖系统感染、皮肤软组织感染、颌面部感染及眼部感染、小儿呼吸道感染等。与其他药物联合可用于幽门螺杆菌感染的治疗。

【不良反应与注意事项】

不良反应发生率低于红霉素，常见胃肠道反应有恶心、呕吐、腹泻、食欲缺乏等。

阿奇霉素

第二代大环内酯类药物，是目前唯一半合成的 15 元大环内酯类抗生素。主要特点是抗菌谱较广，敏感细菌包括革兰阳性菌、多数革兰阴性菌、厌氧菌及支原体、衣原体、螺旋体等。对淋病奈瑟菌、流感嗜血杆菌有强大的抗菌作用。抗菌作用是红霉素的 2 ～ 8 倍，对肺炎支原体的作用则为大环内酯类中最强者。用于敏感菌所致急性支气管炎、急性扁桃体炎、咽炎、皮肤软组织感染等。不良反应轻，如恶心、呕吐、腹泻等胃肠反应，绝大多数患者均能耐受。对轻至中度肝、肾功能不良者可以应用。

二、林可霉素类

本类抗生素包括林可霉素和克林霉素。林可霉素由链丝菌产生，克林霉素是林可霉素的半合成衍生物。两药抗菌谱相同，由于克林霉素抗菌作用更强，口服吸收好且毒性较小，故临床较为常用。

林可霉素（洁霉素）

【体内过程】

口服吸收较差，生物利用度较低，为 20% ～ 35%，且易受食物影响。$t_{1/2}$ 为 4 ～ 4.5h。体内分布广泛，骨组织可达到更高浓度。能透过胎盘屏障，不易透过正常血脑屏障，但炎症时脑组织可达有效治疗浓度。

【抗菌作用】

作用机制与大环内酯类相同，与细菌核糖体 50S 亚基结合，阻止肽链的延长，从而抑制细菌蛋白质合成。一般为抑菌药，但在高浓度时对某些细菌也具有杀菌作用。

抗菌谱与红霉素相似。对革兰阳性菌如葡萄球菌属（包括耐青霉素株）、链球菌属、白喉杆菌、炭疽杆菌等有较高抗菌活性，对革兰阴性厌氧菌也有良好抗菌活性。对革兰阴性需氧菌基本无效。

大多数细菌对林可霉素类之间存在完全交叉耐药性，因耐药机制相同，与大环内酯类也存在交叉耐药性。

【临床应用】

用于厌氧菌，包括脆弱拟杆菌、产气荚膜梭菌、放线杆菌等引起的口腔、腹腔及妇科感染，也用于革兰阳性菌引起的呼吸道感染、败血症、软组织感染、胆道感染、心内膜炎等。对金黄色葡萄球菌引起的骨髓炎为首选药。

【不良反应与注意事项】

主要表现为恶心、呕吐、腹泻等胃肠道反应，口服给药多见。严重者可引起假膜性肠炎，口服万古霉素或甲硝唑可防治。有轻度皮疹、瘙痒或药热等过敏反应，也可出现一过性中性粒细胞减少和血小板减少。偶见黄疸及肝损伤。肝功能不全者慎用。

克林霉素（氯林可霉素、氯洁霉素）

林可霉素分子中第 7 位的羟基以氯离子取代的半合成抗生素。抗菌谱和抗菌机制与林可霉素相同。用于革兰阳性菌所致感染。在临床上克林霉素较林可霉素更具实用价值，口服吸收完全，抗菌活性更强，不良反应少，尤其是伪膜性肠炎发生率较低。

三、万古霉素类

万古霉素类抗生素属于糖肽类抗生素，包括万古霉素、去甲万古霉素和替考拉宁。由于不良反应较多且较严重，过去使用较少，但近年发现本类药物能够杀灭 MRSA 和耐甲氧西林表皮葡萄球菌（MRSE）而得到广泛应用。

万古霉素、去甲万古霉素

【体内过程】

口服难吸收，绝大部分经粪便排泄，肌内注射可引起局部剧烈疼痛和组织坏死，一般应稀释后静脉给药。

【抗菌作用】

万古霉素类与细菌细胞壁前体肽聚糖结合，阻断细菌细胞壁的合成，同时对胞质中 RNA 的合成也具有抑制作用，对正在分裂增殖的细菌呈现快速杀菌作用。仅对糖肽类对革兰阳性菌具有强大的抗菌活性，对葡萄球菌（包括耐甲氧西林金黄色葡萄球菌）、肠球菌、肺炎链球菌、溶血性与草绿色链球菌高度敏感，对厌氧菌、炭疽杆菌、白喉棒状杆菌、破伤风杆菌也高度敏感，对革兰阴性菌作用弱。

【临床应用】

用于对甲氧西林耐药的葡萄球菌引起的感染；对青霉素过敏的患者及不能使用其他抗生素包括青霉素、头孢菌素类，或使用后治疗无效的葡萄球菌、肠球菌和棒状杆菌、类白喉杆菌属等感染（如心内膜炎、骨髓炎、败血症或软组织感染等）；防治血液透析患者发生的葡萄球菌属所致的动、静脉血分流感染；口服治疗长期服用广谱抗生素所导致的假膜性肠炎和消化道感染。

【不良反应与注意事项】

偶见急性肾功能不全、肾衰竭、间质性肾炎、肾小管损伤、一过性血肌酐、尿素氮升高、过敏反应及过敏样症状（皮疹、瘙痒）、抗生素相关性腹泻。快速滴注时可出现血压降低，甚至心跳骤停，以及喘鸣、呼吸困难、上部躯体发红（红人综合征）、胸背部肌肉痉挛等。大剂量、长疗程、老年患者或肾功能不全者使用时，易发生听力减退，甚至耳聋。过敏者禁用。

技 能 实 训

大环内酯类抗生素概述：

（1）知识要求：每组同学选择一例本课学习的药物，并以选择的药物为中心，叙述出本组同学对大环内酯类抗生素的理解。

（2）形式要求：每组同学确定好自己汇报的主题，整理好讲稿，并做成 PPT，下次课进行汇报。

（张晓旭）

任务四　　氨基糖苷类与多黏菌素类抗生素

【知识目标】

（1）掌握氨基糖苷类抗生素的药理作用、临床应用与不良反应。

（2）熟悉多黏菌素类抗生素的作用特点。

【能力目标】

初步学会分析、解释涉及抗生素的处方合理性，具备提供用药咨询服务的能力。

一、氨基糖苷类

氨基糖苷类抗生素是由氨基环醇和氨基糖分子结合而成的苷元，为有机碱，制剂均为硫酸盐，其水溶液性质稳定（除链霉素外）。分为两大类：一类为天然来源（主要由链霉菌和小单胞菌产生），如链霉素、庆大霉素、卡那霉素、妥布霉素、巴龙霉素、大观霉素、新霉素、小诺米星、西索米星、阿司米星等；另一类为半合成药物，如奈替米星、依替米星、异帕米星、卡那霉素 B、阿米卡星、地贝卡星等。

本类药物由于结构上的共性，使其在药动学、抗菌谱及抗菌作用、作用机制、耐药性和不良反应方面具有以下共同特点。

【体内过程】

氨基糖苷类药物为较强的有机碱，极性和解离度大，脂溶性小，难跨膜转运，口服基本不吸收，常肌内注射，在碱性条件下抗菌作用加强。主要分布于细胞外液，但肾皮质部浓度可远远超过血浆或组织间液的水平，这是引起肾毒性的主要原因。氨基糖苷类可进入内耳外淋巴液，内耳外淋巴液中药物的高浓度与蓄积性是引起耳毒性的主要原因。一般不主张静脉注射，以避免血药浓度骤然升高而抑制神经肌肉接头，引起呼吸肌麻痹造成呼吸骤停。

【抗菌作用】

氨基糖苷类药物主要作用部位是细菌核蛋白体 30S 亚基，阻碍细菌蛋白质合成的全过程。在起始阶段，抑制 70S 起始复合物的形成；在延伸阶段，引起对 mRNA 模板遗传密码的错译，合成对细菌无功能的蛋白质；在终止阶段，使已合成的肽链不能释出，并阻止 70S 核蛋白体的解离。此外，氨基糖苷类还可增加细菌细胞膜的通透性，使菌体内重要物质外漏而死亡。氨基糖苷类属于静止期杀菌药。

氨基糖苷类药物抗菌谱广，对各种需氧革兰阴性杆菌，如大肠埃希菌、克雷伯菌属、变形杆菌及肠杆菌属、志贺菌属等有强大抗菌活性；对枸橼酸菌属、沙雷菌属、不动杆菌属也有一定的抗菌活性；对革兰阴性球菌如脑膜炎奈瑟菌、淋病奈瑟菌等作用较差；对厌氧菌无效。庆大霉素、妥布霉素、阿米卡星、奈替米星对铜绿假单胞菌敏感；链霉素对结核分枝杆菌敏感，阿米卡星、卡那霉素对其较敏感。氨基糖苷类抗菌作用特点包括：杀菌速率与杀菌持续时间呈浓度依赖性；仅对需氧菌有效，对需氧革兰阴性杆菌作用强；具有较长时间的 PAE，呈浓度依赖性；具有初次接触效应，即第一次接触本类药时，敏感菌能迅速被杀死，再次或多次接触同种药物时，杀菌作用明显降低；在碱性环境中，抗菌活性增强。氨基糖苷类与 β-内酰胺类抗生素呈协同作用，并可与大环内酯类等多种抗生素联合应用。细菌对本类药物有交叉或单向交叉耐药性。

【不良反应与注意事项】

1. 耳毒性

氨基糖苷类均有不同程度的耳毒性，直接与其在内耳淋巴液中浓度较高有关。耳毒性包括前庭神经和耳蜗听神经损伤。前庭损害，表现为眩晕、恶心、呕吐、眼球震颤、平衡失调等，各药的发生率依次为：新霉素＞卡那霉素＞链霉素＞西索米星＞阿米卡星＞庆大霉素＞妥布霉素＞奈替米星；耳蜗神经损伤，表现为耳鸣、听力减退，或耳聋，应注意观察耳鸣、眩晕等早期症状：新霉素＞卡那霉素＞阿米卡星＞西索米星＞庆大霉素＞妥布霉素＞奈替米星＞链霉素，一旦发现及早停药。对老年人、肾功能不全者，使用高剂量和/或长疗程者，应注意剂量，妊娠期妇女禁用。避免与有耳毒性的高效能利尿药合用。

2. 肾毒性

本类药物是诱发药源性肾功能衰竭的最常见因素。由于本类药物对肾组织有极高的亲和力，易在肾脏蓄积，损害肾小管上皮细胞，轻则引起肾小管肿胀，重则产生急性坏死。肾毒性强弱取决于各药物在肾皮质中的聚积量和对肾小管的损伤能力，各药的发生率依次为：新霉素＞卡那霉素＞庆大霉素＞妥布霉素＞阿米卡星＞奈替米星＞链霉素。要根据患者个体情况调整用药剂量，并应定期进行肾功能检查，有条件的应做血药浓度监测。老年人、肾功能不全者慎用，忌与有肾毒性的药物合用。

3. 过敏反应

常见症状有皮疹、发热、血管神经性水肿、口周麻木等。接触性皮炎是局部应用最常见的过敏反应；偶见过敏性休克，其中链霉素过敏性休克发生率仅次于青霉素，但死亡率较高，故使用前应询问过敏史，也应作皮试，过敏者禁用。用后应注意观察，一旦发生应立即缓慢静脉注射 10% 葡萄糖酸钙 20mL，同时注射肾上腺素进行抢救。

4. 神经肌肉阻滞

氨基糖苷类抗生素能与突触前膜上的钙结合部位结合，从而阻止 ACh 释放，引起神经肌肉接头的传递障碍，严重者可发生肌肉麻痹，甚至呼吸暂停。此作用强度与给药剂量和给药途径有关，常见于大剂量腹膜内或胸膜内应用后或静脉滴注速度过快，偶见于肌内注射。神经肌肉阻滞作用可引起心肌抑制、血压下降、肢体瘫痪和外周性呼吸衰竭。一旦发生，可用新斯的明和葡萄糖酸钙抢救。

链　霉　素

对结核分枝杆菌、革兰阴性杆菌作用强大，对铜绿假单胞菌无效。用于土拉菌病（兔热病），或与其他抗菌药物联合用于鼠疫、腹股沟肉芽肿、布鲁菌病、鼠咬热等的治疗，特别是与四环素联合用药已成为目前治疗鼠疫最有效的手段；与其他抗结核药联合用于结核分枝杆菌所致各种结核病的初治病例，或其他敏感分枝杆菌感染；与青霉素或氨苄西林联合治疗草绿色链球菌或肠球菌所致的心内膜炎。

易产生耐药性，不良反应多且重，以耳毒性最常见（前庭损害为主），其次为神经肌肉阻滞作用、过敏性休克，亦有肾毒性。

庆　大　霉　素

【抗菌作用】

抗菌谱广，抗菌活性强，对各种革兰阳性菌和阴性菌均有良好的抗菌作用。对革兰阴性杆菌如变形杆菌、产气杆菌、肺炎克雷伯菌、大肠埃希菌、志贺菌属、沙门菌属、嗜肺军团菌、胎儿弯曲杆菌等杀菌作用强大；对铜绿假单胞菌有良好的抗菌作用；对革兰阳性菌包括金黄色葡萄球菌、炭疽芽孢杆菌、白喉棒状杆菌也有较强的抗菌活性，对肺炎支原体有一定作用。

细菌对庆大霉素耐药性产生较慢且不稳定，多属暂时性，停药一段时间可恢复其敏感性。

【临床应用】

各种革兰阴性杆菌感染的主要抗菌药，用于革兰阴性杆菌感染引起的败血症、肺炎、骨髓炎、胆道及烧伤感染；与羧苄西林等广谱半合成青霉素或头孢菌素联合应用，以提高抗铜绿假单胞菌感染的疗效；针对不同病原菌感染引起的心内膜炎，与青霉素联合治疗肠球菌引起的心内膜炎，与羧苄西林、氯霉素联合治疗革兰阴性杆菌感染引起的心内膜炎；庆大霉素口服用于肠道感染或作结肠手术前准备，结肠手术前与克林霉素、甲硝唑合用可降低结肠手术后的感染率。

【不良反应与注意事项】

最主要的不良反应有肾毒性、耳毒性。肾功能不良者宜减量使用。不宜与依他尼酸和呋塞米等利尿药合用，以免增加毒性。

阿米卡星（丁胺卡那霉素）

抗菌谱最广，对结核分枝杆菌、铜绿假单胞菌等均有效。对钝化酶稳定，不易产生耐药性。用于对庆大霉素、妥布霉素等耐药的革兰阴性杆菌感染和大多数需氧革兰阴性杆菌感染，亦可作为二线抗结核病药与其他药物联合用于结核病的治疗。不良反应有耳毒性和肾毒性，耳毒性以耳蜗损害为主，较少出现神经肌肉阻滞作用，偶见过敏反应。

二、多黏菌素类

多黏菌素类是从多黏杆菌培养液中获得的一组抗生素，临床使用多黏菌素 B 和多黏菌素 E（抗敌素）。

【抗菌作用】

结构相对简单的碱性肽。阳离子型表面活性剂，能插入到革兰阴性菌的细胞膜中，与细胞膜的磷脂结合，使细菌细胞膜通透性屏障失效，导致细菌细胞内营养物外漏而死亡。其属慢效杀菌药，对生长繁殖期及静止期细菌都有作用。

属窄谱抗生素，只对革兰阴性杆菌有强大抗菌活性，如大肠埃希菌、克雷伯菌属、沙门菌、志贺菌、百日咳杆菌，尤其是对铜绿假单胞菌作用显著。对革兰阴性球菌、革兰阳性菌和真菌无抗菌作用。

【临床应用】

1. 铜绿假单胞菌感染

可用于对其他抗生素耐药而难以控制的铜绿假单胞菌所致的败血症、泌尿道感染。

2. 革兰阴性杆菌感染

对其他抗菌药耐药的大肠埃希菌、克雷伯菌属等革兰阴性杆菌引起的脑膜炎、败血症等。

3. 局部应用

口服不吸收，可口服用于肠炎和肠道手术前准备，也局部用于五官、皮肤、黏膜等铜绿假单胞菌感染。

【不良反应与注意事项】

毒性较大，主要为肾损害及神经系统毒性。剂量过大或疗程过长时，对肾脏有一定损害；少数患者可出现蛋白尿，红白细胞及管型，血液非蛋白氮偶有轻度增高者。静脉注射和快速滴注时可因神经肌肉阻滞而导致呼吸抑制。另外，还可出现皮疹、瘙痒、药热等变态反应。过敏者禁用。

技 能 实 训

氨基糖苷类抗生素概述；

（1）知识要求：每组同学选择一例本课学习的药物，并以选择的药物为中心，叙述出本组同学对氨基糖苷类抗生素的理解。

（2）形式要求：每组同学确定好自己汇报的主题，整理好讲稿，并做成PPT，下次课进行汇报。

（张晓旭）

任务五　　四环素类与氯霉素类抗生素

【知识目标】

（1）掌握四环素类抗生素的药理作用、临床应用与不良反应。

（2）熟悉氯霉素类抗生素的作用特点。

【能力目标】

初步学会分析、解释涉及抗生素的处方合理性，具备提供用药咨询服务的能力。

一、四环素类

四环素类属广谱抗生素，对革兰阳性菌和革兰阴性菌、立克次体、支原体、衣原体、某些螺旋体和原虫等都具有抑制作用。

四环素类药物可分为天然和半合成两大类。天然品有四环素、土霉素、金霉素和地美环素。半合成品有美他环素、多西环素和米诺环素。抗菌活性强弱依次为：米诺环素、多西环素、美他环素、地美环素、四环素、土霉素。土霉素治疗阿米巴痢疾疗效优于其他四环素类药物。金霉素外用可治疗结膜炎和沙眼等疾患。

四 环 素

【体内过程】

口服吸收不完全，食物中的 Fe^{2+}、Ca^{2+}、Mg^{2+}、Al^{3+} 等金属离子可与药物络合而减少其吸收；抗酸药、碱性药以及 H_2 受体拮抗药可降低四环素的溶解度，使吸收减少；酸性药物可促进四环素吸收。吸收后广泛分布于各组织及体液中，并可沉积于牙齿和骨骼中，脑脊液中浓度低，能透过胎盘屏障和进入乳汁。胆汁中的药物浓度为血药浓度的 10～20 倍，$t_{1/2}$ 为 6～12h。主要以原形经肾排泄，碱化尿液可增加药物排泄。

【抗菌作用】

通过与核糖体30S亚基结合，从而抑制细菌蛋白质的合成，产生抗菌作用。此外，四环素类也能引起细菌细胞膜通透性增加，使细菌细胞内核苷酸和其他重要物质外漏，从而抑制细菌DNA的复制。

四环素类为速效抑菌剂，高浓度时对某些细菌呈杀菌作用，属广谱抗生素。对革兰阳性菌的抑制作用强于阴性菌，但不如 β-内酰胺类抗菌药，对革兰阴性菌的作用不如氨基糖苷类及氯霉素。对支原体、衣原体、立克次体效果好；对螺旋体及阿米巴原虫也有抑制作用。对伤寒或副伤寒杆菌、铜绿假单胞菌、结核分枝杆菌、真菌和病毒无效。

【临床应用】

用于立克次体病，包括流行性斑疹伤寒、地方性斑疹伤寒、落基山热、恙虫病和Q热；支原体属感染；

回归热、布鲁菌病、霍乱、兔热病及鼠疫，治疗布鲁菌病和鼠疫时需与氨基糖苷类联合应用，一般不作首选。

【不良反应与注意事项】

1. 消化道反应

口服可引起恶心、呕吐、腹胀、腹泻等症状，饭后服用可减轻。

2. 二重感染

长期使用广谱抗生素，使消化道内寄生的敏感细菌被大量杀灭，打破了消化道内的"菌群平衡"，那些具有抗药性的病菌或真菌因此失去制约，乘机大量繁殖，体外的有些病菌也乘虚而入。一旦人体免疫力低下，便会致病，如鹅口疮、呼吸道炎、真菌性肺炎等，这在医学上称为"菌群失调症"，又称"二重感染"。常见的有真菌感染，表现为鹅口疮、肠炎；对四环素耐药的难辨梭菌感染引起的伪膜性肠炎，表现为剧烈的腹泻、发热、肠壁坏死、体液渗出甚至休克死亡，可口服万古霉素或甲硝唑治疗。

3. 影响骨骼和牙齿的生长

四环素与新形成的牙齿和骨组织中沉积的 Ca^{2+} 结合，造成恒齿永久性棕色色素沉着和婴儿骨骼发育不全。妊娠期妇女、哺乳期妇女及 8 岁以下儿童禁用。

4. 其他

长期大剂量使用可引起严重肝损伤，加剧肾功能不全。偶见过敏反应，如药热、皮疹等，本类药物有交叉过敏反应。还可引起光敏反应和前庭反应。

多西环素（强力霉素）

口服吸收迅速而完全，不易受食物影响。大部分药物随胆汁进入肠腔后被再吸收，形成肝肠循环。少量药物经肾脏排泄，肾功能减退时粪便中药物的排泄增多，故肾衰竭时也可使用。$t_{1/2}$ 长达 20h，为长效四环素类药。抗菌谱与四环素相似，但抗菌活性比四环素强 2 ~ 10 倍，具有强效、速效、长效的特点。对土霉素或四环素耐药的金黄色葡萄球菌对药物仍敏感，但与其他四环素类药物有交叉耐药。

临床应用与四环素相同，对斑疹伤寒、Q 热和恙虫病等感染，对支原体肺炎和泌尿生殖系统感染，对鹦鹉热、沙眼和性病性淋巴肉芽肿等以及某些螺旋体感染可首选多西环素。还可首选用于鼠疫、布鲁菌病、霍乱、幽门螺杆菌感染引起的消化。

二、氯霉素类

氯霉素类又称酰胺醇类，该类药物抗菌机制相似，常用氯霉素与甲砜霉素。

氯霉素

氯霉素是从委内瑞拉链丝菌的培养液中提得。其左旋体具有生物活性，由于结构简单，目前所用为人工合成左旋品。后来发现氯霉素有抑制骨髓造血功能的严重不良反应，临床应用受到极大限制。

【体内过程】

口服吸收良好，$t_{1/2}$ 约 2.5h，有效血药浓度可维持 6 ~ 8h，肝肾功能不全时 $t_{1/2}$ 延长。氯霉素广泛分布于各组织与体液中，脑脊液中的浓度达血药浓度的 45% ~ 99%，大部分药物在肝脏与葡萄糖醛酸结合，经肾排泄，尿中原形药物只有 5% ~ 15%，但在泌尿系统已达到有效抗菌浓度。

【抗菌作用与临床应用】

可逆地与细菌 70S 核糖体中较大的 50S 亚基结合，阻止氨基酰 tRNA 进入 A 位，阻止肽链延伸，使蛋白质合成受阻。哺乳动物的细胞核糖体主要是 80S 核糖体，并不受本类药的影响，但哺乳动物的线粒体中含有 70S 微粒，氯霉素或甲砜霉素同样会与其作用，这是本类药物产生血液系统毒性的原因所在。

其为广谱、速效抑菌药，高浓度时有杀菌作用。对革兰阴性菌的作用强于阳性菌，特别是对伤寒沙门菌、副伤寒沙门菌、流感嗜血杆菌、脑膜炎奈瑟菌、肺炎链球菌有杀菌作用；对革兰阳性菌的抗菌活性不如青霉素类和四环素类；对立克次体、螺旋体、衣原体、支原体也有抑制作用；对分枝杆菌、真菌、原虫和病毒无效。各种细菌对氯霉素均可产生耐药性，但产生耐药性较缓慢。

由于氯霉素可能对造血系统产生严重的毒性作用，一般不作为首选药物应用。现仅用于威胁生命的严重感染。细菌性（流感杆菌）脑膜炎或立克次体感染，氯霉素一般不作为首选药，但如无法使用青霉素类药物和多西环素时，可用氯霉素；伤寒和副伤寒，目前已不作为首选药，多选用氟喹诺酮类或第三代头孢菌素类，后两者具有速效、低毒、复发少和愈后不带菌等特点；也可与其他抗菌药联合应用治疗腹腔或盆腔的厌氧菌感染。亦可作为眼科局部用药用于敏感菌引起的眼内感染。

【不良反应与注意事项】

1. 抑制骨髓造血功能

抑制骨髓造血功能是最严重的不良反应，临床表现：可逆性血细胞减少，较为常见，发生率和严重程度与剂量、疗程呈正相关；再生障碍性贫血：发病率与剂量、疗程无关，但死亡率很高。在治疗前、后及疗程中，应系统监护血象，如发现血象异常应立即停药。

2. 灰婴综合征

新生儿，特别是早产儿肝、肾发育不完善，肝内缺乏葡萄糖醛酸转移酶，对氯霉素解毒能力差，肾排泄功能较弱。大量使用氯霉素后易致体内蓄积中毒，表现为循环衰竭、呼吸急促、皮肤苍白、发绀，故称灰婴综合征。

3. 其他

口服时尚可出现恶心、呕吐、腹泻、皮疹、药热、血管神经性水肿、二重感染等症状。偶见视神经炎、视力障碍、幻视、幻听等。对葡萄糖 –6– 磷酸脱氢酶缺陷患者，可见溶血性贫血。过敏者禁用。肝肾功能减退、葡萄糖 –6– 磷酸脱氢酶缺陷者、婴儿、妊娠期妇女、哺乳期妇女慎用。

甲砜霉素

用于敏感菌如流感嗜血杆菌、大肠埃希菌、沙门菌属等所致的呼吸道、尿路、肠道等感染。

技 能 实 训

1. 四环素类抗生素概述：

（1）知识要求：每组同学选择一例本课学习的药物，并以选择的药物为中心，叙述出本组同学对四环素类抗生素的理解。

（2）形式要求：每组同学确定好自己汇报的主题，整理好讲稿，并做成 PPT，下次课进行汇报。

2. 氯霉素类抗生素概述

（1）知识要求：每组同学选择一例本课学习的药物，并以选择的药物为中心，叙述出本组同学对氯霉素类抗生素的理解。

（2）形式要求：每组同学确定好自己汇报的主题，整理好讲稿，并做成 PPT，下次课进行汇报。

（张晓旭）

任务六　人工合成抗菌药

【知识目标】

（1）掌握喹诺酮类、磺胺类、甲氧苄啶的药理作用、临床应用与不良反应。

（2）熟悉其他人工合成抗菌药的作用特点。

【能力目标】

初步学会分析、解释涉及人工合成抗菌药的处方合理性，具备提供用药咨询服务的能力。

人工合成抗菌药包括喹诺酮类、磺胺类、甲氧苄啶及其他合成抗菌药物等。

一、喹诺酮类

本类药物在 4- 喹诺酮母核引入不同的基团，就产生了各具特点的喹诺酮类药物，喹诺酮类药物的化学结构见图 13-5。

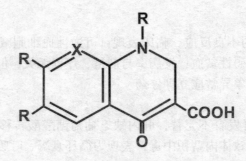

图 13-5　喹诺酮类的基本结构

【体内过程】

口服易吸收，药物吸收不受食物影响，但与含有 Fe^{2+}、Ca^{2+}、Mg^{2+} 的食物同服可降低其生物利用度。血浆蛋白结合率一般低于 40%，组织穿透力强，体内分布广，在前列腺组织、骨组织、肺、肾、尿液、胆汁、巨噬细胞和中性粒细胞的药物浓度均高于血浆。少数经肝脏代谢，大部分以原形从肾排泄。

【抗菌作用】

喹诺酮类抗菌机制主要包括以下两方面：

1. 抑制 DNA 回旋酶

DNA 回旋酶是喹诺酮类抗革兰阴性菌的重要靶点，在 DNA 转录或复制过程中，双螺旋结构要打开（解旋），这就使得解旋附近的双螺旋结构过度缠绕，形成正超螺旋，阻碍双螺旋结构的进一步打开（复制叉移动），从而使转录或复制受阻。因此，DNA 回旋酶需不断地与正超螺旋部位的前、后两条双螺旋片段结合，A 亚基先将正超螺旋部位后侧的双股 DNA 切断并形成切口，B 亚基介导 ATP 水解提供能量，使前侧的双股 DNA 经切口后移，A 亚基再将此切口封闭，从而使正超螺旋变为负超螺旋，见图 13-6。喹诺酮类药物通过形成 DNA 回旋酶，阻碍细菌 DNA 复制而产生杀菌作用。

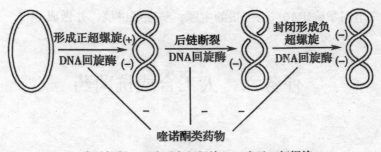

图 13-6　喹诺酮类抑制 DNA 回旋酶

2. 抑制拓扑异构酶Ⅳ

抑制拓扑异构酶Ⅳ是喹诺酮类抗革兰阳性菌的重要靶点，该酶具有解环连活性，在 DNA 复制过程中，将环连的子代 DNA 解环连。喹诺酮类药物通过抑制拓扑异构酶Ⅳ，干扰环连的子代 DNA 解环连，从而抑制细菌 DNA 复制产生抗菌作用，见图 13-7。

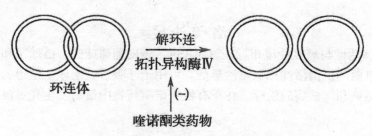

图 13-7　喹诺酮类抑制拓扑异构酶Ⅳ

第三代喹诺酮类属于广谱抗菌药，对需氧革兰阳、阴性菌均具良好抗菌作用，尤其对革兰阴性杆菌具强大杀菌作用，包括大肠埃希菌、变形杆菌、流感嗜血杆菌、克雷伯杆菌、志贺杆菌、伤寒沙门菌、淋病奈瑟菌等；对革兰阳性菌包括产酶金黄色葡萄球菌、链球菌、肺炎链球菌、炭疽杆菌等也有较好的抗菌作用。

随着氟喹诺酮类药物广泛应用，临床病原菌对其耐药性已迅速增长，以大肠埃希菌、肺炎球菌、葡萄球菌、淋病奈瑟菌和伤寒沙门菌耐药性增高最明显。同类药物之间存在交叉耐药性，故喹诺酮类药物不能交替使用。本类药物与其他类抗菌药物之间无交叉耐药性。

【不良反应与注意事项】

1. 胃肠道反应

常见厌食、恶心、呕吐、上腹不适、腹痛、腹泻等。

2. 中枢神经系统反应

可出现头晕、头痛、焦虑、失眠、烦躁、惊厥等，可能与药物阻断 γ - 氨基丁酸（GABA）与受体结合有关。中枢神经系统病变的患者和以往有神经、精神病史，尤其是有癫痫病史者禁用。

3. 皮肤反应及光敏反应

表现为光照部位皮肤出现瘙痒性红斑，严重者出现皮肤糜烂、脱落，停药可恢复，剂量较大时发生率高达 28%，还可见血管神经性水肿、皮肤瘙痒等症状。

4. 软骨与结缔组织损害

可致肌痛、骨关节软骨病损、跟腱炎症和跟腱断裂，儿童用药后可出现关节痛和关节水肿，故 18 岁以下青少年、妊娠期妇女、哺乳期妇女不宜使用。

5. 其他不良反应

包括肝、肾功能异常，跟腱炎，心脏毒性和眼毒性等，停药可恢复。

环 丙 沙 星

抗菌谱最广的喹诺酮类药物之一。对铜绿假单胞菌、淋病奈瑟菌、流感嗜血杆菌、金黄色葡萄球菌、肠球菌、肺炎链球菌、嗜肺军团菌的抗菌活性明显高于其他同类药物以及头孢菌素类、氨基糖苷类等，对耐 β - 内酰胺类或耐庆大霉素的致病菌也常有效。用于敏感菌所致的呼吸道、泌尿生殖道、胃肠道感染。也用于皮肤软组织、骨与关节等部位的感染、败血症等全身感染及伤寒。

常见胃肠道反应，也可出现神经系统反应，偶见变态反应、关节痛。静脉滴注时对局部血管有刺激反应。

氧氟沙星（氟嗪酸）

口服生物利用度高达 89%，血药浓度高而持久，分布广泛。其突出特点是在脑脊液中浓度高，炎症时可达血药浓度的 50% ~ 75%。尿中排出量居本类药物之首。抗菌谱广，对结核分枝杆菌、沙眼衣原体、肺炎支原体、假单胞菌和部分厌氧菌也有良好效果。对多数耐药菌株如耐甲氧西林金黄色葡萄球菌（MRSA）、耐氨苄西林的淋病奈瑟菌、耐庆大霉素的铜绿假单胞菌仍敏感。用于敏感菌所致的泌尿道、呼吸道、胆道、皮肤软组织、耳鼻咽喉及眼部感染。对耐链霉素、异烟肼、对氨基水杨酸的结核杆菌也有效，可作为治疗结核病的二线药物。

不良反应有胃肠道反应和转氨酶升高。偶见轻度中枢神经系统毒性反应。静脉滴注时对局部血管有刺激反应。

洛美沙星

对革兰阴性菌的抗菌活性与氧氟沙星相近，对 MRSA、表皮葡萄球菌、链球菌和肠球菌的抗菌活性与氧氟沙星相当；对多数厌氧菌的抗菌活性比氧氟沙星低。可用于呼吸道、泌尿生殖道、皮肤软组织、眼科感染的治疗，也用于衣原体感染和结核病的治疗。在所有氟喹诺酮药物中最易发生光敏反应，故在用药期间应避免日光。

二、磺胺类与甲氧苄啶

磺胺类药物是第一个人工合成的防治细菌感染性疾病的有效抗菌药物，属广谱抑菌药，曾广泛用于临床。其独特的优点是使用方便，性质稳定，价格低廉，对某些感染性疾病包括流行性脑脊髓膜炎、鼠疫等具有显著疗效，特别是发现了磺胺增效剂甲氧苄啶，使磺胺类药物抗菌谱扩大，抗菌活性提高，甚至由抑菌作用变为杀菌作用，重新引起临床的重视。

（一）磺胺类

磺胺类药的基本结构是对氨基苯磺酰胺，见图 13-8。根据口服吸收的难易和应用部位，将其分为抗全身性感染药（肠道易吸收）、抗肠道感染药（肠道难吸收）以及外用药三大类。其中抗全身性感染药又根据药物 $t_{1/2}$ 的长短，分为短效类（$t_{1/2} < 10h$）、中效类（$t_{1/2}$ 为 10-24h）以及长效类（$t_{1/2} > 24h$）。

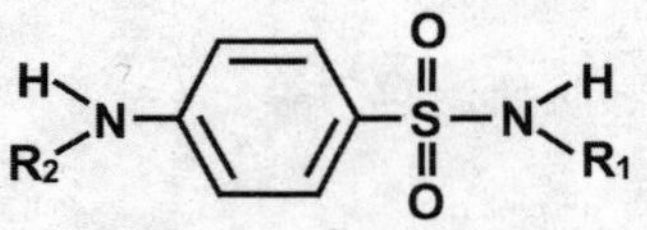

图 13-8 磺胺类的基本结构

【体内过程】

肠道易吸收的磺胺类药物体内分布广泛，血浆蛋白结合率差异大，为 25% ~ 95%，血浆蛋白结合率低的药物（如磺胺嘧啶）易于通过血脑屏障。主要在肝脏代谢为无活性的乙酰化物与葡萄糖醛酸结合，以原形、乙酰化物、葡萄糖醛酸结合物三种形式经肾脏排泄。肠道难吸收的磺胺类药物在肠腔内水解后才能发挥抗菌作用。

【抗菌作用】

细菌在生长繁殖过程中，不能直接利用周围环境中的叶酸，只能由细菌自身以对氨基苯甲酸（PABA）和二氢蝶啶为原料合成，经二氢叶酸合成酶的催化生成二氢叶酸，再经二氢叶酸还原酶的作用，被还原为四氢叶酸。活化型四氢叶酸是一碳基团的传递体，参与嘧啶核苷酸和嘌呤的合成。磺胺类药物与 PABA 的结构相似，可竞争性地与二氢叶酸合成酶结合，阻碍细菌二氢叶酸合成，从而阻碍细菌核酸的合成，抑制细菌的生长繁殖，见图 13-9。

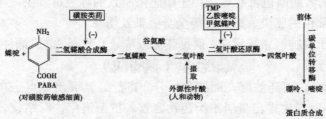

图 13-9 磺胺类及 TMP 等抗菌药的抗菌机制

　　磺胺类药物抗菌谱较广，对多数革兰阳性菌如溶血性链球菌、肺炎链球菌等和革兰阴性菌如脑膜炎奈瑟菌、淋病奈瑟菌、鼠疫杆菌、大肠埃希菌、痢疾杆菌、变形杆菌、流感杆菌等有效；对衣原体、疟原虫、卡氏肺孢子虫和弓形虫滋养体也有效；磺胺甲噁唑对伤寒杆菌，磺胺米隆和磺胺嘧啶银对铜绿假单胞菌也有较强作用。对革兰阳性杆菌、立克次体、螺旋体无效。

　　细菌对磺胺药易产生耐药性，且各磺胺药之间存在交叉耐药性。

【不良反应与注意事项】

1.肾损害

　　主要是由于磺胺及其乙酰化代谢产物在尿液中浓度高、溶解度低，尤其在酸性尿液中易形成结晶，阻塞肾小管，引起结晶尿、血尿、管型尿、尿痛、尿闭等。以 SD 较多见，SMZ 大量久用也可发生。为减少肾损害，用药期间应注意：多饮水，降低尿液中药物浓度；同服等量碳酸氢钠，碱化尿液，增加磺胺及其代谢产物的溶解度，减少结晶析出；服药 1 周以上者，应定期检查尿液，及时发现问题。脱水、少尿及休克者禁用。老年人及肝、肾功能不全者慎用。

2.过敏反应

　　可见皮疹、固定型药疹、药热及剥脱性皮炎等，一旦发现应即停药，严重者可用糖皮质激素治疗。磺胺类药物之间存在交叉过敏现象。

3.造血系统反应

　　长期用药，可能抑制骨髓而出现粒细胞减少、血小板减少或再生障碍性贫血等，用药期间应定期检查血常规。先天性缺乏葡萄糖 –6– 磷酸脱氢酶者可致急性溶血性贫血。

4.其他反应

　　可引起恶心、呕吐、眩晕、头痛、全身乏力、精神不振等反应。驾驶员、高空作业者及新生儿（可引起核黄疸）不宜应用。

磺胺嘧啶（SD）

　　中效磺胺类，口服易吸收，血浆蛋白结合率较低（约为45%），易透过血脑屏障，脑脊液中的浓度达血药浓度的 50% ~ 80%，能达到治疗流行性脑脊髓膜炎的有效浓度。用于脑膜炎奈瑟菌所致的流行性脑脊髓膜炎的治疗和预防；与甲氧苄啶合用治疗敏感菌感染，可产生协同抗菌作用；治疗星型诺卡菌病；与乙胺嘧啶联合用于鼠弓形虫引起的弓形虫病；辅助治疗对氯喹耐药的恶性疟疾；治疗沙眼衣原体所致宫颈炎、尿道炎和新生儿包涵体结膜炎。有 15% ~ 40% 以乙酰化形式从尿排泄，易在肾脏析出结晶损害肾脏，应碱化尿液，多饮水加以预防。老年、缺乏葡萄糖 –6– 磷酸脱氢酶、血卟啉症、失水、休克者慎用。

磺胺甲噁唑（SMZ，新诺明）

　　中效磺胺类，血浆蛋白结合率较高，为 60% ~ 80%。脑脊液中浓度低于 SD，可用于流行性脑脊髓膜炎的预防。尿中浓度与 SD 相似，用于敏感细菌及其他敏感病原微生物所致感染，可与甲氧苄啶合用；治疗星型诺卡菌病；与乙胺嘧啶联合用于鼠弓形虫引起的弓形虫病；辅助治疗对氯喹耐药的恶性疟疾；治疗沙眼衣原体所致宫颈炎、尿道炎和新生儿包涵体结膜炎治疗杜克雷嗜血杆菌所致软下疳的次选药；敏感脑膜炎奈瑟菌所致的流行性脑脊髓膜炎流行时的预防。

柳氮磺吡啶（SASP）

　　口服几乎不吸收，本身并无抗菌作用，给药后在肠道细菌和碱性条件下分解成磺胺吡啶和5–氨基水杨酸。磺胺吡啶有抗菌活性。5–氨基水杨酸具有一定的抗炎和免疫调节作用。SASP 对肠组织具有较高的亲和性，口服或灌肠可用于急、慢性溃疡性结肠炎、节段性回肠炎，栓剂用于溃疡性直肠炎。不良反应较少，如长期服用可产生恶心、呕吐、皮疹、药热和白细胞减少等不良反应，尚可影响精子活力而引起不育症。

磺胺米隆（SML，甲磺灭脓）

　　抗菌谱广，尤其是对铜绿假单胞菌作用强，对金黄色葡萄球菌及破伤风梭菌有效。穿透力强，其抗菌活性不受脓液、坏死组织以及 PABA 的影响。用于烧伤或大面积创伤感染。不良反应有局部疼痛及烧灼感，大面积使用其盐酸盐可能导致酸中毒,应选用其醋酸盐。偶见过敏反应。

（二）甲氧苄啶

甲氧苄啶（TMP）

甲氧苄啶为磺胺增效剂,抗菌谱与 SMZ 相似,属抑菌药,其抗菌活性比 SMZ 强数十倍。其抗菌机制是抑制细菌二氢叶酸还原酶,使二氢叶酸不能还原成四氢叶酸,最终阻碍了核酸的合成,见图 13-9。

TMP 口服吸收迅速而完全,$t_{1/2}$ 约为 11h。给药后分布广泛,脑脊液中药物浓度较高,炎症时脑脊液中药物浓度可接近血药浓度。单独用药易引起细菌耐药。常与 SMZ、SD 合用或制成复方制剂,用于呼吸道、泌尿道、皮肤软组织及肠道感染。可引起轻微的胃肠道反应,偶见过敏反应。大剂量或长期应用可导致粒细胞减少、血小板减少及巨幼细胞贫血,应及时停药并给予四氢叶酸治疗。过敏者、小于 2 个月的婴儿、严重肝肾疾病、白细胞减少、血小板减少和紫癜者禁用。

三、硝基咪唑类

本类药物有甲硝唑、替硝唑、奥硝唑等,本类药物的作用机制尚未完全阐明。

甲 硝 唑

对革兰阴性和革兰阳性厌氧菌有较强杀灭作用,包括脆弱类杆菌及难辨梭菌等。用于敏感厌氧菌感染引起的败血症、腹腔和盆腔感染、口腔感染及牙周炎、鼻窦炎、骨髓炎等;幽门螺杆菌所致的胃窦炎及消化性溃疡的治疗;也用于肠道和肠外阿米巴病（如阿米巴肝脓肿、胸膜阿米巴病等）;滴虫性阴道炎、小袋虫病和皮肤利什曼病、麦地那龙线虫感染等。

不良反应常见头痛、眩晕;偶见感觉异常、肢体麻木、共济失调、多发性神经炎等,大剂量可致抽搐。少数病例发生荨麻疹、面部潮红、瘙痒、膀胱炎、排尿困难、口中金属味及白细胞减少等,均属可逆性,停药后自行恢复,与乙醇可导致双硫仑样反应。过敏者、饮酒、有活动性中枢神经系统疾病、血液病者及妊娠、哺乳期妇女禁用。

四、硝基呋喃类

本类药物包括呋喃妥因、呋喃唑酮、呋喃西林,属广谱抗菌药,对多数革兰阳性和革兰阴性菌均有效。其抗菌机制是干扰敏感细菌代谢并损伤 DNA。药物在血液和组织中的浓度低,尿中浓度高,主要用于泌尿系统、消化系统及局部感染的治疗,不易产生耐药性。

呋喃妥因（呋喃坦啶）

口服吸收快而完全,与食物同服可增加其吸收并能减少胃肠道反应,约 50% 以原形自肾脏迅速排泄,$t_{1/2}$ 约为 30min,血液中药物浓度低,不能用于全身性感染。呋喃妥因对肠球菌属、多数大肠埃希菌作用强,产气肠杆菌、阴沟肠杆菌、变形杆菌属、克雷伯菌属等肠杆菌科细菌的部分菌株对呋喃妥因敏感,铜绿假单胞菌通常对其耐药。用于敏感菌所致的急性单纯性下尿路感染、慢性菌尿症及反复发作的慢性尿路感染;预防尿路感染。

不良反应常见呕吐、食欲减退和腹泻;偶见头痛、嗜睡、肌痛、眼球震颤等,严重者可发生周围神经炎,原有肾功能不全长期服用患者易于发生。长期服用 6 个月以上的患者,偶可引起间质性肺炎,应及早停药并采取相应治疗措施。缺乏患者可引起溶血性贫血。缺乏葡萄糖 -6- 磷酸脱氢酶者、过敏者及新生儿、妊娠期妇女禁用。

呋喃唑酮（痢特灵）

抗菌谱及不良反应与呋喃妥因相似,口服吸收差,肠内浓度高。用于敏感菌所致的痢疾、肠炎、霍乱,也可用于伤寒、副伤寒、贾第鞭毛虫病、滴虫病等,也可治疗幽门螺杆菌所致的胃、十二指肠溃疡。

五、其他抗菌药物

磷 霉 素

可抑制细菌细胞壁的早期合成，对革兰阳性菌、革兰阴性菌均具杀菌作用，对多种抗生素耐药的葡萄球菌显示优异的抗菌作用，对铜绿假单胞菌具有较强的抗菌活性用于敏感菌所致的呼吸道感染、尿路感染、皮肤软组织感染等；与其他抗生素合用治疗由敏感菌所致重症感染如败血症、腹膜炎、骨髓炎等。

不良反应常见腹部不适、稀便或腹泻。偶见皮疹、嗜酸性粒细胞增多、红细胞或血小板及白细胞降低、肝脏氨基转移酶一过性升高、头晕、头痛等。罕见出现过敏性休克。过敏者、妊娠期妇女、5 岁以下儿童禁用。

利奈唑胺

与细菌 50S 亚基的 23S 核糖体核糖核酸上的位点结合，阻止功能性 70S 始动复合物的形成，从而抑制细菌蛋白质的合成。其为肠球菌和葡萄球菌的抑菌剂，大多数链球菌的杀菌剂。用于敏感菌所致的感染。

不良反应常见失眠、头痛、腹泻、皮疹、瘙痒、发热、口腔或阴道念珠菌病、真菌感染。用药时间过长可有骨髓抑制、周围神经病和视神经病、乳酸性酸中毒。过敏者禁用。

夫西地酸

通过抑制细菌的蛋白质合成而产生杀菌作用，对革兰阳性菌有强大的抗菌作用。夫西地酸具有极好的组织渗透能力，在体内分布广泛。用于敏感细菌，尤其是葡萄球菌引起的各种感染，外科及创伤性感染等。

静脉滴注可致血栓性静脉炎和静脉痉挛。大剂量静脉给药时，个别患者用药后出现可逆性黄疸。过敏者禁用。

小檗碱（黄连素）

从黄连、黄柏、三颗针等中药提取出来的生物碱，现多用人工合成品。抗菌谱广，对多种革兰阳性和革兰阴性菌均有抑制作用。对志贺菌属、伤寒沙门菌较为敏感，对阿米巴原虫也有抑制作用。主要用于菌痢、胃肠炎等。外用治疗疖疮、湿疹及慢性化脓性中耳炎等。药物口服吸收率低，一般不作全身感染用药。不良反应少见。

技 能 实 训

1. 喹诺酮类抗菌药概述

（1）知识要求：每组同学选择一例本课学习的药物，并以选择的药物为中心，叙述出本组同学对喹诺酮类抗菌药的理解。

（2）形式要求：每组同学确定好自己汇报的主题，整理好讲稿，并做成 PPT，下次课进行汇报。

2. 磺胺类抗菌药概述

（1）知识要求：每组同学选择一例本次课学习的药物，并以选择的药物为中心，叙述出本组同学对磺胺类抗菌药的理解。

（2）形式要求：每组同学确定好自己汇报的主题，整理好讲稿，并做成 PPT，下次课进行汇报。

（张晓旭）

任务七　抗结核病药与抗麻风病药

【知识目标】

（1）掌握异烟肼、利福平、氨苯砜的药理作用、临床应用与不良反应。

（2）熟悉其他抗结核病药与抗麻风病药的作用特点。

【能力目标】

初步学会分析、解释涉及抗结核病药与抗麻风病药的处方合理性，具备提供用药咨询服务的能力。

一、抗结核病药

结核病是由结核分枝杆菌感染所致的一种慢性传染性疾病。结核分枝杆菌可侵犯人体的肺、消化道、泌尿系统、骨、关节和脑等多个组织和器官，其中以肺结核最常见。

抗结核病药抑制或杀灭结核分枝杆菌，根据临床疗效及作用特点，可分为两大类：一线抗结核药和二线抗结核药。一线药包括异烟肼、利福平、乙胺丁醇和吡嗪酰胺等，具有疗效高、不良反应少、患者较易接受等特点，大多数结核病患者用一线药物可以治愈。二线药包括对氨基水杨酸钠、丙硫异烟胺、链霉素、氧氟沙星等，通常抗菌作用较弱，毒性较大或临床验证不足。二线药物主要作为对一线药物产生耐药性或患者不能耐受一线药物时的备选药物。

异烟肼（INH，雷米封）

异烟肼于1952年进入临床，具有疗效高、毒性小、价廉、口服方便等优点，目前仍是最常用的抗结核药。

【体内过程】

口服吸收快而完全，1～2h血药浓度达高峰。吸收后广泛分布于全身各种组织、体液及巨噬细胞内，易透过血脑屏障。穿透力强，可渗透进入骨组织、关节腔、胸腔积液、腹水及纤维化或干酪化的结核病灶中，也易透入细胞内，作用于已被吞噬的结核分枝杆菌。异烟肼大部分在肝脏被代谢为乙酰异烟肼、异烟酸等，最后与少量原形药一起由肾脏排泄。异烟肼乙酰化的速率有明显的人种和个体差异，分为快代谢和慢代谢型，快代谢型者（中国人中约有49.3%）$t_{1/2}$为0.5～1.6h，尿中乙酰化异烟肼较多；慢代谢型者（中国人中约有25.6%）$t_{1/2}$为2～5h，血药浓度高，作用强，持续时间较长，不良反应较多，且当肾功能减退时，药物可能达到蓄积中毒的程度。

【抗菌作用】

异烟肼抑制结核分枝杆菌细胞壁特有成分分枝菌酸的合成，从而使结核分枝杆菌细胞丧失耐酸性、疏水性和增殖力而死亡。分枝菌酸为结核分枝杆菌细胞壁的重要成分，亦为分枝杆菌的专有成分，故异烟肼对结核分枝杆菌具有高度的选择性，对其他微生物无作用。异烟肼对人体细胞的穿透性强，对细胞内、外的结核杆菌均有作用，对静止期结核杆菌有抑制作用，对繁殖期结核杆菌有杀灭作用，为全效杀菌剂。

【临床应用】

用于结核病的首选药。单用适用于早期轻症肺结核或各型结核病的预防，如新近确诊为结核病患者的家庭成员或密切接触者，正在接受免疫抑制剂或长期激素治疗者。与其他抗结核药联合用药，适用于各型结核病的治疗。单用易产生耐药性，但耐药菌的致病能力也同时降低。与其他抗结核药联合应用，可延缓耐药性的发生。

【不良反应与注意事项】

不良反应的发生率和严重程度均与剂量有关，治疗量时不良反应少而轻。

1. 周围神经炎

多见于大剂量用药、维生素 B_6 缺乏者及慢乙酰化型患者。表现为四肢麻木、反应迟钝、共济失调，随后出现肌肉萎缩。由于异烟肼与维生素 B_6 结构相似，能竞争同一酶系或促进维生素 B_6 排泄增多，导致维生素 B_6 缺乏。同服维生素 B_6 可防治。

2. 肝毒性

一般剂量可有转氨酶暂时性升高，较大剂量或长期用药可致肝损害。可能与异烟肼的毒性乙酰化代谢产物有关，其代谢产物乙酰异烟肼与肝细胞结合，导致肝细胞坏死。随年龄增长，肝损害出现机会增多。与利福平合用可增强肝毒性。用药期间应定期检查肝功能，肝功能不全者慎用。

3. 中枢神经系统反应

可见失眠、精神兴奋、中毒性精神病甚至惊厥等。嗜酒、癫痫及有精神病史者慎用。

4. 过敏反应

可出现发热、皮疹、狼疮样综合征等。过敏者禁用。

利福平（RFP，甲哌利福霉素）

利福平是利福霉素的半合成衍生物，橘红色结晶粉末。与异烟肼同为目前治疗结核病的最有效药物。

【体内过程】

口服吸收迅速而完全，2~4h血药浓度达峰值，吸收后广泛分布于全身，穿透力强，能进入细胞、结核空洞、痰液及胎儿体内。脑膜炎时，脑脊液中可达有效治疗浓度。主要经肝代谢为去乙酰基利福平。药物主要从胆道排泄，形成肝肠循环，延长抗菌作用时间，可使有效血药浓度维持8~12h。

【抗菌作用】

利福平特异性抑制敏感微生物的DNA依赖性RNA多聚酶，阻碍其mRNA的合成，而对人和动物细胞内的此酶无明显影响。利福平低浓度抑菌高浓度杀菌，对静止期和繁殖期均有效，能渗透到细胞内，对细胞内、外结核分枝杆菌都有杀灭作用，抗结核效力与异烟肼相当。

利福平为广谱抗生素。对结核分枝杆菌、麻风分枝杆菌、大多数革兰阳性球菌特别是耐药性金黄色葡萄球菌都有很强的抗菌作用，对革兰阴性菌、某些病毒和沙眼衣原体也有抑制作用。

【临床应用】

1. 结核病

利福平与其他抗结核药联合用于各种结核病的初治与复治，均有良好效果。结核分枝杆菌对利福平易产生耐药性，单用易产生耐药性，与异烟肼、乙胺丁醇等合用有协同作用，并能延缓耐药性的产生。

2. 麻风病

利福平与氨苯砜等抗麻风病药联合治疗麻风病。

3. 其他疾病

利福平可用于耐药金黄色葡萄球菌及其他敏感菌所致的感染。还可局部用于沙眼、急性结膜炎和病毒性角膜炎。

【不良反应与注意事项】

不良反应较多，但发生率不高，很少因此中断治疗。

1. 胃肠道反应

表现为恶心、呕吐、腹痛、腹泻等。

2. 过敏反应

如皮疹、药热等，偶见血小板和白细胞减少。过敏者禁用。

3. 肝损害

少数患者可见肝脏损害，出现黄疸、肝肿大等，原有肝病者、嗜酒者或与异烟肼合用时较易发生。用药期间应定期检查肝功能，严重肝病、胆道阻塞者禁用。

4. 其他

大剂量间歇疗法偶见发热、寒战、头痛、全身酸痛等流感样综合征。偶见嗜睡、乏力、头晕和运动失调等。有致畸作用，妊娠早期及哺乳期妇女禁用。

乙胺丁醇（EMB）

人工合成的乙二胺衍生物。口服吸收良好，2～4h血药浓度达峰值，体内分布广泛。$t_{1/2}$为3～4h。主要以原形从尿排泄，肾功能不全者可发生蓄积中毒。

抗菌机制可能是与二价金属离子络合，干扰菌体RNA的合成。对结核分枝杆菌具有较强的抗菌作用，对大多数耐异烟肼和链霉素的结核分枝杆菌仍具抗菌活性。单用可产生耐药性，但较缓慢，与其他抗结核药物无交叉耐药。与其他一线抗结核药联合用于结核分枝杆菌所致的肺结核，结核性脑膜炎等，可增强疗效，延缓耐药性产生。

不良反应常见视物模糊、眼痛、红绿色盲或视力减退。少见畏寒、关节痛、关节表面皮肤发热发紧感。罕见皮疹、发热等过敏反应，以及麻木，针刺感、烧灼痛或手足软弱无力。年幼及有色觉障碍者慎用。

吡嗪酰胺（PZA）

口服易吸收，体内分布广，易透过血脑屏障，1～2h血药浓度达峰值，$t_{1/2}$为8～11h。在肝脏代谢，经肾排泄。对结核分枝杆菌有抑制或杀灭作用，在酸性环境中抗菌作用增强。其单用易产生耐药性，与其他抗结核药无交叉耐药性。现作为一线低剂量、短疗程的三联或四联强化治疗方案中的组合用药与其他抗结核药联合用于非典型的结核分枝杆菌感染及结核病的复治，可缩短疗程并发挥协同作用。不良反应常见肝损害与关节痛等。肝功能不良者禁用。

对氨基水杨酸（PAS）

叶酸合成抑制剂，对结核分枝杆菌只有抑菌作用。其钠盐和钙盐口服吸收快而完全，分布于全身组织、体液及干酪样病灶中，但不易透入脑脊液及细胞内。其抗结核作用弱于异烟肼和链霉素，但耐药性产生较慢，与其他抗结核药合用可以增强疗效、延缓耐药性产生。现作为二线药与其他抗结核病药合用治疗结核病。

不良反应较多，主要为胃肠道反应，表现为厌食、恶心、呕吐、腹泻、胃溃疡和出血等，饭后服用可减轻，必要时可用抗酸药。其他不良反应有肝、肾损害，过敏反应，白细胞减少，血小板减少等。

丙硫异烟胺

异烟酸的衍生物，穿透力较强，可透入全身各组织和体液中，易到达结核病灶内，呈现杀菌作用，对其他抗结核药耐药的菌株仍有效。临床常作为二线药物和其他抗结核药合用于复治患者。胃肠道反应较多，偶致周围神经炎及肝毒性。

二、抗麻风病药

麻风病是由麻风分枝杆菌感染引起的慢性传染性疾病，其病变主要损害皮肤，黏膜和周围神经。中、晚期病变部位可累及眼、耳、鼻、喉、外生殖器及内脏器官如肝、脾等。麻风病很少引起死亡，但可造成肢体残疾或畸形，使患者丧失劳动力。

氨苯砜（DDS）

属砜类化合物，此外，还有苯丙砜、醋氨苯砜，它们均需在体内转化为氨苯砜或乙酰氨苯砜而显效。

【体内过程】

口服吸收迅速而完全。给药后2～8h血药浓度达高峰，氨苯砜可分布于全身体液及组织中，病变皮肤的药物浓度较正常皮肤高数倍。肝脏代谢，经肾排泄，$t_{1/2}$为20～30h。

【抗菌作用与临床应用】

抗菌作用机制与磺胺类相似。用于各型麻风病的首选药，由于麻风病皮肤及神经损害的恢复及瘤型患者细菌消失需较长时间，药物又易产生耐药性，故治疗中应坚持长期和联合用药，以减少或延缓耐药性的产生并缩短疗程。

【不良反应与注意事项】

最为常见的是不同程度的溶血反应，剂量大或葡萄糖 –6– 磷酸脱氢酶缺乏者尤易出现；高铁血红蛋白血症亦较常见。也可出现胃肠道反应、肝损害和剥脱性皮炎。

氯 法 齐 明

对麻风分枝杆菌有弱的杀菌作用，还具有抗感染作用，可阻止麻风结节红斑形成。为联合治疗麻风病的药物之一。不良反应主要为皮肤色素沉着，有时可引起嗜酸性粒细胞性肠炎。

技 能 实 训

抗结核病药概述：

（1）知识要求：每组同学选择一例本课学习的药物，并以选择的药物为中心，叙述出本组同学对抗结核病药的理解。

（2）形式要求：每组同学确定好自己汇报的主题，整理好讲稿，并做成 PPT，下次课进行汇报。

（张晓旭）

项目十四　抗病毒药

【知识目标】

（1）掌握利巴韦林、阿昔洛韦、干扰素、齐多夫定的药理作用、临床应用与不良反应。

（2）熟悉其他抗病毒药的作用特点。

【能力目标】

初步学会分析、解释涉及抗病毒药的处方合理性，具备提供用药咨询服务的能力。

迄今，全世界已发现的病毒超过 3 000 种，而且新的病毒还在不断被发现，其中使人类致病的病毒有 1 200 多种。20 世纪 80 年代以来，科学家新发现重要的人类传染性病毒有人获得性免疫缺陷病毒（HIV）、SARS 冠状病毒、人疱疹 8 型病毒（HHV-8）、埃博拉病毒和高致病性 H_5N_1 禽流感病毒等。有数据显示，超过 60% 的传染病是由病毒感染引起的。

目前，临床应用的抗病毒药的作用机制主要有以下几种类型：

（1）影响病毒入侵。如金刚烷胺与金刚乙胺干扰甲型流感病毒外膜的 M_2 离子通道，以抑制核衣壳释放，阻碍病毒入侵，它们仅用于预防及早期治疗甲型流感病毒引起的流感。

（2）阻止病毒进入细胞。如抗 HIV 药恩夫韦地通过抑制病毒外膜与细胞膜融合，从而干扰 HIV 进入细胞。

（3）影响病毒核酸复制。如阿昔洛韦仅在疱疹病毒感染的细胞内被病毒编码的胸苷激酶磷酸化为单磷酸（ACV-MP）形式，并逐渐被细胞胸苷激酶磷酸化为三磷酸（ACV-TP）活化形式，从而抑制 DNA 多聚酶活性并抑制病毒 DNA 合成，结果使 DNA 链延长终止，从而抑制疱疹病毒 DNA 复制。

（4）抑制病毒蛋白酶。人类免疫缺陷病毒 1 型（HIV-1）编码的蛋白酶在 HIV 复制过程中起关键作用，利托那韦、奈非那韦等可抑制 HIV 蛋白酶活性，可使 HIV 在被感染细胞内生成不成熟、无感染性的病毒颗粒。

多数抗病毒药抗病毒谱较窄，临床疗效有限，往往对宿主细胞具有一定毒性。

一、抗呼吸道病毒药

通过呼吸道途径传染的病毒主要有流行性感冒病毒（流感病毒）、呼吸道合胞病毒等。流感病毒为 RNA 病毒，是流行性感冒（流感）的病原体，包括人类流感病毒和动物流感病毒，人类流感病毒根据核蛋白的抗原性分为甲（A）、乙（B）、丙（C）三型，再根据血凝素（HA）和神经氨酸酶（NA）的抗原性分为不同的亚型。

利巴韦林（病毒唑）

人工合成的鸟苷类衍生物，为广谱抗病毒药，对 DNA 和 RNA 病毒均有抑制作用，在体外具有抑制呼吸道合胞病毒、流感病毒、腺病毒、疱疹病毒、甲型和丙型肝炎病毒等多种病毒生长的作用。用于甲型和乙型流感、呼吸道合胞病毒引起的病毒性肺炎和支气管炎、疱疹、腺病毒肺炎、甲型和丙型肝炎等。

药物吸入给药未见明显不良反应，少数患者口服或静注时有胃肠道反应、白细胞减少等，停药后可恢复正常。长期或大剂量服用对肝功能、血象有影响。有较强的致畸作用。妊娠期妇女及过敏者禁用。哺乳期妇女在用药期间需暂停哺乳。有严重贫血、肝功能异常者慎用。

金刚烷胺

口服易吸收，体内分布广，基本以原形经肾排泄。能特异性抑制甲型流感病毒，影响病毒的吸附、穿入和脱壳过程，还可通过影响血凝素而干扰病毒组装。用于甲型流感病毒感染的预防和治疗，对已发病者可改善症状，还用于抗震颤麻痹。

不良反应有恶心、呕吐、厌食、失眠、头晕及腹痛等反应。大剂量可致共济失调、惊厥等反应。有致畸报道。幼儿、脑血管硬化、癫痫患者、过敏者及妊娠、哺乳期妇女禁用。

奥司他韦

口服后很容易经肠胃道吸收，口服生物利用度可达80%。奥司他韦活性代谢产物奥司他韦羧酸盐是强效的选择性的甲型和乙型流感病毒神经氨酸酶抑制剂。神经氨酸酶是病毒表面的一种糖蛋白，对其进行抑制，可干扰病毒从被感染宿主细胞表面的释放，减少病毒传播。用于预防和治疗甲型和乙型流感病毒导致的流行性感冒，对甲型H_1N_1型流感和高致病性禽流感H_5N_1感染者有防治作用，是目前预防和治疗流感最有效的药物。

不良反应轻微，主要是首次服药后可能会出现一过性的恶心、呕吐，以及失眠、头痛和支气管炎。由于本药可抑制活病毒疫苗的复制，在使用减毒活流感疫苗2周内不得使用，或在使用后48h内不得使用减毒活流感疫苗。

二、抗疱疹病毒药

阿昔洛韦（无环鸟苷）

阿昔洛韦是人工合成的无环鸟苷类似物，为核苷类抗DNA病毒药，对RNA病毒无效。

【体内过程】

嘌呤核苷类化合物，口服吸收差，生物利用度为15% ~ 30%，$t_{1/2}$约3h。血浆蛋白结合率很低，易透过生物膜，体内分布广泛，在脑脊液、水疱液、生殖道分泌物和组织中均可达到治疗浓度。药物部分经肝脏代谢，主要以原形自肾脏排泄。

【药理作用】

具有广谱抗疱疹病毒作用，在感染细胞内经病毒胸苷激酶和细胞激酶催化，生成三磷酸无环鸟苷，抑制病毒DNA多聚酶，阻碍病毒DNA合成与复制，对RNA病毒无效。其活力比碘苷强10倍。比阿糖腺苷强160倍。对单纯疱疹病毒及水痘 – 带状疱疹病毒选择性较高，对乙型肝炎病毒有一定作用，对巨细胞病毒不敏感。

【临床应用】

用于单纯疱疹病毒（HSV）感染治疗的首选药；可局部用于疱疹性角膜炎、单纯疱疹和带状疱疹；静滴可降低疱疹性脑炎死亡率；可预防免疫缺陷和免疫抑制患者（如接受器官移植、化疗者）发生单纯疱疹病毒或水痘 – 带状疱疹病毒感染；与免疫调节剂（α – 干扰素）联合应用治疗乙型肝炎有效。

【不良反应与注意事项】

不良反应较少，滴眼及外用可有局部轻微疼痛，静脉滴注偶见血尿素氮及肌酐水平升高。口服后恶心、呕吐、腹泻，偶有发热、头痛、皮疹等，静脉滴注可致静脉炎、低血压及暂时性肾毒性等反应。过敏者和妊娠期妇女禁用，肾功能不全者慎用。

伐昔洛韦

口服吸收迅速、完全，在体内转化为阿昔洛韦和天然的L– 缬氨酸。主要用于急性带状疱疹和生殖器疱疹的初次发作及抑制生殖器疱疹的复发，肾功能不良和免疫受损者慎用。

泛昔洛韦

喷昔洛韦的前体药物，用于带状疱疹和原发性生殖器疱疹。可以加速伤口愈合，缩短疱疹性神经痛病程，对生殖器疱疹复发症也具有作用，是目前最有效的治疗生殖器疱疹的药物。不良反应较小。

喷昔洛韦

泛昔洛韦的活性代谢物，口服难于吸收，多为外用。用于成人复发性口唇单纯疱疹，可明显加快疼痛的消失和病毒的脱落。

更昔洛韦（丙氧鸟苷）

对单纯疱疹病毒及水痘－带状疱疹病毒的抑制作用与阿昔洛韦相似，对巨细胞病毒较阿昔洛韦强。多采用静脉滴注给药。用于免疫缺陷患者（包括艾滋病患者）并发巨细胞病毒视网膜炎的诱导期和维持期治疗；使用免疫抑制剂的器官移植患者、接受化疗肿瘤患者预防巨细胞病毒感染；巨细胞病毒血清试验阳性的艾滋病患者预防发生巨细胞病毒疾病。主要不良反应为骨髓抑制，也可发生中枢神经系统毒性反应。

碘苷（疱疹净）

碘化胸腺嘧啶衍生物。可抑制单纯疱疹病毒、水痘－带状疱疹病毒，对 RNA 病毒无效。作用机制是可竞争性抑制胸苷酸合成酶，使 DNA 合成受阻。药物仅局部应用治疗单纯疱疹病毒引起的急性疱疹性角膜炎及其他疱疹性眼病，对慢性溃疡性实质层疱疹性角膜炎疗效较差，对疱疹性虹膜炎无效。不良反应有局部刺痛、痒、轻微水肿等，偶见过敏反应，长期应用可出现角膜混浊或染色小点等。

三、抗肝炎病毒药物

干 扰 素

机体细胞在病毒感染或其他诱导剂的刺激下产生的一类细胞因子。目前临床大量应用基因重组技术生产的 α－干扰素。干扰素具有广谱抗病毒作用，主要抑制病毒蛋白合成、转录、装配和释放，对 RNA 和 DNA 病毒均有效，还具有调节免疫、抑制细胞增殖和抗恶性肿瘤的作用。口服无效，可皮下、肌内或静脉注射。用于各型慢性病毒性肝炎（乙、丙、丁型），治疗期间病毒复制指标暂时下降或消失，停药后又出现。用于多种病毒感染性疾病，如慢性肝炎、疱疹性角膜炎、带状疱疹等，另外还广泛用于肿瘤的治疗。

不良反应常见倦怠、头痛、肌痛、全身不适，偶见可逆性骨髓抑制、肝功能障碍，停药后可恢复，大剂量可出现共济失调，精神失常等。过敏者、肾功能不良、自身免疫性肝炎、肝功能失代偿、骨髓功能抑制患者及妊娠期妇女禁用。

阿 舒 瑞 韦

丙肝病毒 NS3/4A 丝氨酸蛋白酶复合体抑制剂，NS3/4A 酶复合体负责产生丙肝病毒多聚蛋白，形成病毒复制所需的成熟病毒蛋白。主要与达拉他韦联合用于成人慢性丙型肝炎。最常见的不良反应有头痛和疲劳，偶有转氨酶升高。过敏者、中度或重度肝损害、失代偿性肝病者禁用。

达 拉 他 韦

丙肝病毒 NS5A 抑制剂，NS5A 是一种多功能蛋白，是丙肝病毒复制复合体的基本组成部分。主要与其他药物联合，用于成人慢性丙型肝炎病毒感染，不得作为单药治疗。多数不良反应较轻。过敏者禁用。

四、抗人类免疫缺陷病毒药

人类免疫缺陷病毒（HIV）是引起艾滋病（AIDS）的病原体。抗 HIV 药物主要通过抑制逆转录酶或 HIV 蛋白酶发挥作用，可分为核苷逆转录酶抑制剂、非核苷逆转录酶抑制剂和蛋白酶抑制剂。现有的抗 HIV 药物不能清除 HIV，只能抑制病毒的复制，将病毒载量降低，一定程度地恢复患者的免疫功能，延长患者的生命。

（一）核苷逆转录酶抑制剂

齐多夫定（AZT）

胸腺嘧啶核苷衍生物。作用机制是竞争性抑制 HIV-1 逆转录酶，阻碍前病毒 DNA 合成，并掺入到正在合成的 DNA 中，终止病毒 DNA 链的延长，抑制 HIV 复制。用于 AIDS 的首选药，可减轻或缓解 AIDS 及其相关综合征。

不良反应主要为骨髓抑制，发生率与剂量和疗程有关，也可出现喉痛、无力、发热、恶心、头痛、皮疹、失眠、肝功能异常等。

拉米夫定（3TC）

胞嘧啶类似物，经被动扩散进入细胞内，在细胞内竞争性抑制乙型肝炎病毒脱氧核糖核酸多聚酶，并引起DNA链延长反应终止，是目前治疗HBV感染最有效的药物之一。还可抑制HIV逆转录酶而发挥抗HIV作用，能有效地对抗对齐多夫定产生耐药性的HIV。在体内外均具显著抗HIV-1活性。用于伴有丙氨酸氨基转移酶升高和病毒活动复制的、肝功能代偿的成年慢性乙型肝炎；与其他抗逆转录病毒药物联合，用于HIV感染的成人和儿童。不良反应主要为头痛、失眠、疲劳和胃肠道不适等。

扎西他滨

脱氧胞苷衍生物，与多种其他抗HIV感染药物有协同抗HIV-1作用。可有效治疗HIV感染，单用时疗效不如齐多夫定。多与齐多夫定和一种蛋白酶抑制剂三药合用，用于AIDS和AIDS相关综合征，也可与齐多夫定合用治疗临床状态恶化的HIV感染患者。主要不良反应是剂量依赖性外周神经炎，发生率为10%～20%，但停药后能逐渐恢复。

（二）非核苷逆转录酶抑制剂

奈韦拉平（NVP）、地拉韦定（DLV）

非核苷类逆转录酶抑制剂，可直接抑制HIV-1逆转录酶，但对HIV-2的DNA聚合酶无活性。安全性和耐受性好，对齐多夫定耐药株有效。单独使用易产生耐药性，常与核苷逆转录酶抑制剂和蛋白酶抑制剂合用，可协同抑制HIV复制。本类药物均口服给药，有较好的口服生物利用度。主要不良反应为皮疹，亦可出现头痛、腹泻、转氨酶升高等。

（三）蛋白酶抑制剂

在HIV增殖周期后期，Gag和Gag-Pol基因产物被翻译成蛋白前体，形成无感染性的未成熟病毒颗粒，HIV编码的蛋白酶能催化此蛋白前体裂解，形成最终结构蛋白而使病毒成熟。因此，蛋白酶是HIV复制过程中产生成熟感染性病毒所必需的。蛋白酶抑制剂有利托那韦、奈非那韦、沙奎那韦等，通过抑制HIV蛋白酶阻止前体蛋白裂解，导致未成熟的非感染性病毒颗粒堆积，从而产生抗病毒作用，可有效对抗HIV。本类药物与其他抗艾滋病药联合使用，可显著减少AIDS患者的病毒量，减慢其临床发展，并减少药物的不良反应。

技 能 实 训

抗病毒药概述：

（1）知识要求：每组同学选择一例本课学习的药物，并以选择的药物为中心，叙述出本组同学对抗病毒药的理解。

（2）形式要求：每组同学确定好自己汇报的主题，整理好讲稿，并做成PPT，下次课进行汇报。

（张晓旭）

项目十五 抗真菌药

【知识目标】

（1）掌握灰黄霉素、两性霉素 B、氟康唑的药理作用、临床应用与不良反应。
（2）熟悉其他抗真菌药的作用特点。

【能力目标】

初步学会分析、解释涉及抗病毒药的处方合理性，具备提供用药咨询服务的能力。

真菌所致感染一般分为深部感染和浅部感染两类。浅部感染常由各种癣菌引起，主要侵犯皮肤、毛发、指（趾）甲、口腔或阴道黏膜等，引起手足癣、体癣、甲癣、头癣等。浅部真菌感染发病率高，危险性小。深部感染通常由白念珠菌、新型隐球菌、粗球孢子菌、荚膜组织胞质菌等引起，主要侵犯内脏器官和深部组织，发病率虽低，但危害性大，常可危及生命。近年来由于广谱抗生素、免疫抑制剂、肾上腺皮质激素等广泛应用，特别是艾滋病的传播，导致机体免疫力低下，使深部真菌感染发病率呈上升趋势。常用抗真菌药可分为抗深部真菌药、抗浅部真菌药和广谱抗真菌药。

一、抗浅部真菌药

灰 黄 霉 素

灰黄霉素是由灰黄青霉提取出来的代谢产物，属于抗真菌抗生素。灰黄霉素抗生素类抗真菌药还有克念菌素、曲古霉素等。

【体内过程】

药物为脂溶性，口服易吸收，油脂类食物可促进其吸收，吸收后分布于各组织中。皮肤、脂肪和毛发等组织含量较高，能渗入并可沉积于皮肤的角质层及毛发、指（趾）甲新生的角质部分。

【抗真菌作用与临床应用】

该类药物化学结构与鸟嘌呤类似，通过竞争性抑制鸟嘌呤代谢而干扰敏感菌的 DNA 合成和有丝分裂。其渗入并沉积于皮肤的角质层及毛发、指（趾）甲新生的角质部分，抵抗真菌的入侵，导致新长出的头发、指甲无癣菌感染。当有真菌染的角质蛋白代谢脱落后，取代的新组织为正常组织。灰黄霉素对皮肤癣菌属、小孢子菌属、毛癣菌属等具有较强的抑制作用，对细菌及深部真菌感染无效。药物不易透过表皮角质层，外用无效。

用于由小孢子菌属、皮癣菌属和毛癣菌属等引起的头癣、体癣、股癣、甲癣等。

【不良反应与注意事项】

不良反应常见有头痛、肝毒性、胆汁郁积性黄疸、剥脱性皮炎、红斑性狼疮样综合征、光敏反应、皮肤潮红、瘙痒或色素沉着。偶见白细胞减少症、中性粒细胞减少症等。此外，还可诱导肝药酶，增加口服避孕药的代谢速率。动物实验证明药物有致畸作用。过敏者及妊娠期妇女禁用。

特 比 萘 芬

特比萘芬属丙烯胺类抗真菌药，主要通过抑制真菌合成麦角固醇的关键酶——角鲨烯环氧酶，引起麦角固醇合成受阻，导致真菌细胞膜的屏障功能受损而产生抗真菌活性。特比萘芬脂溶性高，口服吸收良好，主要分布于脂肪、皮肤、毛发、汗腺等部位。其对浅部真菌有强效杀菌作用，对念珠菌仅有抑制作用，特点是起效快、疗效高、复发少、毒性低。用于皮肤癣菌引起的体癣、股癣、手癣、足癣和甲癣等，也可用于念珠菌（白色念珠菌等）引起的皮肤酵母菌感染。主要不良反应为胃肠道反应，也可出现过敏反应。

二、抗深部真菌药

两性霉素 B（庐山霉素）

两性霉素 B 属多烯类抗真菌药，因具有嗜脂性和嗜水性两种特性而得名。

【体内过程】

口服、肌注均难吸收，且刺激性大，故采用静脉滴注给药，不易透过血脑脊液屏障。主要在肝脏代谢，代谢产物及约 5% 的原形药缓慢由尿液中排出。

【抗真菌作用】

多烯类可与真菌细胞膜上的麦角固醇结合，使细胞膜上形成微孔，从而改变细胞膜的通透性，引起细胞内重要物质（K^+、核苷酸、氨基酸等）外漏，无用物或对其有毒物质内渗，导致真菌死亡。细菌的细胞膜不含麦角固醇，故对细菌无作用。本类药损伤真菌细胞膜，使其他药物更易进入真菌细胞内，因此与其他抗真菌药如氟胞嘧啶或唑类抗真菌药合用可出现协同作用。

两性霉素 B 具有广谱抗真菌活性和强大的杀真菌作用，对多种深部感染真菌如念珠菌属、隐球菌属、孢子丝菌属、暗色真菌、曲霉属、毛霉目、双相真菌等具有强大的抗菌作用，对其天然耐药的真菌有赛多孢霉属、镰刀菌属、土曲霉、偶尔黄曲霉、白吉利毛孢子菌、季也蒙念珠菌、葡萄牙念珠菌等。

【临床应用】

目前仍是治疗深部真菌感染的首选药，用于敏感真菌所致的深部真菌感染，如败血症、心内膜炎、脑膜炎（隐球菌及其他真菌）、腹腔感染（包括与透析相关者）、肺部感染、尿路感染和眼内炎等。局部应用可治疗眼科、皮肤科及妇科真菌病。

【不良反应与注意事项】

不良反应十分常见高热、寒战；常见头痛、疲乏、嗜睡、惊厥、全身酸痛；偶见周围神经炎、蛋白尿、管型尿、肾结石，几乎所有患者在疗程中均可出现不同程度的肾功能损害，尿液中可出现红细胞、白细胞、蛋白和管型、血尿素氮和血肌酐增高，肌酐清除率降低，也可引起肾小管性酸中毒。少见急性肝衰竭、急性肝细胞坏死、低钾血症。静脉滴注过程中或静滴后可发生寒战、高热、严重头痛，有时可出现血压下降、眩晕等；药液外渗可引起血栓性静脉炎。

氟 胞 嘧 啶

氟胞嘧啶为人工合成的抗深部真菌药。其进入真菌细胞内，在真菌细胞内的胞嘧啶脱氨酶作用下，转变为活性产物氟尿嘧啶，与尿嘧啶结构相似，进而可取代 RNA 中的尿嘧啶，干扰蛋白质的合成，同时可以阻断胸腺嘧啶合成酶，从而抑制 DNA 合成，导致真菌受到抑制而死亡。用于念珠菌属心内膜炎、隐球菌属脑膜炎、念珠菌属或隐球菌属真菌败血症、肺部感染和尿路感染，单独应用易产生耐药性，主要与两性霉素 B 合用。易透过血脑屏障，对隐球菌性脑膜炎疗效较好。

不良反应偶见肝脏氨基转移酶一过性升高、肝肿大、肝细胞坏死、肝炎、碱性磷酸酶升高、血清胆红素升高、接触性皮炎、骨髓造血功能抑制、再生障碍性贫血、暂时性神经精神异常。少见皮疹、脱发、嗜酸性粒细胞增多、白细胞或血小板计数减少。

卡 泊 芬 净

卡泊芬净属棘白菌素类抗真菌药，通过抑制真菌细胞 β-1,3-D- 葡聚糖合成酶，造成真菌细胞壁中 β-

葡聚糖含量减少，引起细胞壁结构破坏，最终导致菌体破裂、死亡。卡泊芬净抗菌谱较广，对多种致病性曲霉菌属和念珠菌属真菌具有抗菌活性，抗菌活性较强。哺乳动物细胞中不存在 β-1,3-D- 葡聚糖，药物对宿主细胞无影响。用于对其他药物治疗无效或不能耐受的侵袭性曲霉菌病；也可用于念珠菌所致的食管炎、菌血症、腹腔内脓肿、腹膜炎及胸膜腔感染。

不良反应常见发热、皮疹、皮肤潮红、瘙痒、水肿、静脉炎、支气管痉挛、腹胀、腹泻、脱水等。少见肝脏氨基转移酶升高、碱性磷酸酶升高、蛋白尿。

三、广谱抗真菌药

唑类抗真菌药属于广谱抗真菌药，主要通过抑制真菌细胞膜重要成分麦角固醇的合成，使细胞膜屏障作用障碍而发挥抗真菌作用；此外，还可损伤真菌细胞内一些酶的功能，同样使真菌细胞受到抑制或者死亡。本类药物还可抑制真菌的过氧化酶，使真菌细胞内过氧化物堆积，导致真菌细胞死亡。唑类抗真菌药根据化学结构又可分为咪唑类和三唑类两类。

酮 康 唑

酮康唑属咪唑类广谱抗真菌药，对各种浅部和深部真菌均有抗菌活性，现已禁止口服。其能增加真菌细胞膜通透性，抑制真菌生长。用于浅表和深部真菌感染，尤其可用于经灰黄霉素治疗无效或对灰黄霉素呈现过敏及难以耐受的患者，或顽固性有皮损的体癣、股癣和足癣；也可用于真菌性败血症、肺炎等。不良反应常见发热、寒战、畏寒、抑郁。偶见头痛、失眠、皮疹、瘙痒、贫血、白细胞减少、血小板计数减少、尿频、尿道烧灼感等。最严重的毒性反应为肝毒性，主要表现为乏力、黄疸、深色尿液、粪便色白、肝脏氨基转移酶一过性升高、急性肝萎缩或坏死甚至死亡。

氟 康 唑

三唑类广谱抗真菌药。

【体内过程】

三唑类广谱抗真菌药。口服易吸收，体内分布较广，可通过血脑屏障，主要以原形经肾排泄。

【抗真菌作用与临床应用】

抗菌谱、作用机制与酮康唑相似。抗菌活性比酮康唑强 10～20 倍。对白色念珠菌、新型隐球菌及多种皮肤癣菌均有明显抑菌活性。用于念珠菌病，骨髓移植患者接受细胞毒类药或放射治疗时预防念珠菌感染的发生；隐球菌病，作为两性霉素 B 联合氟胞嘧啶初治后的维持治疗药物；球孢子菌病；接受化疗、放疗和免疫抑制治疗患者的预防治疗；可替代伊曲康唑用于芽生菌病和组织胞浆菌病的治疗。

【不良反应与注意事项】

不良反应常见视觉障碍、视觉光刺激感、视物模糊、头痛、口干、剥脱性皮炎，可出现一过性的血尿素氮、肌酐及转氨酶升高。某些患者尤其伴有严重基础疾病（艾滋病和肿瘤）者，可能出现肾功能异常。哺乳期妇女与儿童、过敏者禁用。妊娠期妇女慎用。

技 能 实 训

抗真菌药概述：

（1）知识要求：每组同学选择一例本课学习的药物，并以选择的药物为中心，叙述出本组同学对抗真菌药的理解。

（2）形式要求：每组同学确定好自己汇报的主题，整理好讲稿，并做成 PPT，下次课进行汇报。

（张晓旭）

项目十六　抗寄生虫药

寄生虫病的种类很多，主要分为原虫和蠕虫两大类，我国寄生虫病种类达60余种。

任务一　抗疟药

【知识目标】

（1）掌握氯喹、青蒿素、伯氨喹、乙胺嘧啶的药理作用、临床应用与不良反应。
（2）熟悉其他抗疟药的作用特点。

【能力目标】

初步学会分析、解释涉及抗疟药的处方合理性，具备提供用药咨询服务的能力。

疟疾是由疟原虫引起，以雌性按蚊为主要媒介传播的一种寄生虫传染病，临床上表现为周期性定时性发作的寒战、高热、出汗和脾肿大、贫血等为特征。感染人体的疟原虫主要有4种：间日疟原虫、卵形疟原虫（引起间日疟，48h发作1次）、三日疟原虫（引起三日疟，72h发作1次）以及恶性疟原虫（引起恶性疟，每48h发作1次或呈弛张热）。一般情况下，三日疟症状较轻，而恶性疟症状较重且死亡率高。

抗疟药是一类用于防治疟疾的药物。在抗疟药中，目前还没有一种能对疟原虫生活史的每一个环节都有杀灭作用的药物。因此，必须熟悉各种抗疟药物对疟原虫生活史的不同环节的作用，以便准确选择药物，达到控制症状、预防或根治的目的。

一、疟原虫生活史及抗疟药的作用环节

疟原虫的生活史可分为在人体内的无性增殖阶段和在雌性按蚊体内的有性生殖阶段，见图16-1。

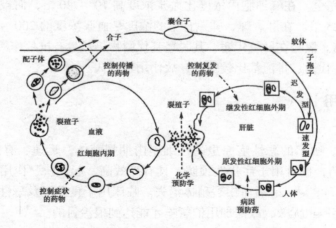

图 16-1　疟原虫生活史及抗疟药作用环节

（一）疟原虫在人体内发育（无性增殖阶段）

1.原发性红细胞外期

携带疟原虫的按蚊叮咬人时，会将其唾液内的子孢子输入人体内，经血液潜入肝细胞，在肝细胞内进

行裂体增殖。经 10 ~ 14d 后肝细胞被胀裂，释放出大量裂殖子。此期无症状，是疟疾的潜伏期。乙胺嘧啶对此期疟原虫有效，因此可作为病因性预防药。

2. 继发性红细胞外期

间日疟原虫和卵形疟原虫的子孢子具有遗传学上不同的两种类型，即速发型子孢子和迟发型子孢子。在原发性红外期，速发型子孢子迅速完成裂体增殖，从肝细胞释放入血。而迟发型子孢子在侵入肝脏后，可进入数个月或年余的休眠期成为休眠子，然后可再被激活，完成红细胞外期的裂体增殖，侵入红细胞，引起疟疾的复发。迟发型子孢子产生的继发性红细胞外期是引起疟疾复发的根源。伯氨喹对此期疟原虫有较强的杀灭作用，有根治间日疟的作用。因恶性疟无继发性红细胞外期，故不会复发。

3. 红细胞内期

原发性红细胞外期释放出的大量裂殖子进入红细胞后，先发育成为滋养体再形成裂殖体，最后胀破红细胞，释出大量裂殖子及其代谢物，再加上红细胞破坏产生大量的变性蛋白，刺激机体引起寒战、高热等临床症状。红细胞内释放出的裂殖子又再进入其他红细胞进行发育。如此周而复始，每完成一个无性增殖周期，就引起一次症状发作。氯喹、奎宁、青蒿素等对此期疟原虫有很强杀灭作用，可作为控制疟疾症状的药物。

（二）疟原虫在按蚊体内发育（有性生殖阶段）

1. 配子体的形成

红细胞内疟原虫经裂体增殖 3 ~ 4 代后，其中部分裂殖子就发育为雌、雄配子体。

2. 子孢子的形成

按蚊吸取患者血液后，雌雄配子体可在蚊虫体内进行有性生殖，两者结合为合子，进一步发育成子孢子，移行至唾液腺内，当蚊虫叮咬人时将疟原虫传染给人，成为疟疾流行传播的根源。伯氨喹能杀灭配子体，故可控制疟疾的流行和传播；乙胺嘧啶能随血液进入蚊体内，抑制配子体在蚊体内的发育，防治疟疾的传播。

二、常用抗疟药

（一）主要用于控制症状的抗疟药

氯　喹

人工合成的 4- 氨基喹啉类衍生物。

【体内过程】

口服后在肠道吸收快而完全。在红细胞内浓度比血浆浓度高 10 ~ 20 倍，而被疟原虫入侵的红细胞内药物浓度又是正常红细胞的 25 倍。在肝、脾、肺、肾中的浓度是血浆浓度的 200 ~ 700 倍。在脑组织中的浓度是血浆浓度的 10 ~ 30 倍。氯喹在肝脏代谢，其脱羟基代谢物仍然具有抗疟作用。少部分以原形经肾脏排泄。因氯喹在组织内贮存、代谢、排泄都比较缓慢，故作用较持久。

【药理作用与临床应用】

1. 抗疟作用

能杀灭间日疟、三日疟、敏感的恶性疟原虫的红细胞内期裂殖体，迅速、有效地控制疟疾的临床症状，是控制疟疾症状的首选药，也可用于症状性预防。具有疗效高、起效快、作用持久等特点。一般服药 24 ~ 48h 后体温可降至正常，48 ~ 72h 后血中裂殖体消失。临床用于良性疟及恶性疟的急性发作，能很好控制症状。但对红细胞外期疟原虫无效，故需加用伯氨喹才能达到根治目的。

2. 抗肠外阿米巴作用

在肝中药物浓度高，有利于杀灭肝内阿米巴原虫，适用于甲硝唑无效或有使用禁忌的阿米巴肝脓肿，但需加用抗肠内阿米巴病药，彻底消除肠内阿米巴原虫，防止复发。

3. 免疫抑制作用

大剂量能抑制免疫功能，可用于自身免疫性疾病，对类风湿性关节炎、系统性红斑狼疮等疾病有一定疗效。

【不良反应与注意事项】

用于疟疾时不良反应少，可有头晕、头痛、胃肠不适及皮疹等，停药后可自行消失。长期大剂量用药可引起视力障碍，用药过程中应定期进行眼科检查，以防视力受损。少数患者可致精神失常、阿斯综合征、肝肾损害。因有致畸作用，妊娠期妇女禁用。肝、肾功能不全及心脏病者慎用。

奎　宁

奎宁又称金鸡纳霜，是从茜草科植物金鸡纳树皮中提取所得的一种生物碱，属喹啉类衍生物。

【药理作用与临床应用】

能杀灭红细胞内期疟原虫，控制疟疾症状，不作为控制症状的首选药。优点是极少产生耐药性，且与氯喹之间无交叉耐药性。主要用于耐氯喹或对多种抗疟药耐药的恶性疟，尤其是严重的脑型疟。

【不良反应与注意事项】

常见的不良反应主要有金鸡纳反应，表现为耳鸣、头痛、恶心、呕吐、视力及听力减退等症状，重者可产生暂时性耳聋，停药后一般都可恢复。极少数人可发生特异质反应，引起急性溶血、肾衰竭。奎宁还能降低心肌收缩力、延长不应期、减慢传导，心脏病者慎用。妊娠期妇女禁用。

青 蒿 素

我国科学家从菊科植物黄花蒿及其变种大头黄花蒿中提取的一种新型的倍半萜内酯类过氧化物。因其对耐氯喹虫株感染有效，青蒿素受到国内外广泛重视，为世界卫生组织所推荐。

【体内过程】

口服吸收迅速，给药 1h 后血药浓度达峰值。药物可全身分布，尤以肝、肾组织中药物浓度高，能透过血脑脊液屏障。代谢与排泄快，有效血药浓度维持时间短，不易彻底杀灭疟原虫，故复发率较高，需反复给药。

【药理作用】

能快速、有效杀灭各种红细胞内期疟原虫，但对红细胞外期疟原虫无效。其作用机制尚未完全清楚，可能与血红素或 Fe^{2+} 催化青蒿素形成自由基破坏疟原虫表膜和线粒体结构，导致虫体死亡有关。

【临床应用】

主要用于间日疟和恶性疟，特别对耐氯喹虫株感染及抢救脑型疟疾有良效。近年来发现疟原虫对青蒿素也出现了耐药性，与乙胺嘧啶等药物合用可延缓耐药性的产生。

【不良反应与注意事项】

不良反应少见，少数患者有轻度恶心、呕吐、腹泻、四肢麻木和心动过速，偶有血清转氨酶轻度升高。注射部位较浅时易引起局部疼痛和硬块，宜作深部肌内注射。大剂量可使动物致畸，故妊娠期妇女慎用。

青 蒿 琥 酯

青蒿素的水溶性衍生物，可口服、静脉、肌肉、直肠等多种途径给药。能杀灭红细胞内期的裂殖体。具有高效、速效、低毒等特点。主要用于耐氯喹的恶性疟及各种危重型疟疾的抢救。过量可致网织红细胞一过性降低，动物毒理实验显示有胚胎毒性作用，妊娠妇女禁用。

蒿 甲 醚

青蒿素的脂溶性衍生物，溶解度较大，性质稳定，可制成油注射剂肌注或油丸口服。其抗疟活性比青蒿素强 10 ~ 20 倍，近期复发率比青蒿素低，与伯氨喹合用可进一步降低复发率。不良反应少，偶见四肢麻木感和心动过速。动物实验大剂量用药时曾见骨髓抑制和肝损害，并有胚胎毒性作用。

（二）主要用于控制复发和传播的抗疟药

伯 氨 喹

人工合成的 8- 氨喹啉类衍生物。

【体内过程】

口服吸收快速而完全，生物利用度高。主要分布在肝脏，其次为肺，脑和心脏组织。大部分代谢为无活性产物。由于伯氨喹代谢、排泄均较快，血中浓度维持时间短，需反复多次给药。

【药理作用与临床应用】

对良性疟的红细胞外期及各型疟原虫的配子体均有很强的杀灭作用，是目前控制复发及传播的首选药。对红细胞内期疟原虫作用弱，对恶性疟红细胞内期疟原虫无效，因此不能控制症状发作，需与氯喹合用。疟原虫对此药很少产生耐药性。

【不良反应与注意事项】

药物毒性较大，治疗量可引起头晕、恶心、呕吐、腹痛、发绀等不良反应。葡萄糖 -6- 磷酸脱氢酸缺乏者可发生急性溶血性贫血和高铁血红蛋白血症。葡萄糖 -6- 磷酸脱氢酸缺乏者禁用。妊娠期妇女及肝、肾功能不全者慎用。

（三）主要用于病因性预防的抗疟药

乙 胺 嘧 啶

非喹啉类抗疟药。

【体内过程】

口服吸收慢但较为完全。6h 内血药浓度达到高峰。主要分布在肾、肺、肝、脾等器官及红细胞、白细胞内。能够通过胎盘，也可由乳汁排泄。经肾脏缓慢排泄，半衰期为 80 ~ 100h。服药后 5 ~ 7d 内有 10% ~ 20% 的原形物经肾脏排泄，作用可持续 30d 以上。

【药理作用与临床应用】

作用机制是抑制疟原虫的二氢叶酸还原酶，使二氢叶酸不能还原成四氢叶酸，从而影响核酸的合成，最终导致疟原虫失去繁殖能力。与磺胺类或砜类合用，可对叶酸合成起双重阻断作用，增强疗效，减少耐药性的产生。

对恶性疟及良性疟的原发性红细胞外期有抑制作用，是病因性预防的首选药。对红细胞内期的未成熟裂殖体也有抑制作用，但对已成熟的裂殖体则无效。起效慢，常需在用药后第二个无性增殖期才能显效。不能直接杀灭配子体，但含药血液随配子体被按蚊吸入后，可阻止疟原虫在蚊体内的有性生殖，起到控制传播的作用。

【不良反应与注意事项】

毒性低，较安全。长期大剂量服药可能干扰人体叶酸代谢，引起叶酸缺乏症或导致巨幼细胞贫血，及时停药可自行恢复。药物略带甜味，易被儿童误服而中毒，表现为恶心、呕吐、发热、发绀、惊厥，甚至死亡，故应妥善保管。长期应用应检查血象。肾功能不全者慎用。妊娠期妇女、哺乳期妇女禁用。

磺胺类和砜类

二者皆为二氢叶酸合成酶抑制剂，能竞争性抑制疟原虫利用 PABA 合成二氢叶酸，减少核酸的合成，从而抑制疟原虫的生长繁殖。主要抑制红细胞内期疟原虫，单用效果较差，常与乙胺嘧啶等二氢叶酸还原酶抑制剂合用增强疗效。

（张晓旭）

任务二 抗阿米巴病药、抗滴虫病药、抗血吸虫病药与抗丝虫病药

【知识目标】

（1）掌握甲硝唑的药理作用、临床应用与不良反应。

（2）熟悉其他抗阿米巴病药、抗滴虫病药、抗血吸虫病药与抗丝虫病药的作用特点。

【能力目标】

初步学会分析、解释涉及抗阿米巴病药、抗滴虫病药、抗血吸虫病药与抗丝虫病药的处方合理性，具备提供用药咨询服务的能力。

一、抗阿米巴病药

阿米巴病是由溶组织阿米巴原虫引起的寄生虫病。根据感染部位的不同分为肠内阿米巴病和肠外阿米巴病。溶组织阿米巴原虫有两个发育时期：包囊时期和滋养体时期。包囊是其传播的根源，对药物不敏感；滋养体为致病因子，侵入肠壁引起急、慢性阿米巴痢疾，也可随肠壁血液或淋巴液迁移至肠外组织（肝、肺、脑等）引起肠外阿米巴病（如阿米巴肝脓肿等）。现有的抗阿米巴病药主要作用于滋养体，而对包囊无直接作用。

（一）抗肠内、肠外阿米巴病药

甲硝唑（灭滴灵）

甲硝唑为人工合成的 5- 硝基咪唑类化合物。

【体内过程】

口服吸收迅速而完全，生物利用度高，给药 1 ~ 3h 后血药浓度达峰值，血浆蛋白结合率约 20%。体内分布广，能渗入全身组织和体液，可通过胎盘屏障和血脑屏障，脑脊液中可达有效药物浓度。有效血药浓度可维持 12h，$t_{1/2}$ 为 8 ~ 10h。主要在肝脏代谢，经肾脏排泄，部分经乳汁排泄。

【药理作用与临床应用】

1.抗阿米巴原虫作用

对肠内及肠外阿米巴滋养体都有强大的杀灭作用，是急、慢性阿米巴痢疾和肠外阿米巴病的首选治疗药。但因甲硝唑在肠腔内浓度偏低，故在治疗阿米巴痢疾时用甲硝唑控制症状后，需加用抗肠内阿米巴病药如卤化喹啉类等继续治疗，以减少复发。

2.抗滴虫作用

对阴道滴虫有直接杀灭作用，是治疗阴道滴虫病的首选药。口服后可分布于阴道分泌物、精液和尿液中，故对女性和男性泌尿生殖道滴虫感染都有效，夫妇同治可提高疗效。

3.抗厌氧菌作用

对厌氧性革兰阳性菌、革兰阴性杆菌和球菌都有强大的抗菌作用，脆弱杆菌对其较敏感。长期应用不易导致二重感染。主要用于防治口腔、盆腔、腹腔内厌氧菌感染及败血症、气性坏疽等，是治疗厌氧菌感染的首选药。

4.抗贾第鞭毛虫作用

治疗贾第鞭毛虫感染的最有效药物。

【不良反应与注意事项】

一般较轻微。常见不良反应有恶心、呕吐、食欲减退、上腹部不适、腹痛、腹泻等胃肠道反应。极少数病人出现眩晕、惊厥、共济失调和肢体感觉异常等神经系统症状，一旦出现，应立即停药。可干扰乙醇代谢，导致急性乙醛中毒。还可能引起过敏、白细胞减少、口腔金属味、致畸致癌等。妊娠期妇女、哺乳期妇女禁用。

奥 硝 唑

新型硝基咪唑类衍生物，药物及其中间代谢产物均有活性，作用于厌氧菌、阿米巴原虫、贾第鞭毛虫和阴道毛滴虫细胞 DNA，使其螺旋结构断裂或者阻断其转录复制而致死。不良反应为轻度胃部不适、口中异味、头痛及困倦，偶尔出现眩晕、颤抖、四肢麻木、痉挛、皮疹。

（二）抗肠内阿米巴病药

二 氯 尼 特

二氯乙酰胺类衍生物，常用其糠酸酯。

【体内过程】

口服后大部分在肠腔或肠黏膜内水解，1h 后血药浓度达峰值，药物经尿迅速排泄。

【药理作用与临床应用】

口服后主要靠其未吸收部分杀灭阿米巴原虫，对于无症状或仅有轻微症状的排包囊者有良好疗效，是目前最有效的杀包囊药。对慢性阿米巴痢疾也有效，对肠外阿米巴病疗效差。

【不良反应与注意事项】

偶尔出现呕吐和皮疹等。大剂量时可致流产，但未见致畸作用。

卤化喹啉类

卤化喹啉类包括喹碘方、氯碘羟喹、双碘喹啉等。本类药物口服吸收较少，在肠腔中浓度较高，能有效地杀灭肠腔内的阿米巴滋养体。可用于轻型、慢性阿米巴痢疾和无症状排包囊者。对急性阿米巴痢疾患者可与甲硝唑、依米丁合用，以提高根治率。对肠外阿米巴病无效。毒性较小，主要不良反应是腹泻，其次是恶心、呕吐和甲状腺轻度肿大，个别患者会产生碘过敏反应。大剂量长期应用可引起严重的视觉障碍。

（三）抗肠外阿米巴病药

依米丁、去氢依米丁

依米丁是茜草科植物吐根中提取的生物碱，又称吐根碱，其脱氢衍生物去氢依米丁，抗阿米巴作用更强。两药对阿米巴滋养体有直接杀灭作用。依米丁刺激性很强，口服可致呕吐，只能深部肌内注射，另外，对心肌有严重毒性。药物仅用于病情严重而且甲硝唑疗效不佳的急性阿米巴痢疾和肠外阿米巴病。用药时需有医护人员的严密监护。

氯 喹

氯喹为抗疟药，也有杀灭阿米巴滋养体的作用。口服后吸收迅速完全，分布到肝、肺、肾、脾等浓度比血浆浓度高数百倍，很少分布在肠壁组织，故对阿米巴肝脓肿和肺脓肿有效，而对阿米巴痢疾无效。仅用于甲硝唑无效或不宜用甲硝唑的阿米巴肝炎或肝脓肿，应同时与抗肠内阿米巴病的药物合用，以防复发。

二、抗滴虫病药

滴虫病主要是由阴道毛滴虫所致的滴虫性阴道炎、尿道炎和前列腺炎，多数通过性接触而传染。目前认为甲硝唑是治疗滴虫病最有效、安全、经济的药物，也可使用其他同类药物，如替硝唑、尼莫唑、奥硝唑等。对甲硝唑耐药的滴虫感染时，可考虑改用乙酰胂胺局部给药。

乙 酰 胂 胺

乙酰胂胺为五价胂剂，其复方制剂称滴维净。外用有杀灭阴道滴虫作用。治疗时先用低浓度（1:5 000）的高锰酸钾溶液冲洗阴道，然后将乙酰胂胺片剂放入阴道穹隆部，直接杀灭滴虫。药物有一定的局部刺激作用，可使阴道分泌物增多。

三、抗血吸虫病药

血吸虫为寄生于人体内的一类蠕虫，对人体的损害主要由虫卵引起。

吡 喹 酮

吡嗪异喹啉衍生物，为广谱的抗吸虫药和驱绦虫药。

【体内过程】

口服吸收迅速而完全，1 ~ 2h 达血药浓度峰值，经肝脏代谢，药物本身及代谢物经肾排泄，体内无蓄积作用，$t_{1/2}$ 为 1.0 ~ 1.5h。晚期血吸虫病患者，因肝功能减退，$t_{1/2}$ 会明显延长。

【药理作用与临床应用】

1. 抗血吸虫病

能杀灭各种血吸虫，对成虫作用强，对童虫作用较弱，是高效、低毒、短程、广谱、可口服的抗血吸虫病药。作用机制：药物增强虫体表膜对的通透性，促进内流，干扰虫体内 Ca^{2+} 平衡，导致虫体痉挛性麻痹而脱落，促进虫体移行至肝脏内，有利于在肝内被单核 - 巨噬细胞系统消灭。用于急、慢性血吸虫病，能迅速退热并改善全身症状，是治疗血吸虫病的首选药。

2. 抗其他吸虫

使用不同剂量可用于华支睾吸虫病、卫氏并殖吸虫病、姜片吸虫病等。

3. 抗绦虫

对人和家畜体内猪肉绦虫、牛肉绦虫的成虫及幼虫均有很强的杀灭作用，可作为绦虫病的首选药。

4. 抗囊虫

对脑型和皮下肌肉型囊虫病均有良好疗效。

【不良反应与注意事项】

不良反应轻微而短暂，一般不影响治疗。可出现头痛、眩晕、乏力、肌肉震颤等，少数患者出现心悸、心律失常、心电图改变等。大剂量可使实验大鼠的流产率增高，妊娠期妇女禁用。

四、抗丝虫病药

丝虫病系由丝状线虫感染人体所引起的一种寄生虫病。我国流行的丝虫主要是班氏丝虫和马来丝虫，蚊子为传播媒介。丝虫的发育分为两个阶段，幼虫在蚊体发育阶段和成虫在人体发育成熟阶段。

乙 胺 嗪

药物的枸橼酸盐称海群生。

【体内过程】

口服吸收迅速，3h 达血药浓度峰值，以后逐渐下降，可分布于全身各组织中。丝虫虫体内的药物浓度与人体组织内药物浓度相近。

【药理作用与临床应用】

对班氏丝虫、马来丝虫的微丝蚴均具有杀灭作用，是抗丝虫病的首选药。对淋巴系统中的成虫也有杀灭作用，但需较大剂量和较长疗程。作用机制可能有两方面：一是分子中哌嗪部分使微丝蚴的肌肉组织发生超极化，使虫体失去活动能力。二是可破坏微丝蚴的表面膜结构，使其容易受到宿主防御功能的破坏，产生杀灭丝虫的作用。

【不良反应与注意事项】

毒性较低，可引起厌食、恶心、呕吐、头痛、乏力等反应。主要不良反应是丝虫成虫和蚴虫死亡后释出的大量异体蛋白而引起的过敏反应，表现为皮疹、淋巴结肿大、血管神经性水肿、畏寒、发热、哮喘、心率加快、胃肠功能紊乱等。一般于给药之日开始出现，可持续 3 ~ 7d。

呋喃嘧酮

硝基呋喃类衍生物。对马来丝虫及班氏丝虫的成虫及微丝蚴均有杀灭作用，作用机制和不良反应与乙胺嗪相似，但呕吐发生率高。

伊维菌素

半合成的大环内酯类化合物。口服可吸收，$t_{1/2}$ 约 10h，肝脏和脂肪组织中分布较多。仅有 1% ~ 2% 经肾脏排泄，其余大部分经粪排出。能杀灭班氏丝虫的微丝蚴，可代替乙胺嗪治疗班氏丝虫病。不良反应较少，可引起皮疹、瘙痒、头痛、淋巴结肿大等，偶见心电图改变。

（张晓旭）

任务三 抗肠蠕虫药

【知识目标】

（1）掌握阿苯达唑的药理作用、临床应用与不良反应；
（2）熟悉其他抗肠蠕虫药的作用特点。

【能力目标】

初步学会分析、解释涉及抗肠蠕虫药的处方合理性，具备提供用药咨询服务的能力。

肠道蠕虫分为肠道线虫、肠道绦虫和肠道吸虫三大类，肠道线虫包括蛔虫、蛲虫、钩虫和鞭虫等；绦虫主要有猪肉绦虫和牛肉绦虫；吸虫有姜片虫等。抗肠道蠕虫药主要通过干扰蠕虫活动，引起虫体肌肉麻痹或痉挛，杀灭或驱除上述寄生虫的药物。

阿苯达唑（丙硫咪唑）

【体内过程】

口服吸收迅速，血药浓度较高，肝、肺等组织中均能达到很高的浓度，并能进入棘球蚴囊内。在肝脏代谢为丙硫咪唑亚砜及丙硫咪唑砜，前者具有杀虫作用，原形药及代谢物均排泄快，无蓄积现象。

【药理作用与临床应用】

具有广谱、高效、低毒的特点。对多种肠道寄生虫，如线虫类的蛔虫、蛲虫、钩虫、鞭虫和粪类圆线虫，绦虫类的猪肉绦虫、牛肉绦虫、短膜壳绦虫等的驱杀作用较强。对肠道外寄生虫病，如棘球蚴病（包虫病）、囊虫病、旋毛虫病，以及华支睾吸虫病、肺吸虫病等也有较好疗效。对于脑囊虫病也有一定治疗作用。用于蛔虫、钩虫、蛲虫、鞭虫、旋毛虫等线虫病，也可治疗各种类型囊虫病、包虫病等。

【不良反应与注意事项】

常见口干、乏力、头晕、头痛、嗜睡、食欲不振、恶心、腹痛、腹泻等，多数可自行缓解。治疗囊虫病时，虽然用量大、疗程长，但多能耐受，主要不良反应系由猪囊尾蚴解体后释放出异体蛋白所致，可见头痛、发热、皮疹、肌肉酸痛。治疗旋毛虫病时，也可出现发热、肌痛和水肿加重等反应。药物有胚胎毒性和致畸作用，故妊娠期妇女禁用。有严重肝、肾、心脏功能不全及活动性溃疡病者慎用。

左旋咪唑

对蛔虫、钩虫、蛲虫都有效，对丝虫也有一定作用，还具有增强免疫功能作用。主要用于蛔虫病、钩虫病、蛲虫病，也可用于丝虫病。不良反应主要为胃肠反应及皮疹，偶见肝功能异常。

哌　嗪

对蛔虫、蛲虫的作用较强，驱蛔虫治愈率可达 80%。治疗蛲虫病疗程较长，不如阿苯达唑等方便。偶见胃肠反应，大剂量可致神经系统反应。肾脏疾病、神经系统疾病者禁用。

氯硝柳胺

口服几乎不吸收，肠道药物浓度较高，对多种绦虫有杀灭作用。用于牛肉绦虫、猪肉绦虫、阔节裂头绦虫和短膜壳绦虫感染，尤其对牛肉绦虫的疗效为佳。偶见胃肠反应。药物还可杀灭血吸虫尾蚴及毛蚴，将药物涂抹于皮肤表面可预防急性血吸虫感染。

恩波维胺（扑蛲灵）

口服不易吸收，肠道内可保持较高浓度，对蛲虫有强大驱虫作用。主要用于蛲虫病。不良反应常见恶心、呕吐、腹痛、腹泻、眩晕等。药物可染红粪便及衣服，应事先告诉患者。

技　能　实　训

抗疟药概述：

（1）知识要求：每组同学选择一例本课学习的药物，并以选择的药物为中心，叙述出本组同学对抗疟药的理解。

（2）形式要求：每组同学确定好自己汇报的主题，整理好讲稿，并做成 PPT，下次课进行汇报。

（张晓旭）

项目十七　抗恶性肿瘤药

【知识目标】

熟悉各类抗肿瘤药的作用特点。

【能力目标】

初步学会分析、解释涉及抗病毒药的处方合理性，具备提供用药咨询服务的能力。

肿瘤是机体在各种致癌因素的作用下，组织细胞在基因水平上失去对生长的正常调控，导致其异常增生而形成的新生物，成为常见的慢性疾病。一般将肿瘤分为良、恶性两大类。恶性肿瘤常称癌症，是严重危害人类健康的常见病、多发病。恶性肿瘤的治疗方法有手术治疗、放射治疗、免疫治疗、药物治疗、内分泌治疗和综合治疗等，目前日益强调综合疗法。肿瘤的化学药物治疗（简称化疗）在综合治疗中占有重要地位，但化疗中存在着两个主要障碍：一是传统抗肿瘤药物对肿瘤细胞的选择性较差，杀伤肿瘤细胞的同时，对正常组织细胞也有不同程度的损伤，毒性反应成为化疗时药物用量受限的关键因素；二是肿瘤细胞产生耐药性，是肿瘤化疗失败的重要原因，亦是肿瘤化疗急需解决的难题。

一、细胞增殖周期与抗恶性肿瘤药的基本作用

正常组织细胞通过分裂的方式进行增殖。细胞从一次分裂结束到下一次细胞分裂完成所需要的时间称为细胞增殖周期。

（一）细胞增殖动力学

根据细胞生长增殖特点，将肿瘤细胞群分为增殖细胞群和非增殖细胞群，见图 17-1。

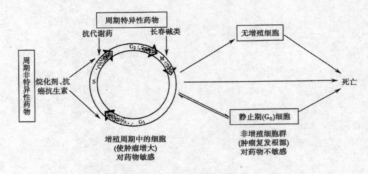

图 17-1　细胞增殖周期及药物作用示意图

1.增殖细胞群

增殖期细胞呈指数方式生长，其生化代谢活跃，对药物敏感。按细胞内 DNA 含量变化，分为 4 期：DNA 合成前期（G_1 期）、DNA 合成期（S 期）、DNA 合成后期（G_2 期）、有丝分裂期（M 期）。增殖期细胞呈指数方式生长，生化代谢活跃，对药物敏感。

2.非增殖细胞群

包括静止期（G_0）细胞、无增殖力细胞和已经分化、死亡的细胞。G_0 期细胞有增殖能力，但暂不进行分裂，对药物不敏感。当增殖期中对药物敏感的肿瘤细胞被杀灭后，处于 G_0 期的细胞可进入增殖期，是肿瘤复发

的根源。

（二）抗恶性肿瘤药的基本作用

1. 细胞周期特异性药物（CCSA）

仅能杀灭某一增殖期的肿瘤细胞，选择性相对较高。可分为两类，一类是作用于 S 期药物，如甲氨蝶呤、阿糖胞苷、巯嘌呤等；另一类是作用于 M 期的药物，如长春碱、长春新碱等。

2. 细胞周期非特异性药物（CCNSA）

能杀灭增殖细胞群中各期细胞。该类药物选择性差，而且对非增殖细胞群几乎无作用。药物有烷化剂、抗肿瘤抗生素和铂类等。

（三）抗恶性肿瘤药的不良反应

多数抗恶性肿瘤药治疗指数较小，选择性差，杀伤肿瘤细胞的同时，对正常组织细胞也有杀伤作用，特别是对增殖更新较快的骨髓、淋巴组织、胃肠黏膜上皮、毛囊和生殖细胞等正常组织损伤更明显。

1. 骨髓抑制

骨髓抑制是肿瘤进行化疗的最大障碍之一，常表现为白细胞、血小板减少，甚至发生再生障碍性贫血。除博来霉素、门冬酰胺酶、激素类药外，多数抗肿瘤药均有不同程度的骨髓抑制。

2. 胃肠道反应

上腹部不适、恶心、呕吐等胃肠道反应是抗肿瘤药最常见的不良反应。药物也可直接损伤消化道黏膜，引起口腔炎、胃炎、胃肠溃疡等。

3. 皮肤及毛发损害

大多数抗肿瘤药都损伤毛囊上皮细胞，特别是环磷酰胺、长春新碱、氟尿嘧啶、紫杉醇、博来霉素、多柔比星、甲氨蝶呤、丝裂霉素等易引起脱发，用药 1 ~ 2 周后出现，1 ~ 2 个月后最明显，停药后毛发可再生。

4. 肾损害及膀胱毒性

顺铂、甲氨蝶呤等药物可直接损伤肾小管上皮细胞，表现为血尿素氮、血清肌酐及肌苷酸升高。环磷酰胺等药物可引起急性出血性膀胱炎，尤其在大剂量静脉注射时易出现。

5. 其他

抗肿瘤药物可引起不同程度的免疫功能抑制，是肿瘤患者化疗后易出现感染的重要原因。博来霉素、甲氨蝶呤和亚硝基脲类等可引起肺纤维化。柔红霉素、丝裂霉素等可引起心肌炎、心肌缺血、心电图改变、心力衰竭等。环磷酰胺、阿糖胞苷、氟尿嘧啶、长春新碱、甲氨蝶呤等可损伤肝细胞，引起天冬氨酸氨基转移酶升高、肝炎等。紫杉醇、长春新碱、顺铂可产生周围神经毒性。长春新碱有自主神经毒性。顺铂有耳毒性。此外，抗肿瘤药物可直接损伤正常细胞的 DNA，干扰 DNA 复制，引起基因突变。若突变发生于胚胎生长期可致畸，若突变发生于一般组织细胞则可致癌，以烷化剂最常见。

二、常用抗恶性肿瘤药

（一）烷化剂

烷化剂是一类结构中含有烷化基团的化学物质，烷化基团性质活泼，易与细胞中的功能基团如 DNA 或蛋白质分子中的氨基、羟基、巯基、羧基等起烷化作用，形成交叉联结或引起脱嘌呤，从而造成 DNA 结构和功能损伤，甚至引起细胞死亡。该类药属周期非特异性药物，但对 G_1 期和 G_2 期细胞作用较强。

环磷酰胺（CTX）

【体内过程】

口服吸收良好，也可静脉注射，在肝和肿瘤组织内分布浓度较高。药物主要在肝内代谢，小部分以原形从肾排泄。

【药理作用与临床应用】

环磷酰胺本身无抗肿瘤活性，在体外无药理活性，需在体内先经肝微粒体酶系氧化生成醛磷酰胺，再在肿瘤细胞内分解出性质很活泼的磷酰胺氮芥，才能与 DNA 发生交叉联结，破坏 DNA 的结构和功能，从而抑制肿瘤细胞的生长繁殖。

药物抗瘤谱广，对恶性淋巴瘤疗效显著，用于恶性淋巴瘤、急性或慢性淋巴细胞白血病、多发性骨髓瘤、乳腺癌、睾丸肿瘤、卵巢癌、肺癌、头颈部鳞癌、鼻咽癌、神经母细胞癌、横纹肌肉瘤及骨肉瘤，常与其他抗恶性肿瘤药合用，提高疗效。还可抑制免疫功能，用于某些自身免疫性疾病和预防器官移植的排异反应等。

【不良反应与注意事项】

常见不良反应为骨髓抑制，胃肠道反应较轻，但对膀胱刺激性大，可引起出血性膀胱炎，多饮水可减轻或缓解症状。还可引起胎儿畸形、闭经、精子减少等。过敏者、严重肝肾功能损害、骨髓功能抑制、感染、肝肾功能损害者及妊娠、哺乳期妇女禁用。

异环磷酰胺

作用与环磷酰胺相似，需在肝脏转化后才有药理活性，可口服或静脉注射给药。可用于恶性淋巴瘤、白血病、肉瘤、肺癌、乳腺癌、睾丸癌等。对环磷酰胺耐药的恶性肿瘤，应用药物仍有效，化疗指数高，不良反应发生率较环磷酰胺低。与尿路保护剂美司钠合用可减轻对泌尿系统的损害。

塞替派（TSPA）

活化后与肿瘤细胞 DNA 分子中的碱基结合，阻碍肿瘤细胞的分裂。药物抗瘤谱广、选择性高、毒性低，用于乳腺癌、卵巢癌、癌性体腔积液的腔内注射、膀胱癌的局部灌注、胃肠道肿瘤。主要不良反应是骨髓抑制，胃肠道反应少，局部刺激性小。

白消安（马利兰）

磺酸酯类烷化剂，小剂量即可明显抑制粒细胞生成，为治疗慢性粒细胞白血病的首选药，对急性粒细胞白血病无效，对其他肿瘤疗效不明显。主要不良反应为骨髓抑制，个别患者可出现肺纤维化、白内障、闭经、睾丸萎缩、畸胎等。

（二）铂类化合物

铂类化合物可与 DNA 结合形成无活性复合物，破坏其结构与功能，使肿瘤细胞 DNA 复制停止，阻碍细胞分裂，为细胞增殖周期非特异性抑制剂。常用铂类化合物有顺铂、卡铂和奥沙利铂。

顺　　铂

二价铂与氯原子和氨分子的重金属络合物。用于小细胞与非小细胞癌、睾丸癌、卵巢癌、宫颈癌、子宫内膜癌、前列腺癌、膀胱癌、黑色素瘤、肉瘤、头颈部肿瘤及各种鳞状上皮癌和恶性淋巴瘤。铂类化合物常见不良反应为恶心、呕吐、肾毒性和耳毒性、神经毒性、低镁血症等，也可出现骨髓功能抑制、过敏反应，顺铂骨髓功能抑制相对较轻。肾功能不全者、过敏者及妊娠期妇女禁用。

卡　　铂

用于卵巢癌、小细胞癌、非小细胞肺癌、头颈部磷癌、食管癌、精原细胞瘤、膀胱癌、间皮瘤等。卡铂恶心和呕吐的严重程度比顺铂轻，在肾毒性、神经毒性和耳毒性方面的问题比顺铂少，但骨髓抑制比顺铂严重。有严重骨髓抑制、出血性肿瘤、严重肾功能不全者、过敏者及妊娠期妇女禁用。

奥沙利铂

用于经过氟尿嘧啶治疗失败后的结、直肠癌转移的患者，可单独或联合氟尿嘧啶使用。神经毒性（包括感觉周围神经病）是剂量依赖性的，在部分患者可导致永久性感觉异常和功能障碍。过敏者、妊娠及哺乳期妇女禁用。

（三）抗肿瘤抗生素

本类药物为微生物的代谢产物，多由微生物的培养液中提取而得。因其毒性大，不作一般抗生素用。

药物可直接破坏 DNA 或嵌入 DNA 干扰 RNA 转录，而抑制细胞分裂增殖。属细胞周期非特异性药物。直接破坏 DNA 的抗生素类抗肿瘤药有丝裂霉素和博来霉素等。干扰转录过程阻止 mRNA 形成的抗生素类抗肿瘤药有柔红霉素、多柔比星等。

丝裂霉素（MMC，自力霉素）

作用机制与烷化剂相同，其化学结构中的烷化基团可与 DNA 双链交叉连接，阻止其复制并使其断裂。抗瘤谱广，作用与博来霉素相似。用于胃癌、结肠及直肠癌、肺癌、胰腺癌、肝癌、宫颈癌、宫体癌、乳腺癌、头颈区肿瘤、膀胱肿瘤，为治疗消化道恶性肿瘤的常用药物。主要不良反应是骨髓抑制和胃肠道反应，少见间质性肺炎、不可逆的肾衰竭等，不宜长期应用。静脉给药应防止外漏，以免引起组织坏死。水痘或带状疱疹者、过敏者及妊娠、哺乳期妇女禁用。

博来霉素（争光霉素）

含多种糖肽的复合抗生素，能使氧分子转化为氧自由基，引起 DNA 单链或双链断裂，阻碍 DNA 复制，干扰细胞分裂繁殖，最终导致肿瘤细胞死亡。用于皮肤恶性肿瘤、头颈部肿瘤（颌癌、舌癌、唇癌、咽部癌、口腔癌等）、肺癌（尤其是原发和转移性鳞癌）、食管癌、恶性淋巴瘤（网状细胞肉瘤、淋巴肉瘤、霍奇金淋巴瘤）、子宫颈癌、神经胶质瘤、甲状腺癌。对骨髓抑制轻，可致间质性肺炎和肺纤维化，少见食欲减退、呕吐、厌食、口内炎、腹泻、皮疹、荨麻疹、发热伴红皮症。过敏者、严重肺部疾患、严重弥漫性肺纤维化、严重肾功能不全、严重心脏疾病、胸部及其周围接受放射治疗者及妊娠、哺乳期妇女禁用。

柔红霉素（DNR，正定霉素）

蒽环类抗生素，能直接嵌入 DNA 分子，破坏 DNA 的模板功能，阻止转录过程，抑制 DNA 复制和 mRNA 合成，对增殖和非增殖细胞均有杀伤作用。用于各种类型的急性白血病、红白血病、慢性粒细胞白血病、恶性淋巴瘤，也可用于神经母细胞瘤及横纹肌肉瘤。不良反应偶见心脏毒性反应、骨髓抑制和胃炎。骨髓功能抑制、严重心脏病者及妊娠、哺乳期妇女禁用。

多柔比星（ADM，阿霉素）

柔红霉素的衍生物，作用机制相似。用于急性白血病（淋巴细胞性和粒细胞性）、恶性淋巴瘤、乳腺癌、小细胞肺癌、卵巢癌、软组织肉瘤、成骨肉瘤、横纹肌肉瘤、尤文肉瘤、肾母细胞瘤、神经母细胞瘤、膀胱癌、胃癌、肝癌等。不良反应有骨髓抑制、胃肠道反应、脱发等，最严重的毒性反应是引起心肌退行性病变和心肌间质水肿。骨髓功能抑制、严重心脏病、胃肠道梗阻者及妊娠、哺乳期妇女禁用。

（四）拓扑异构酶抑制剂

拓扑异构酶抑制剂是直接抑制拓扑异构酶，阻止 DNA 复制及抑制 RNA 合成。包括拓扑异构酶 I 抑制剂和拓扑异构酶 II 抑制剂。拓扑异构酶 I 抑制剂的代表药有羟喜树碱、伊立替康、拓扑替康；拓扑异构酶 II 抑制剂的代表药有依托泊苷、替尼泊苷。

喜树碱类

羟喜树碱（HCPT）为喜树碱（CPT）的羟基衍生物。伊立替康（CPT-11）是新型的喜树碱人工合成衍生物。

【药理作用与临床应用】

能特异性抑制 DNA 拓扑异构酶 I 的活性，从而干扰 DNA 结构和功能。该类药物属于细胞周期非特异性药物，对 S 期作用强于 G_1 和 G_2 期。

羟喜树碱用于原发性肝癌、胃癌、膀胱癌、直肠癌、头颈部上皮癌及白血病。伊立替康用于晚期大肠癌，可与氟尿嘧啶、亚叶酸钙联合用，单独用药氟尿嘧啶化疗方案失败者，对骨癌、宫颈癌、胃癌、卵巢癌、小细胞肺癌等也有一定的疗效。

【不良反应与注意事项】

主要不良反应可见呕吐、食欲减退、骨髓能抑制、尿急、尿痛、血尿、蛋白尿及脱发。可见骨髓抑制、白细胞及血小板计数减少、口腔炎、脱发、低血压及喉痉挛。过敏者、慢性肠炎或肠梗阻、严重骨髓功能衰竭者及妊娠、哺乳期妇女禁用。

依托泊苷

能特异性抑制 DNA 拓扑异构酶 II 的活性，从而干扰 DNA 结构和功能。用于小细胞及非小细胞肺癌、恶性淋巴瘤、恶性生殖细胞瘤、白血病、神经母细胞瘤、横纹肌肉瘤、卵巢瘤、胃癌及食管癌。

不良反应可见骨髓抑制、白细胞及血小板计数减少、口腔炎、脱发、低血压及喉痉挛。骨髓功能抑制、白细胞计数和血小板明显低下、心肝肾功能严重障碍者及妊娠期妇女禁用。哺乳期妇女慎用。

（五）抗代谢药

本类药物的化学结构与核酸代谢的必需物质如叶酸、嘌呤碱、嘧啶碱等相似，能竞争与酶的结合，从而以伪代谢物的形式干扰核酸中嘌呤、嘧啶及其前体物的代谢过程，导致肿瘤细胞死亡。该类药物对肿瘤细胞的选择性较差，属于细胞周期特异性药物，主要作用于 S 期细胞。

甲氨蝶呤（MTX）

【药理作用与临床应用】

化学结构和叶酸相似，竞争性抑制二氢叶酸还原酶活性，阻断二氢叶酸还原成四氢叶酸，一碳单位携带受阻，从而阻碍 DNA 的生物合成。还可干扰 RNA 和蛋白质的合成。

用于乳腺癌、绒毛膜癌、恶性葡萄胎、急性白血病、恶性淋巴瘤、非霍奇金淋巴瘤、蕈样肉芽肿、多发性骨髓瘤、卵巢癌、宫颈癌、睾丸癌、头颈部癌、支气管肺癌、软组织肉瘤、骨肉瘤等。还用于银屑病和类风湿关节炎的治疗。

【不良反应与注意事项】

主要不良反应为骨髓抑制和胃肠道反应。骨髓抑制最为突出，可致白细胞和血小板减少等。还可致肝肾损害、脱发、胎儿畸形等。

巯嘌呤（6-MP）

抗嘌呤药物，结构和次黄嘌呤相似。口服吸收不完全，个体差异大，在体内转化为黄嘌呤核苷酸及硫代肌苷酸，干扰嘌呤代谢，阻碍 DNA 的合成，对 S 期细胞最敏感。此外，药物还有较强的免疫抑制作用。用于绒毛膜上皮癌、恶性葡萄胎、急性淋巴细胞白血病及急性非淋巴细胞白血病及慢性粒细胞白血病的急变期，也用于自身免疫性疾病治疗。主要不良反应为胃肠道反应和骨髓抑制，偶见肝、肾损害。有致畸作用，妊娠期妇女禁用。

氟尿嘧啶（5-FU）

氟尿嘧啶是尿嘧啶的衍生物，为抗嘧啶药物。

【体内过程】

可口服，但吸收不规则，个体差异较大，多采用静脉注射给药，$t_{1/2}$ 为 10 ~ 20min。在肿瘤组织中药物浓度较高，可通过血脑屏障。60% 以 CO_2 形式经肺排出。

【药理作用与临床应用】

化学结构与尿嘧啶相似，进入体内转变为 5- 氟尿嘧啶脱氧核苷，抑制胸苷酸合成酶，使脱氧胸苷酸缺乏，阻碍 DNA 生物合成。此外，其代谢产物可掺入到 RNA 中，干扰 RNA 和蛋白质的合成，对 G_1、G_2 期细胞也有一定的作用。

用于消化道肿瘤、绒毛膜上皮癌、乳腺癌、卵巢癌、肺癌、宫颈癌、膀胱癌及皮肤癌。

【不良反应与注意事项】

主要是胃肠道反应，重者可出现血性腹泻。也有骨髓抑制、脱发、共济失调等反应。偶见肝、肾损害。

羟基脲（HU）

核苷酸还原酶抑制剂，选择性作用于 S 期细胞，阻止胞苷酸还原为脱氧胞苷酸，从而抑制 DNA 的合成。用药后使肿瘤细胞集中在 G_1 期，然后再选用对 G_1 期敏感的药物治疗或放射治疗，可提高疗效，故常作同步化疗药。用于慢性粒细胞白血病和黑色素瘤。不良反应为骨髓抑制和胃肠道反应等。可致畸胎，妊娠期妇女禁用。

阿糖胞苷（Ara-C）

能选择性抑制 DNA 多聚酶活性，阻止细胞 DNA 生物合成；也可掺入到 DNA 和 RNA 中，干扰 DNA 复制和 RNA 的功能。用于急性淋巴细胞及非淋巴细胞白血病的诱导缓解期及维持巩固期，慢性粒细胞白血病的急变期，亦适用于恶性淋巴瘤。主要不良反应是骨髓抑制、胃肠道反应，静脉注射可致静脉炎。妊娠及哺乳期妇女禁用。

（六）抑制蛋白质合成与功能的药物

该类药物均为植物提取物或其半合成衍生物，主要通过抑制蛋白质合成与功能，干扰肿瘤细胞有丝分裂而发挥作用，属于细胞周期特异性药物，主要作用于 M 期。

长春碱类

从夹竹桃科植物长春花中提取得到的生物碱，包括长春碱（VLB）和长春新碱（VCR），VCR 的作用较 VLB 强。长春地辛（VDS）和长春瑞滨（NVB）均为长春碱的半合成衍生物。

【药理作用与临床应用】

主要作用于 M 期细胞，干扰纺锤丝微管蛋白的合成，抑制微管聚合，阻碍纺锤丝的形成，使细胞有丝分裂终止。

长春新碱用于急性白血病、急性和慢性淋巴细胞白血病、恶性淋巴瘤、生殖细胞肿瘤、小细胞肺癌、尤文肉瘤、肾母细胞瘤、神经母细胞瘤、乳腺癌、消化道癌、黑色素瘤和多发性骨髓瘤。长春碱用于恶性淋巴瘤、睾丸肿瘤、绒癌、乳腺癌、卵巢癌以及单核细胞白血病。

【不良反应与注意事项】

主要不良反应包括骨髓抑制、神经毒性、胃肠道反应、脱发以及注射局部刺激等，长春新碱对外周神经系统毒性大。妊娠及哺乳期妇女禁用。

紫杉醇（PTX）

从短叶紫杉和红豆杉树皮中提取得到的天然抗肿瘤药，属于紫杉烷类。紫杉烷类药是一类广谱抗肿瘤药，还包括半合成的多西他赛。该类药物作用机制独特，通过特异性促进微管蛋白聚合，并抑制其解聚，从而阻止纺锤体形成，影响肿瘤细胞的有丝分裂，使细胞停止于 G_2/M 期。用于卵巢癌、乳腺癌、非小细胞肺癌、头颈癌、食管癌、精原细胞瘤、复发非霍奇金淋巴瘤及与艾滋病相关性卡波西肉瘤。不良反应有骨髓抑制、胃肠道反应、脱发等。过敏者及妊娠期妇女禁用。

多西他赛

基本结构与紫杉醇相似，水溶性比紫杉醇好，毒性较小，抗肿瘤谱更广，作用更强。用于局部晚期或转移性乳腺癌、局部晚期或转移性非小细胞肺癌，即使是在以顺铂为主的化疗失败后，也可使用。不良反应相对较少。

三尖杉生物碱类

从我国三尖杉属植物中分离出的抗肿瘤生物碱，包括三尖杉酯碱和高三尖杉碱。其抗肿瘤作用机制为干扰核糖体功能，抑制蛋白质合成起始阶段，还可抑制细胞的有丝分裂，为细胞周期非特异抗肿瘤药物，但对 S 期细胞更敏感。用于急性非淋巴细胞白血病、骨髓增生异常综合征、慢性粒细胞白血病和真性红细胞增多症。不良反应主要有骨髓抑制和胃肠道反应，也可见心动过速、心肌损害、脱发等。器质性心血管疾病者及妊娠、哺乳期妇女禁用。

门冬酰胺酶（ASP）

某些肿瘤细胞不能合成其生长必需的门冬酰胺，需要从细胞外摄取。门冬酰胺酶可水解血清中的门冬酰胺，减少门冬酰胺向肿瘤细胞的供应，阻止肿瘤细胞的蛋白质合成，抑制肿瘤细胞生长。正常人体细胞能自身合成门冬酰胺，故对机体正常细胞的影响较小。用于急性淋巴细胞白血病、急性粒细胞白血病、急性单核细胞白血病、慢性淋巴细胞白血病、霍奇金淋巴瘤及非霍奇金淋巴瘤和黑色素瘤。不良反应常见胃肠道反应，也可发生过敏反应。过敏者及妊娠期妇女禁用。

（七）调节体内激素平衡药

激素失调能诱发多种肿瘤，与许多肿瘤的发生和生长有着密切关系，使用激素或激素拮抗药来调整激素平衡失调的状态，可以有效抑制肿瘤的生长。本类药物无骨髓抑制作用，但滥用也会带来严重危害。

肾上腺皮质激素类

常用药物有泼尼松、泼尼松龙、地塞米松等，通过抑制淋巴组织，促使淋巴细胞溶解，显效快，但不持久，易产生耐药性。用于急性淋巴细胞白血病和恶性淋巴瘤，也用于慢性淋巴细胞白血病，对其他肿瘤无效。短期用药可缓解肿瘤引起的发热等症状。该类药物可抑制免疫，易引起感染和肿瘤扩散，故需合用足量有效的抗菌药和抗恶性肿瘤药。

雌 激 素 类

常用于恶性肿瘤的雌激素类药是己烯雌酚，可抑制下丘脑和脑垂体，减少雄激素的分泌，并直接对抗雄激素。现认为前列腺癌的发病与雄激素分泌过多有关，故本类药物主要用于前列腺癌，也可用于绝经期乳腺癌广泛转移者。

雄 激 素 类

常用药物有甲睾酮、丙酸睾酮等，可直接对抗雌激素作用，抑制垂体促卵泡激素的分泌，对抗催乳素的乳腺刺激作用，从而抑制肿瘤的生长，引起肿瘤退化。主要用于晚期乳腺癌，尤其是骨转移者疗效显著。此外，雄激素还能促进蛋白质合成，可使晚期患者一般症状得到改善。

孕 激 素 类

常用于恶性肿瘤的孕激素类药物有甲羟孕酮和甲地孕酮，可通过负反馈作用，抑制腺垂体，减少促黄体激素、促肾上腺皮质激素及其他生长因子的产生。主要用于乳腺癌、子宫内膜癌、前列腺癌和肾癌。

他莫昔芬（TAM）

人工合成的抗雌激素药物，与雌二醇竞争雌激素受体，抑制雌激素依赖性肿瘤细胞的生长。用于复发转移乳腺癌、乳腺癌术后转移的辅助治疗。

托 瑞 米 芬

选择性的雌激素受体调节剂，竞争性结合雌激素受体，抑制雌激素受体阳性的乳腺癌生长。用于绝经后妇女雌激素受体阳性或不详的转移性乳腺癌。

氟 他 胺

口服的非甾体类抗雄激素药物，与雄激素竞争肿瘤部位的雄激素受体，抑制组织细胞对雄激素的摄取，抑制雄激素与靶器官的结合。用于以前未经治疗或对激素控制疗法无效或失效的晚期前列腺癌患者，可单用或与促黄体生成激素释放激素激动剂合用。也可缩小肿瘤体积和加强对肿瘤的控制以及延长无病生存期。

（八）靶向抗肿瘤药

靶向抗肿瘤药可分为酪氨酸激酶抑制剂与单克隆抗体。

吉非替尼（易瑞沙）

选择性表皮生长因子受体（ECFR）酪氨酸激酶抑制剂，可与受体细胞内激酶结构域结合，竞争酶的底物ATP，阻断EGFR的激酶活性及其下游信号通路，抑制肿瘤细胞增殖。用于既往接受过铂化合物和多西他赛治疗或不适于化疗的晚期或转移性非小细胞肺癌。不良反应常见有消化道反应和丘疹、瘙痒等皮肤症状，偶见间质性肺炎。严重骨髓移植者、过敏者及妊娠、哺乳期妇女禁用。

厄洛替尼（特罗凯）

喹唑啉类小分子 ECFR 酪氨酸激酶抑制剂。用于两个或两个以上化疗方案失败的局部晚期或转移的非小细胞肺癌。不良反应与吉非替尼类似。

利妥昔单抗（美罗华）

针对人 CD20 抗原的人鼠嵌合型单克隆抗体，可与 CD20 特异性结合导致 B 细胞溶解，从而抑制 B 细胞增殖，诱导成熟 B 细胞凋亡。用于复发或耐药的滤泡性中央型淋巴瘤，未经治疗的 CD20 阳性Ⅲ－Ⅳ期滤泡性非霍奇金淋巴瘤，CD20 阳性弥漫大 B 细胞性非霍奇金淋巴瘤。不良反应主要是输液相关的体征和症状，并多在首次输注时发生。

曲妥珠单抗（赫赛汀）

人表皮生长因子受体 –2(HER–2) 胞外区的人源化单克隆抗体，通过与 HER2 结合，下调 HER2 基因的表达等一系列作用，抑制肿瘤细胞的生长和转移。用于 HER2 过度表达的转移性乳腺癌、已接受过 1 个或多个化疗方案的转移性乳腺癌、联合紫杉烷类药治疗未接受过化疗的转移性乳腺癌。不良反应主要有腹痛、胸痛、肌肉痛、水肿、消化道反应、神经系统反应等。

西妥昔单抗（爱必妥）

针对 EGFR 的单克隆抗体，通过对酪氨酸激酶的抑制作用，阻断细胞内信号转导途径，从而抑制癌细胞增殖，诱导癌细胞凋亡。与伊立替康联用治疗表达表皮生长因子受体且经伊立替康治疗失败的转移性结直肠癌。过敏反应较为常见。

技 能 实 训

抗恶性肿瘤药概述：

（1）知识要求：每组同学选择一例本课学习的药物，并以选择的药物为中心，叙述出本组同学对抗恶性肿瘤药的理解。

（2）形式要求：每组同学确定好自己汇报的主题，整理好讲稿，并做成 PPT，下次课进行汇报。

（张晓旭）

项目十八　影响免疫功能的药物

【知识目标】

熟悉影响免疫功能药物的作用特点。

【能力目标】

初步学会分析、解释涉及影响免疫功能的药物的处方合理性，具备提供用药咨询服务的能力。

免疫是人体的一种生理功能，人体依靠这种功能识别"自己"和"非己"成分，从而破坏、排斥病原微生物的侵入或人体本身所产生的损伤细胞和肿瘤细胞等，从而消除疾病，维持人体的健康。影响免疫功能的药物可以刺激、增强、抑制机体免疫反应，用于防治自身免疫性疾病、恶性肿瘤、免疫缺陷病、慢性感染、器官移植等疾病。影响免疫功能的药物可分为免疫抑制药和免疫增强药两类。

一、免疫抑制药

免疫抑制药是具有抑制免疫功能的药物。主要用于全身免疫性疾病和器官移植的排斥反应。本类药选择性差，同时抑制异常免疫反应和正常的免疫反应，如果长期应用，除药物本身的毒性外，还可损害免疫防御和免疫监视功能，从而诱发感染、增加肿瘤发生率、抑制骨髓造血功能以及影响生殖系统功能等。

糖皮质激素类

作用广泛而复杂，也是最常用的免疫抑制剂。常用的有地塞米松、泼尼松和泼尼松龙等，它们参与抑制免疫反应多个环节，最关键的作用是使一些重要的促炎性因子表达减少，使 T 细胞自身的增殖与细胞毒性受到抑制。可单用或与其他免疫抑制剂合用，治疗自身免疫性疾病，如风湿性关节炎、慢性肾炎、皮肌炎、血小板减少性紫癜；过敏性疾病如过敏性鼻炎、剥脱性皮炎、荨麻疹等；器官移植的排异反应等。

环 孢 素

从真菌代谢产物中分离提取的环多肽化合物。

【药理作用与临床应用】

选择性抑制 T 淋巴细胞活化的初始阶段，减弱白介素、干扰素等细胞因子对 B 淋巴细胞的抑制，不影响巨噬细胞功能，故一般不产生骨髓抑制。临床首选用于器官移植的排异反应如肾、肝、肺、角膜、骨髓等器官的移植，也可用于自身免疫性疾病，对银屑病也有效，还可治疗血吸虫病。

【不良反应与注意事项】

不良反应的严重程度与用药剂量、用药时间、血药浓度有关，但有可逆性。最常见不良反应是肾毒性，其次为肝毒性，多见于用药早期，用药过程中要监测肝、肾功能。此外，还有神经系统毒性、诱发肿瘤等不良反应。

他克莫司（FK-506）

大环内酯类抗生素，结构类似红霉素，作用机制与环孢素相似。

【临床应用】

对肝脏有较好亲和力，促进肝细胞的再生和修复，用于肝脏移植病例疗效显著，同时还用于肾脏移植和骨髓移植。

【不良反应与注意事项】

静脉给药和口服给药相比，后者发生不良反应的频率明显较低。静脉注射时常发生神经毒性，如头痛、失眠、感觉迟钝等症，重者出现运动不能、癫痫等。另外有肾毒性和胰岛细胞毒性。

西罗莫司（雷帕霉素）

大环内酯抗生素类免疫抑制剂。

【药理作用】

主要抑制由抗原和细胞因子激发T淋巴细胞的活化和增殖。在细胞中，西罗莫司与免疫嗜素（FK结合蛋白-12）结合，形成免疫抑制复合物，此复合物与人体内关键的调节激酶结合，并抑制该酶的活性，进而阻碍细胞因子驱动T细胞的增殖。

【临床应用】

主要用于接受肾移植的患者，预防器官排斥。建议与环孢素、糖皮质激素联合使用。

硫 唑 嘌 呤

【药理作用】

常用的抗代谢药物，在体内转变为硫嘌呤干扰嘌呤代谢，抑制嘌呤核苷酸合成从而抑制DNA、RNA和蛋白质的合成。还可抑制T、B淋巴细胞增殖，其中对T细胞作用较强。

【临床应用】

用于自身免疫性疾病，还可用于肾移植的排异反应。常与糖皮质激素合用。

【不良反应与注意事项】

不良反应较多，一般不作为首选药，大剂量或久用可引起骨髓抑制，还可导致肝损害，用药时应密切监测血常规和肝功能。

环 磷 酰 胺

【药理作用与临床应用】

最常用的烷化剂类抗肿瘤药，且明显抑制抗原引起的免疫反应，对B淋巴细胞较T淋巴细胞的抑制作用更为敏感，能选择性抑制B淋巴细胞。用于多种恶性肿瘤，也可用于自身免疫疾病以及器官移植后的排异反应。

【不良反应与注意事项】

主要不良反应有骨髓抑制，引起白细胞减少；泌尿道症状，如出血性膀胱炎，应多饮水，增加尿量以减轻症状；胃肠道反应；脱发等。

抗人淋巴细胞免疫球蛋白

采用人的淋巴细胞、胸腺细胞等细胞免疫马、兔等动物后，得到抗淋巴细胞动物血清，从中提纯得到抗淋巴细胞球蛋白。可与淋巴细胞结合，在血清补体的参与下，裂解淋巴细胞从而抑制机体免疫功能，优点是对骨髓没有毒性作用。

主要用于临床器官移植的免疫排斥预防及治疗、骨髓移植的移植物抗宿主反应预防、再生障碍性贫血等病的治疗。自身免疫性溶血性贫血、原发性血小板减少性紫癜以及自身免疫病也可试用。药物易导致过敏，用前要做皮试，过敏者禁用。

莫罗单抗 –CD3

生化提纯的鼠 IgG_2 免疫球蛋白，能特异性结合人 T 细胞 CD3 抗原，阻止信号传递，阻止 T 细胞增殖，发挥免疫抑制作用。主要用于心、肝、肾移植的排异反应，也可用于骨髓抑制前的 T 细胞清除。药物停药 1 周后，T 细胞功能恢复正常，对造血功能或其他组织几乎无损害。

雷公藤多苷

雷公藤的提取物，有较强的免疫抑制和抗炎作用。可用于类风湿性关节炎、原发性肾小球肾病、肾病综合征、紫癜性及狼疮性肾炎、系统性红斑狼疮、亚急性及慢性重症肝炎、慢性活动性肝炎；亦可用于过敏性皮肤脉管炎、皮炎和湿疹，以及银屑病性关节炎、麻风反应、白塞病、复发性口疮、强直性脊柱炎等。偶有胃肠道反应，可耐受。罕有血小板减少，且程度较轻，一般无须停药。可致月经紊乱及精子活力降低，数量减少，上述不良反应停药可恢复正常。

二、免疫增强药

近年来发现多数免疫增强药具有双向调节免疫功能的作用，可使过高或过低的免疫功能调节到正常水平，所以也称为免疫调节药。

卡介苗（BcG）

【药理作用】

牛结核分枝杆菌的减毒活菌苗，可增强非特异性免疫，具有免疫佐剂作用，可刺激 T、B 淋巴细胞活性，从而加强机体的细胞和体液免疫，提高巨噬细胞吞噬活性。

【临床应用】

除可预防结核病外，还用于多种肿瘤的治疗，如黑色素瘤、肺癌、膀胱癌、乳腺癌，对急性白血病、恶性淋巴瘤也有效，可延长患者的生存时间。还用于麻风病、艾滋病、支气管炎等预防和治疗。

【不良反应与注意事项】

不良反应较多，常见接种部位红肿、硬结或溃疡，偶见寒战、高热和过敏反应等。剂量过大可降低免疫功能，甚至促进肿瘤生长。

左旋咪唑（LMS）

【药理作用】

一种广谱驱虫药，主要用于驱蛔虫及钩虫感染。同时还是一种口服有效的免疫调节药物，可使低下的细胞免疫功能恢复正常，对于正常机体没有影响。

【临床应用】

对因免疫功能低下而伴发的慢性感染，可提高免疫功能，缓解症状；对麻风分枝杆菌感染、布氏杆菌的反复发作也有效；可用于肺癌、乳腺癌手术后或急性白血病、恶性淋巴瘤化疗后的辅助治疗；尚可改善自身免疫性疾病的症状。

【不良反应与注意事项】

不良反应发生率低，主要有胃肠道反应，如恶心、呕吐、腹痛；神经系统反应，如眩晕、失眠；血液系统影响，如白细胞及血小板减少等。

干扰素（IFN）

【药理作用】

一种细胞因子，具有抑制细胞分裂、调节免疫、抗病毒、抗肿瘤等多种作用，是目前常用的广谱抗病毒药物和抗肿瘤的生物制品。

1.抗病毒作用

对 RNA 和 DNA 病毒都有抑制作用。

2.抑制细胞增殖

干扰素可直接抑制肿瘤细胞增殖，也可通过宿主机体的免疫防御机制限制肿瘤的生长。其抑制细胞分裂的活性有明显的选择性，对肿瘤细胞的活性比正常细胞大 500 ~ 1000 倍。

3.诱导细胞凋亡

可以诱导肿瘤细胞凋亡，从而杀灭肿瘤细胞。

4.免疫调节作用

对体液免疫、细胞免疫均有免疫调节作用，对巨噬细胞及自然杀伤细胞（NK 细胞）也有一定的免疫增强作用。

【临床应用】

主要用于疱疹性角膜炎、慢性乙型肝炎、带状疱疹、呼吸道病毒等多种病毒感染；还可用于获得性免疫缺陷综合征、类风湿关节炎等免疫功能低下或缺陷病；也可用于恶性肿瘤，如肾细胞瘤、黑色素瘤、乳癌等，但是对肺癌、胃肠道癌、某些淋巴瘤无效。

【不良反应与注意事项】

可见发热、头痛、无力、肌肉痛等流感样症状和胃肠道反应、神经系统症状、骨髓抑制等不良反应。

白细胞介素 –2（IL–2）

由多种细胞产生并作用于多种细胞的一类细胞因子，可促进 T 淋巴细胞的生长、增殖和分化；激活 B 淋巴细胞产生抗体；活化巨噬细胞，增殖和活化自然杀伤细胞；诱导细胞毒性淋巴细胞，增强其溶细胞活性；促进干扰素产生，可控制肿瘤的发展，减小肿瘤体积及延长生存时间。

临床主要用于免疫缺陷病、病毒和细菌感染、肾癌、恶性黑色素瘤、结肠癌等肿瘤的辅助治疗。不良反应有肾功能损害严重，还有常见的胃肠道反应、神经系统症状等。

乌苯美司

从链霉菌属的培养液中分离得到的肽类化合物，可竞争性地抑制氨肽酶 B 及亮氨酸肽酶，激活 T 细胞功能，增强杀伤细胞的杀伤力，增加集落刺激因子合成量而刺激骨髓细胞的再生及分化。对肿瘤细胞有干扰代谢、抑制增生、杀伤细胞的作用。用于抗癌化疗、放疗的辅助治疗，老年性免疫功能缺陷等。也可配合化疗、放疗及联合应用于白血病、多发性骨髓瘤、骨髓增生异常综合征及造血干细胞移植后，还可用于其他实体瘤患者。

云芝多糖 K（PS–K）

云芝菌丝体中提取的蛋白多糖类物质，可增强巨噬细胞的吞噬作用和杀伤细胞的杀伤能力，同时也加强 T 细胞的活性。PS–K 与放疗、抗肿瘤药物合用，能增强其效果，可减轻抗肿瘤药物对淋巴细胞转化的抑制。主要用于消化道（胃、食管、结肠、直肠）肉瘤、肺癌、乳腺癌等；对食管癌、肺癌、子宫癌、乳腺癌等术后复发有一定的预防作用。与丝裂霉素，环磷酰胺、阿糖胞苷、氟尿嘧啶等化疗药物联合可增强其抗肿瘤效果。严重的不良反应较少。

胸 腺 素

从胸腺上皮细胞中分离的一种含 28 个氨基酸的多肽类激素，可促进骨髓产生的干细胞分化成 T 细胞，还可调节 T 细胞的多种功能，增强白细胞、红细胞的免疫功能。主要用于胸腺依赖性免疫缺陷疾病（如艾滋病），也可用于肿瘤和病毒性肝炎。少数出现过敏反应。

转 移 因 子

从健康人的淋巴组织（脾、扁桃体等）中提取制得的一种多核苷酸和多肽小分子物质，能促进释放干扰素。转移因子携带有致敏淋巴细胞的特异性免疫信息，能够将特异性免疫信息传递给接受者的淋巴细胞，使接受者获得特异性致敏淋巴细胞，从而激发接受者的免疫功能。临床用于免疫缺陷的治疗，如细菌性或霉菌性感染、带状疱疹、乙肝、麻疹、流行性腮腺炎；也可作为恶性肿瘤的辅助治疗剂。

转移因子是小分子物质，不会被胃蛋白酶、胰蛋白酶分解，也不会被胃酸破坏，可以口服。无过敏反应，无抗原性，使用剂量小，起效快，药效持续时间长。

技 能 实 训

1. 免疫抑制药概述

（1）知识要求：每组同学选择一例本课学习的药物，并以选择的药物为中心，叙述出本组同学对免疫抑制的理解。

（2）形式要求：每组同学确定好自己汇报的主题，整理好讲稿，并做成 PPT，下次课进行汇报。

2. 免疫增强药概述

（1）知识要求：每组同学选择一例本次课学习的药物，并以选择的药物为中心，叙述出本组同学对免疫增强的理解。

（2）形式要求：每组同学确定好自己汇报的主题，整理好讲稿，并做成 PPT，下次课进行汇报。

（王世龙）

第三部分 药学服务

项目十九 认识药学服务

【知识目标】

（1）掌握药学服务的基本概念。

（2）了解药学服务的具体工作、服务对象。

【能力目标】

知道如何开展有效果的药学服务。

现代药学的发展历程主要经历了传统的以药品供应为中心的阶段；参与临床用药实践，促进合理用药为主的临床药学阶段；更高层次的以患者为中心，改善患者生命质量的药学服务阶段。药学服务是社会发展和药学技术进步的结果，反映了现代医药学服务模式和健康的新观念，体现了"以人为本"的宗旨，是时代赋予药师的使命。以患者为中心的药学服务已成为全球药师共同追求的目标，实施全程化的药学服务是全体药师共同的责任。

药学服务是药师应用药学专业知识向公众（包括医护人员、患者及家属）提供直接的、负责任的、与药物使用有关的服务，以期提高药物治疗的安全、有效、经济和适宜性，改善和提高人类生活质量。药学服务是在临床药学工作的基础上发展起来的，药学服务的目标是提高药物治疗的安全性、有效性和经济性，实现改善和提高人类生命质量。

药学服务的最基本要素是"与药物使用有关"的"服务"。药学服务中的"服务"，不同于一般的仅限于行为上的功能，它包含的是一个群体（药师）对另一个群体（患者）的关怀和责任。这种服务与药物有关，涉及全社会使用药物的患者，包括住院患者、门诊患者、社区患者和家庭患者，监护他们在用药全程中的安全、有效、经济和适宜。因此，药学服务具有很强的社会属性。药学服务的社会属性还表现在不仅服务于治疗性用药，而且还要服务于预防性用药、保健性用药。

药学服务要求药师把自己的全部活动建立在以患者为中心的基础上，主动服务、关心或关怀、保障患者用药的安全、有效、经济、适宜，实现最大程度改善和提高患者身心健康的目标。

一、药学服务的内涵

药学服务最基本的要素是"与药物有关"的"服务"。所谓服务，即不仅以实物形式，还要以提供信息和知识的形式满足患者在药物治疗上的特殊需要。药学服务中的"服务"不同于一般行为上的功能。它包含的是药师对患者的关怀和责任，由于这种服务与药物有关，其服务应涉及全社会所有用药的患者，包括住院、门诊、社区和家庭患者。因此，药学服务具有很强的社会属性。药学服务的社会属性还表现在不仅服务于治疗性用药，还要关注预防用药和保健用药。

药学服务是一种实践，并非在实验室、办公室、教室得以完成，须在患者治疗中实施并获得效果。药学服务在完成传统的处方调剂、药品检验、药品供应外，更是一种更高层次的临床实践，即必须在患者药物治疗全程中实施并获得效果，涵盖了患者用药相关的全部需求，包括选药、用药、疗效跟踪、用药方案与剂量调整、不良反应规避、疾病防治和公众健康教育等。

药学服务是一个系统持续的工作，各个执业领域的药师（包括生产和批发企业或者其他岗位）都需要建立以消费者为中心的服务理念，主动参与到药学服务工作中，通过所掌握的相关专业知识和必要服务技能，为公众提供整体性、持续性、便利性的优质药学服务和健康支持。

二、药学服务的对象

药学服务的对象是广大公众，包括患者及其家属、医护人员和卫生工作者、药品消费者和健康人群。其中尤为重要的人群包括：用药周期长的慢性病患者，或需长期或终生用药者；病情和用药复杂，患有多种疾病，需同时合并应用多种药品者；特殊人群，如特殊体质者、肝肾功能不全者、过敏体质者、小儿、老年人、妊娠及哺乳期妇女、血液透析者，听障、视障人士等；用药效果不佳，需要重新选择药品或调整用药方案、剂量、方法者；用药后易出现明显的药品不良反应者；应用特殊剂型、特殊给药途径者；药物治疗窗窄需做监测者。

另外，医师在为患者制定给药方案及护士在临床给药时，针对药物的配伍、组方、注射剂溶媒的选择、溶解和稀释浓度、滴注速度、不良反应、禁忌证、药物相互作用等各种问题，均需要得到药师的帮助。

三、药学服务的能力要求

药学服务是高度专业化的服务过程，要求药师以合理用药为核心，以提高患者生命质量为目的。药师作为团队成员之一服务于患者，必须用自己独有的知识和技能来保证药物使用获得满意的结果。

提供药学服务的药师必须具有药学专业背景，具备扎实的药学专业知识、临床医学基础知识以及开展药学服务工作的实践经验和能力，并具备与药学服务相关的药事管理与法规知识、人文知识及高尚的职业道德。

（一）职业道德

药既能治病救人，也能致病害人。药师必须遵守职业道德，忠于职守，以对药品质量负责、保证人民用药安全有效为基本准则，还必须要有良好的人文道德素养，遵循社会伦理规范。全体药师应共同遵守执行职业道德准则，绝不允许调配、发出没有达到质量标准要求的药品以及缺乏疗效的药品。要尽力为患者提供专业、真实、准确和全面的信息，并尊重患者隐私，严守伦理道德。

（二）专业知识

1. 药学专业知识

药理学、药剂学、药物化学、药物分析、药物治疗学和药事管理学是药师必备的专业理论基础，虽然不同岗位的药师所要求的熟练掌握的知识有所不同，但提供药学服务的人员必须具有药学专业背景，具备扎实的药学专业知识。这是执业药师最重要的本领，也是医疗团队中我们的优势之处。

2. 医学专业知识

药师需要逐渐学习、了解一些相关基础医学知识和临床医学知识，不断拓宽自己的知识面，拓宽思维，便于理解医生的临床思维，协助医生实现其用药治疗的意图，也便于更好地完成患者的用药教育，提高其用药依从性。具体可以通过在实践中结合具体案例来学习，并利用与临床医护人员接触的一切机会与他们沟通，用心学习有关临床知识。

（三）专业技能

药师的基本技能是指完成优化药物治疗结果、开展合理用药所需要的工作技能，包括审核处方、调配处方、发药与用药教育、药品管理、药物咨询、不良反应监测和药物治疗方案的优化等能力。

1. 调剂技能

调剂（通常包括审方、调配处方和发药）是药师的基本工作，是指药师依据医师的处方或医嘱，调配发放药品并进行用药交代，回答患者咨询的服务过程。在社会药店，执业药师还可根据不同的患者及不同的病情，从患者用药安全出发，在不违反法律法规的情况下向患者提供同类药品中不同品种的特点和功效，特别是对患者选购非处方药提供用药指导或提出寻求医师治疗的建议。

及时、准确地为患者提供药品是开展药学服务的基础，是做好其他一切工作的前提，也是药师的最基本技能。要想真正做到位，需要不断学习、培训和用心研究。

2. 用药咨询与用药教育技能

用药咨询与患者用药教育是药师重要的药学服务项目之一。患者取药后常当场提出对用药的疑惑，或回到家中发现不知该如何用药，及服药后发生疑似药品不良反应等，除了对用药安全性产生疑虑，也可能大幅影响服药依从性。

用药咨询是应用药师所掌握的药学知识和药品信息，包括药理学、药效学、药动学、毒理学、药剂学、药品安全性信息等，承接医护人员和公众对药物治疗和合理用药的咨询服务。药品咨询从最初的提供药品资讯给医护人员，发展至对患者给出建议、提供用药的说明及宣教等。根据药物咨询对象的不同，可以将其分为患者、医师、护士和公众的用药咨询。

用药教育要用患者能听得懂并愿意遵照执行的语言来进行解释，以提高用药依从性。进行用药指导时，除了口头讲解外，还可使用辅助工具来增进沟通与了解，如视听教材、给药装置(包括吸入装置、胰岛素笔等)，必要时在讲解后，请患者实际操作，通过反馈，了解讲解的效果。对于容易忘记的资讯，或是需要反复练习的操作步骤，可利用图示及文字做成的宣教材料或单页交给患者。

3. 药品管理技能

药品是特殊商品，它直接作用于人体，与人的生命安全直接相关。只有符合质量标准的合格药品才能保证疗效，因此从药品的验收(逐件、逐批核对)，包括品名、剂型、规格、数量、生产批号、有效期、质量状况、包装、标签、说明书上应有的规定内容和标识等，到验收合格后按贮存要求上架、定位摆放、标志清晰。药师还需按法规等要求对药品进行相关的养护和管理，以保证贮存和发出的药品质量合格。

4. 药物警戒技能

药品的风险可来自药品不良反应等不良事件。药师应当主动收集药品不良反应，当获知或发现可能与用药有关的不良反应后应当详细记录、分析和处理，填写《药品不良反应／事件报告表》，并通过国家药品不良反应监测信息网络报告，报告内容应当真实、完整、准确；平时注意了解药品不良反应监测机构发布的药品定期安全性更新报告、药品不良反应警示信息等，采取有效措施减少和防止药品不良反应的重复发生。接到药品不良事件报告后，特别是严重不良反应时，原则上应先进行行之有效的处置、安抚和解疑，必要时会同临床医生共同应对，减轻对患者所造成的伤害。

5. 沟通技能

药师与患者之间的良好沟通是建立和保持药患关系、审核药物相关问题、执行治疗方案、监测药物疗效以及开展患者健康教育的基础。随着临床药学的发展，沟通技能已经成为当今药师开展药学服务的基本技能。通过沟通，药师的科学、专业、严谨、耐心的回答可使患者获得有关用药的指导，有利于疾病的治疗，提高用药的依从性、有效性和安全性，减少药品不良反应和不良事件的发生。同时，药师也可从沟通中获取患者的用药感受、问题及用药规律。

6. 药历书写技能

药历是药师为参与药物治疗和实施药学服务而为患者建立的用药档案。它源于病历，但又有别于病历，是由药师填写，客观记录患者的用药方案、用药经过、药效表现、不良反应、治疗药物监测、各种医学实验室检查数据、药师对药物治疗的建设性意见、用药指导和对患者的健康教育忠告等内容，可作为药师掌握用药情况的资料，并可提供后续统计分析。

7. 应对投诉能力

在药学服务过程中，经常遇到的一个棘手问题是接待和处理患者的投诉。患者投诉在一定意义上属于危机事件，需要及时处理。正确妥善地处理患者的投诉，可改善药师的服务，增进患者对工作的信任。反之，不但无益于患者的药物治疗，无益于改进药师的服务，同时对患者的失信和伤害会产生爆炸链式的反应，甚至导致纠纷。

8. 自主学习的能力

药师要熟知所有药品的知识是不太可能的，所以执业后的继续教育很重要，要学会获取药品资讯的能力，如熟知药品说明书的架构并能及时找到所需信息，要善用各种提供药物资讯的书籍、文献及网络工具，并善于向同行、医疗团队其他成员学习取经。

四、药学服务的工作内容

药学服务是一种实践，必须在患者治疗过程中实施并获得效果。不论是预防性的、治疗性的或恢复性的，无论是在医院药房还是药店，无论是住院患者还是门诊患者、急诊患者还是社区公众，药学服务要直接面向需要服务的患者，渗透于医疗保健行为的方方面面和日常工作中。药学服务的具体工作，除传统的处方调剂工作以外，还包括参与并实施药物治疗、治疗药物监测、进行药物利用研究与评价、开展药学信息服务、不良反应监测与报告以及健康教育等。具体可以细化到处方审核、调剂、静脉药物配置、制剂、药检、药品管理、质量监督、临床药学、药学信息、药学研究、药学教育、药事管理等多个环节。

1. 处方审核与调剂

药学服务的核心是要求药师直接面向患者，对患者的药物治疗负责。药师提供正确的处方审核、调配、复核和发药并提供用药指导是对药物治疗最基础的保证，也是药师所有工作中最重要的工作，是联系和沟通医、药、患最重要的纽带。值得注意的是随着药师工作的转型，调剂工作要由"具体操作经验服务型"向"药学知识技术服务型"转变。药师的处方审核与调剂工作不只是简单的"收方发药"，而要把药学服务融入日常工作中，使药师的工作水平在实践中提升。

2. 参与临床药物治疗

药学服务要求药师在药物治疗全过程中为患者争取最好的结果，为患者提供全程化的药学服务。这要求药师运用其药物知识和专业特长、最新药物信息和药物检测手段，结合临床实际，参与患者用药全过程，包括制定合理用药方案。药物治疗的对象是患者，药师应与临床医护人员有机地结合，以患者为中心，结合病因、病情、病程、实验室指标，制定和实施合理的个体化药物治疗方案，以获得最佳的治疗效果和承受最低的治疗风险。

3. 治疗药物监测

在药动学原理指导下，应用现代先进的分析技术进行治疗药物监测（TDM）。药师在 TDM 指导下，根据患者的具体情况，监测患者用药的全过程，分析药动学参数，与临床医师一起制定和调整合理的个体化用药方案，是药物治疗发展的必然趋势，也是药师参与临床药物治疗、提供药学服务的重要方式和途径。

4. 药物利用研究和评价

药物利用研究和评价是对全社会的药品市场、供给、处方及临床使用进行研究，重点研究药物所引起的医药、社会和经济等各方面后果以及各种药物和非药物因素对药物利用的影响，其目的是保证用药的合理化。药物利用研究是保证药学服务的指南，药物经济学、循证医学等的评估是提供药学服务、保证合理用药的科学信息基础和决策依据，药师应结合临床，按临床药物治疗需要进行药物利用研究和评价。

5. 药学信息服务

药学信息服务（DIS）是所有涉及药学信息的活动，指药师进行的药学信息收集、保管、整理、评价、传递、提供和利用等工作。药学信息服务的主要目的是解决患者用药问题，使者用药更安全、有效、合理，同时收集、整理、编写医药学资料，进行学术交流，提高专业水平。药学信息服务具体内容有为临床合理用药提供支持、为药物治疗与药事管理委员会工作提供依据、为医务人员及公众提供专业或科普的合理用药宣教、评价药品不良反应和用药错误、进行药物利用评价，协助进行新药的临床评价，为药师、药学生及基层进修药师提供药学信息技术培训等。

提供药学服务、保证药物治疗的合理性必须建立在及时掌握大量和最新药物信息的基础上，提供信息服务是药学服务的关键。与普通的文献检索相比，药学信息服务的特点是直接为临床或患者服务，回答要求准确、迅速；咨询问题小而杂，回答要实用，不一定十分系统；常需要多种文献的综合使用，既涉及药学领域，又常涉及临床医学领域。药学信息服务主要利用大型参考书、工具书，必要时使用数据库、政府或学 / 协会组织网站、索引和文摘类刊物。药师应经常收集整理国内外药物治疗方面的研究进展和经验总结等药学信息，包括各类药物的不良反应、合理用药、药物相互作用、药物疗效、药物研究和评价信息，以便针对问题提供服务。

6. 参与健康教育

健康教育是医务人员通过有计划、有目的教育活动，向人们介绍健康知识、进行健康指导，促使人们自觉地采纳有益于健康的行为和生活方式，消除或减轻影响健康的危险因素，预防疾病、促进健康和提高生命质量。对公众进行健康教育是药学服务工作的一项重要内容。药师开展药学服务，既为患者个人服务，又为整个社会的健康提供服务。通过开展健康知识讲座、提供科普教育材料以及提供药学咨询等方式，讲授相应的自我保健知识。重点宣传合理用药的基本常识，目的是普及合理用药的理念和基本知识，提高用药依从性。

五、药学服务的效果

药学服务的效果体现在提高药物治疗的安全性、有效性、依从性和经济性，即降低和节约药物治疗费用、合理利用医药资源等方面。药学服务具体效果体现在改善患者病情或症状；减少和降低发病率、复发率、并发症、死亡率；缩短住院时间，减少急诊次数和住院次数；提高治疗依从性，帮助患者按时、按量、按疗程使用药物；指导药品的正确使用方法；预防药品不良反应的发生率，减少药源性疾病的发生率；节约治疗费用，提高治疗效益/费用比值，减少医药资源的浪费；帮助提高公众的健康意识，普及康复的方法等方面。

总之，药学服务的宗旨是提高患者的生命质量和生活质量，不能单纯针对疾病症状用药，而需综合考虑患者的年龄、职业、既往病史、遗传和基因组学、家族史、经济状况等，既要治疗病症，同时又要从预防疾病发展和避免用药不良后果等多方面来综合选择治疗方案。

（王世龙）

项目二十　药品分类管理

【知识目标】

掌握药品分类管理的基本要求。

【能力目标】

能够对药品开展有效的分类管理。

由于各种内、外因素的作用，药品在流通、经营、储存和使用的多个环节中随时可能出现质量、应用等问题，因此必须在全程中采取严格的管理和控制措施，从根本上保证药品的质量与正确应用。我国采用分类管理的方式对药品进行管理。药品分类管理是按照药品安全有效、使用方便的原则，依其品种、规格、适应证、剂量及给药途径不同，对药品进行管理，包括建立相应法规、管理制度并实施监督管理。

一、药品名称与分类

（一）药品名称

药品名称的常用表述方式有通用名、商品名与化学名，在应用过程中有时也有别名。每一种药品只有一个通用名，但可以有多个商品名。

1. 通用名

药品的通用名即中国药品通用名称（CADN），由国家药典委员会按照《药品通用名称命名原则》组织制定并报国家药品监督管理局备案的药品的法定名称，是同一种成分或相同配方组成的药品在中国境内的通用名称，具有强制性和约束性。每一种药品只有一个通用名，药品使用通用名可避免重复用药的情况。

2. 商品名

药品的商品名是经国家药品监督管理部门批准的特定企业使用的该药品专用的商品名称，一种药品常有多个厂家生产，许多药品生产企业为了树立自己的品牌，往往给自己的药品注册独特的商品名以示区别，同一药品可以有多个商品名，如阿卡波糖片的商品名有拜糖平和卡博平。药师与患者必须依药品说明书了解其所含成分，鉴别是否同一药物，以免重复使用。在学术刊物和著作中不能使用商品名。

3. 化学名

药品的化学名是根据药物的化学分子结构和化合物命名法确定的药物名称。如普萘洛尔的化学名为：1-异丙氨基 -3-(1- 萘氧基)-2- 丙醇盐酸盐。

4. 别名

药品的别名多为习用的俗称，如马来酸氯苯那敏别名为扑尔敏。

（二）药品标识

（1）药品包装必须标明批准文号、批号和有效期。

①批准文号。

供医疗使用的药品必须要有国家药品行政管理部门批准生产的文号，这是药品生产、上市、使用的依据。我国现行批准文号统一格式为"国药准字 +1 位字母 +8 位数字"，化学药品使用字母"H"，中药使用字母"Z"，保健药品使用字母"B"，生物制品使用字母"S"，进口分装药品使用字母"J"，药用辅料使用字母"F"，体外化学诊断试剂使用字母"T"。数字分别代表批准文号的来源代码、换发批准文号的公元年号及顺序号。

②批号。

药品批号又称药品生产批号，药品生产单位在生产中采用某一生产工艺一次投料生产出的所有药品使用同一个批号，表示这一批的产品质量是一致的。

③有效期。

有效期是指可保证药品安全有效使用的期限。其表示方法有：直接标明有效期，以有效月份最后1天为到期日，如某药品有效期为2020年7月，表明药品至2020年7月31日使用有效；标明有效年限，配合生产批号判断有效期是何日，如某药品标明批号201207，有效期3年，则表示该药品可用到2023年12月6日。

（2）药品包装必须标明药品的最小分装单位、剂量和个数。

（3）药品说明书除了包括上述内容外，还要包括药物作用、用途或适应证、禁忌证和注意事项、用法和剂量及药品的贮存条件等内容，指导药品如何使用。

（三）药品分类

药物的分类方法很多，无论哪一种分类方法，其目的都应是为了便于药品研究、流通或使用管理等。药物常用的分类方法主要有以下几种。

1. 按药理作用分类

抗微生物药物、抗寄生虫药物、麻醉药、镇痛药、解热镇痛抗炎药；神经系统用药；中枢兴奋药；抗精神失常药；心血管系统用药；呼吸系统用药；消化系统用药；泌尿系统用药；血液系统用药；激素及影响内分泌药；抗变态反应药；免疫系统用药；抗肿瘤药；维生素、矿物质类药等。

2. 按剂型分类

注射剂、片剂、胶囊剂、颗粒剂、丸剂、糖浆剂、乳剂、软膏剂、眼膏剂、栓剂、酊剂、滴眼剂、滴耳剂、滴鼻剂、缓释制剂、控释制剂、吸入剂等。

3. 按管理要求分类

（1）处方药与非处方药。

根据药品品种、规格、适应证、剂量及给药途径不同，我国对药品分别按处方药与非处方药进行管理。根据药品的安全性，非处方药分为甲、乙两类。

（2）国家基本药物。

临床应用的各类药品中经过科学评价而遴选出的在同类药品中具有代表性的药品，其特点：临床必需、安全有效、质量稳定、价格合理、使用方便、中西药并重。

（3）基本医疗保险药品。

列入国家基本医疗保险用药范围的药品，纳入标准为临床必需、安全有效、质量稳定、价格合理、使用方便、市场能保证供应的药品。

4. 按药品来源分类

动物来源药物，如牛磺酸、甲状腺等；植物来源药物，如黄连素、长春碱、颠茄等；矿物来源药物，如芒硝、硫黄、硼砂等；生物来源药物，如微生态制剂、辅酶A等；合成或半合成来源药物，如阿司匹林、苯海拉明等。

5. 按药品产地分类

国产药品指经国家药品行政主管部门批准的境内注册药厂生产的药物。进口药品指在中华人民共和国境外生产的药物经国家药品行政主管部门批准可以在境内使用的药物，进口药品按国家制定的《药品进口管理办法》进行管理。

二、药品管理

（一）处方药和非处方药管理

根据药品品种、规格、适应证、剂量及给药途径不同，我国对药品分别按处方药与非处方药进行管理。

1. 处方药和非处方药

处方药是指必须凭执业医师或执业助理医师处方才可调配、购买和使用的药品。非处方药是指不需要执业医师或执业助理医师处方即可自行判断、购买和使用的药品，在国外又称之为"可在柜台上买到的药物"（Over the Counter Drug，简称 OTC）。消费者只要按照使用说明书或标签上列出的规定，如用法、用量、适应证、注意事项等可安全使用非处方药。

2. 非处方药的分类

为了使群众用药的安全与方便、及时，我国根据药品的安全性，进一步将非处方药划分为甲类非处方药和乙类非处方药两类。甲类非处方药是指只能在具有《药品经营许可证》、配备执业药师或药师以上药学技术人员的社会药店、医疗机构药房零售的非处方药，须在执业药师或药师指导下购买和使用。乙类非处方药是指除可在社会药店和医疗机构的药房出售外，还可在药监部门批准的超市、宾馆、百货商店等处销售的非处方药，其安全性更高。

3. 非处方药的专有标识

非处方药的专有标识图案分为红色和绿色，红色专有标识图案用于甲类非处方药（红色椭圆形底，白色英文 OTC）；绿色专有标识图案用于乙类非处方药（绿色椭圆形底，白色英文 OTC）。

（二）需要特殊注意药品的管理

1. 高警示药品的管理

高警示药品（旧称高危药品）是指药理作用显著且迅速、一旦使用不当可对人体造成严重伤害，甚至导致死亡的药品。中国药学会医院药学专业委员会用药安全专家组于 2015 年 6 月发布了《中国高警示药品推荐目录 2015 版》。

2. 麻醉药品和精神药品的管理

（1）麻醉药品和第一类精神药品管理。

《麻醉药品和精神药品管理条例》中规定麻醉药品和第一类精神药品不得零售。麻醉药品和一类精神药品必须严格实行专库（柜）保管，二者可存放在同一专用库（柜）房内。专库（柜）必须执行双人双锁保管制度，仓库内须有安全措施，如报警器、监控器。建立麻醉药品、精神药品的专用账目，专人登记，定期盘点，做到账物相符，发现问题，立即报告当地药品监督管理部门。麻醉药品入库前，应坚持双人开箱验收、清点，双人签字入库制度。由于破损、变质、过期失效而不可供药用的品种，应清点登记，单独妥善保管，并列表上报药品监督管理部门，听候处理意见。如销毁必须由药品监督管理部门批准，监督销毁，并由监督销毁人员签字，存档备查，不能随便处理。麻醉药品的大部分品种，特别是针剂遇光变质，库（柜）应注意避光，采取遮光措施。

（2）第二类精神药品管理。

除医疗机构外，经各省、自治区、直辖市药品监督管理局认定的第二类精神药品制剂经营企业方可经营该类制剂。其他药品经营企业一律不得从事第二类精神药品经营活动。第二类精神药品可储存于普通的药品库内，但应在库房中设置相对固定的位置保存并采取相应的防盗措施。第二类精神药品零售企业必须按规定剂量凭加盖医疗机构公章的处方销售该类精神药品，禁止超剂量销售、无处方销售，每张处方不超过 7 日常用量，处方应当留存两年备查。

（三）兴奋剂管理

兴奋剂是指运动员参赛时禁用的药物，具体是指能起到增强或辅助增强自身体能或控制能力，以达到提高比赛成绩的某些药物或生理物质。兴奋剂品种不断增多，世界反兴奋剂机构（WADA）每年会调查并公布当年兴奋剂目录。药品批发企业经营蛋白同化制剂、肽类激素应有专门的管理人员；有专储仓库或者专储药柜；有专门的验收、检查、保管、销售和出入库登记制度；记录应当保存至超过蛋白同化制剂、肽类激素有效期 2 年。

（四）生物制品管理

生物制品贮存库应指定专人负责管理，贮存库的温度、湿度及避光要求应符合标准，贮存温度通常为 2～8℃；应用冷链方法运输，采用最快速的运输方法缩短运输时间，运输时应注意防止药品冻结；由于我国对疫苗类制品、血液制品、用于血源筛查的体外生物诊断试剂以及国家食品药品监督管理总局规定的其他生物制品实行批签发管理，每批制品出厂上市或者进口时进行强制性检验、审核的制度，因此入库验收时供货单位应提供批签发报告。 （王世龙）

项目二十一 药学服务技能模拟训练

【知识目标】

（1）巩固已学药物药理学相关知识。

（2）熟悉其他常用药物药理学相关知识。

（3）熟悉药学服务流程、礼仪。

【能力目标】

初步具有为患者提供必要药学服务的能力。

一、训练要求

1. 训练内容

每位同学假想一位病人，或者买药者。在 1 ～ 2 min 内对用药注意事项进行表述（脱稿）。事先请用300 字左右归纳和整理药物的使用注意事项。

2. 服务流程

（1）见面：您好！我是 XX 医院的药学服务人员，请问您对医生让您（你）服用的药物有什么疑问吗？我可以为您（你）解答。

（2）表述：用药注意事项（自己准备的内容）。

（3）结束：不用谢，请慢走。

二、中枢神经系统疾病的药学服务技能训练

备选药物：水合氯醛，三唑仑片，佐匹克隆胶囊，米格来宁片，氯美扎酮片，酒石酸唑吡坦片，佐匹克隆片，氟马西尼注射液，马来酸咪达唑仑片，咪达唑仑注射液，注射用异戊巴比妥钠，注射用苯妥英钠，注射用苯巴比妥钠，乙琥胺糖浆，托吡酯片，吡贝地尔缓释片，奥卡西平片，扑米酮片，氯硝西泮注射液，注射用乙胺硫脲，注射用盐酸吡硫醇，注射用尼麦角林，注射用胞磷胆碱钠，盐酸赖氨酸注射液，盐酸托哌酮片，盐酸托哌酮胶囊，盐酸甲氯芬酯胶囊，盐酸吡硫醇胶囊，胞磷胆碱钠胶囊，脑苷肌肽注射液，复方吡拉西坦胶囊，注射用盐酸甲氯芬酯，奥拉西坦胶囊，异戊巴比妥片，盐酸羟嗪片，盐酸氟西泮胶囊，溴化钙注射液，硝西泮片，天麻素片，司可巴比妥钠胶囊，硫酸镁注射液，利鲁唑片，克霉唑溶液，克霉唑喷雾剂，左旋多巴片，左旋多巴胶囊，盐酸金刚烷胺糖浆，盐酸金刚烷胺片，盐酸金刚烷胺胶囊，盐酸苯海拉明注射液，盐酸苯海拉明片，复方卡比多巴片，氢溴酸甲磺酸苯扎托品片，多巴丝肼片，恩他卡朋片，卡比多巴片，盐酸司来吉兰片，甲磺酸培高利特片，复方苯海拉明搽剂，盐酸司来吉兰胶囊，多巴丝肼胶囊，地西泮注射液，地西泮片，盐酸氟桂利嗪片，盐酸可乐定滴丸，佐米曲普坦片，琥珀酸舒马普坦片，盐酸氟桂利嗪胶囊。

三、心血管系统疾病的药学服务技能训练

备选药物：氢氯噻嗪片，吲达帕胺胶囊，盐酸普萘洛尔片（心得安），盐酸拉贝洛尔片，硝苯地平控释片（欣然），尼群地平，卡托普利片，马来酸依那普利（依苏），氯沙坦钾（科素亚），盐酸哌唑嗪片，盐酸可乐定，甲基多巴片，盐酸莫索尼定片，复方利血平片，硫酸双肼屈嗪片，注射用硝普钠，二氮嗪注射液，硫酸奎尼丁片，盐酸普鲁卡因胺注射液，盐酸利多卡因注射液，苯妥英钠片，盐酸美西律片（慢心律、

脉律定），盐酸胺碘酮片（可达龙），盐酸维拉帕米注射液，洋地黄毒苷，地高辛片，去乙酰毛花苷注射液，毒毛花苷 K 注射液，盐酸多巴酚丁胺，氨基双吡酮，硝酸异山梨酯注射液，单硝酸异山梨酯缓释片（再佳），盐酸地尔硫䓬，洛伐他汀胶囊，辛伐他汀干混悬剂（辛优旨），考来烯胺散（原名消胆胺），氯贝丁酯胶囊，非诺贝特胶囊（力平之），肌醇烟酸酯片。

四、血液系统疾病的药学服务技能训练

备选药物：肝素注射液，注射用低分子量肝素钙（立迈青），华法林片，双香豆素片，注射用枸橼酸钠，阿司匹林肠溶片，盐酸噻氯匹定片（抵克立得），双嘧达莫片，注射用尿激酶，酚磺乙胺注射液（止血敏），氨甲苯酸注射液，复方硫酸亚铁颗粒，右旋糖酐铁片，叶酸片，维生素 B_{12} 片，重组人粒细胞集落刺激因子注射液，右旋糖酐 20 葡萄糖注射液，右旋糖酐 40 葡萄糖注射液，羟乙基淀粉 40 氯化钠注射液。

五、消化系统疾病的药学服务技能训练

备选药物：碳酸氢钠片（小苏打片），复方抗酸药（胃舒平），西咪替丁片（泰胃美），盐酸雷尼替丁胶囊（兰百幸），法莫替丁片（高舒达），奥美拉唑镁肠溶片（洛赛克），兰索拉唑片，枸橼酸铋钾颗粒（丽珠得乐），米索前列醇片，阿莫西林，四环素，克拉霉素，甲硝唑片，乳酶生片（表飞鸣），干酵母片，维 U 颠茄铝胶囊 II（斯达舒），乳果糖口服溶液，酚酞片，无水硫酸钠肠溶胶，比沙可啶肠溶片（便塞停），开塞露，鞣酸蛋白酵母散，药用炭，十六角蒙脱石（思密达），复方地芬诺酯片，盐酸洛哌丁胺胶囊（复泻啶），甲氧氯普胺片，吗丁啉。

六、呼吸系统疾病的药学服务技能训练

备选药物：硫酸沙丁胺醇气雾剂（万托林），硫酸特布他林片（博利康尼），盐酸克仑特罗栓，氨茶碱片，胆茶碱片，二羟丙茶碱片（喘定），茶碱缓释片（舒弗美），色甘酸钠气雾剂，富马酸酮替芬片，丙酸倍氯米松鼻喷雾剂，布地奈德福莫特罗粉吸入剂，氢溴酸右美沙芬片，枸橼酸喷托维林片，磷酸苯丙哌林胶囊（咳快好胶囊），喷托维林氯化铵糖浆，乙酰半胱氨酸胶囊（易维适），盐酸溴己新片（必嗽平）。

七、内分泌系统药物的药学服务技能训练

备选药物：甲硫氧嘧啶片，丙硫氧嘧啶片，甲巯咪唑片，卡比马唑片，盐酸普萘洛尔片，胰岛素注射液，精蛋白锌重组人胰岛素注射液（优泌林），低精蛋白锌胰岛素注射液（万苏林），甲苯磺丁脲片，氯磺丙脲片，格列齐特片，盐酸罗格列酮胶囊，盐酸吡格列酮片，阿卡波糖片，瑞格列奈片（诺和龙），盐酸二甲双胍缓释片，氢化可的松注射液，醋酸泼尼松片，醋酸泼尼松龙片，醋酸曲安奈德软膏，复方醋酸地塞米松乳膏，倍他米松片，醋酸氟轻松乳膏。

八、抗菌药物的药学服务技能训练

备选药物：青霉素钾盐或钠盐，青霉素 V，阿莫西林（诺凯），头孢氨苄，头孢呋辛，头孢曲松（菌必治），头孢匹罗，氨苄西林＋舒巴坦（优立新），亚胺培南＋西司他汀（泰能），头孢哌酮＋舒巴坦（舒普深），红霉素，阿奇霉素（希舒美），克拉霉素（克拉先），林可霉素，克林霉素，硫酸链霉素，硫酸庆大霉素，阿米卡星，四环素，米诺环素，诺氟沙星，氧氟沙星，环丙沙星，磺胺嘧啶，复方新诺明，甲硝唑，替硝唑，氨苄西林丙磺舒胶囊，氯唑西林，注射用哌拉西林钠舒巴坦钠，阿莫西林克拉维酸钾分散片，普鲁卡因青霉素，青霉素 V 钾，头孢氨苄缓释片，头孢羟氨苄分散片，复方头孢克洛干混悬剂，头孢呋辛酯干混悬剂，头孢曲松，庆大霉素普鲁卡因胶囊，硫酸阿米卡星，琥乙红霉素，乙酰吉它霉素，乙酰螺旋霉素，麦迪霉素，罗红霉素分散片，诺氟沙星胶囊，左氧氟沙星，柳氮磺吡啶肠溶片，磺胺嘧啶银乳膏，联苯苄唑乳膏，特比萘芬乳膏，酮康唑软膏，托萘酯，利福平，吡嗪酰胺片，异烟肼片。

九、抗恶性肿瘤药物的药学服务技能训练

备选药物：注射用环磷酰胺，注射用福莫司汀，司莫司汀胶囊，塞替哌注射液，注射用盐酸尼莫司汀，注射用达卡巴嗪，洛莫司汀胶囊，苯丁酸氮芥片，卡莫司汀注射液，注射用异环磷酰胺，甘磷酰芥片，氮甲片，白消安片，注射用盐酸阿糖胞苷，注射用甲氨蝶呤，注射用磺硫嘌呤钠，注射用氟脲苷，卡培他滨片，替加氟片，替加氟胶囊，替加氟注射液，注射用阿糖胞苷，去氧氟尿苷片，羟基脲胶囊，替加氟氯化钠注射液，羟基脲片，尿嘧啶替加氟片，尿嘧啶替加氟胶囊，六甲蜜胺胶囊，注射用盐酸平阳霉素，注射用盐酸阿柔比星，注射用丝裂霉素，注射用盐酸博莱霉素，注射用放线菌素 D，盐酸多柔比星注射液，新福菌素注射液，盐酸米托蒽醌注射液，氟尿嘧啶软膏，注射用盐酸伊达比星，注射用盐酸表柔比星，注射用盐酸柔红霉素，注射用硫酸长春新碱，吉非替尼，依托泊苷注射液，替尼泊苷注射液，注射用羟喜树碱，硫酸长春碱注射液，三尖杉碱注射液，注射用高三尖杉酯碱，依托泊苷胶囊，鬼臼毒素酊，酒石酸长春瑞滨注射液，依西美坦胶囊，氟他胺胶囊，氟尿嘧啶片，氟他胺片，枸橼酸托瑞米芬片，氨鲁米特片，注射用门冬酰胺酶，利妥昔单抗注射液。

（王　帅）

参 考 文 献

[1] 王迎新, 弥曼. 药理学 [M]. 北京: 人民卫生出版社, 2009.

[2] 杨宝峰. 药理学 [M]. 8 版. 北京: 人民卫生出版社, 2013.

[3] 王开贞, 于天贵. 药理学 [M].7 版. 北京: 人民卫生出版社, 2014.

[4] 王建新. 应用药理基础 [M]. 北京: 中国医药科技出版社, 2011.

[5] 魏敏杰, 周红. 药理学 [M]. 北京: 中国医药科技出版社, 2016.

[6] 国家食品药品监督管理总局执业药师资格认证中心. 国家执业药师资格考试考试大纲 [M].

北京: 中国医药科技出版社, 2016.

[7] 国家食品药品监督管理总局执业药师资格认证中心. 国家执业药师资格考试应试指南.

药学专业知识 (一) [M]. 北京: 中国医药科技出版社, 2018.

[8] 国家食品药品监督管理总局执业药师资格认证中心. 国家执业药师资格考试应试指南.

药学专业知识 (二) [M]. 北京: 中国医药科技出版社, 2018.

[9] 国家食品药品监督管理总局执业药师资格认证中心. 国家执业药师资格考试应试指南.

药学综合知识与技能 [M]. 北京: 中国医药科技出版社, 2018.

[10] 国家药典委员会. 中华人民共和国药典 (二部) [M]. 北京: 中国医药科技出版社, 2015.

[11] 国家药典委员会. 中华人民共和国药典临床用药须知 (化学药和生物制品卷) [M].

北京: 中国医药科技出版社, 2015.